M. Hillebrand

**Krankenpflege-
Examen** 2

Michael Hillebrand

Krankenpflege-Examen 2

Originalfragen und Kommentare

Allgemeine und spezielle Krankenpflege

4., überarbeitete Auflage

Mit 36 Abbildungen und 4 Tabellen

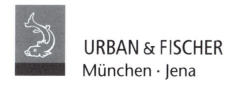

URBAN & FISCHER
München · Jena

Zuschriften und Kritik an:
Elsevier GmbH, Urban & Fischer Verlag, Lektorat Pflege, Karlstraße 45, 80333 München,
E-Mail: pflege@elsevier.de
Dr. med. Michael Hillebrand, Wacholderring 13, 31199 Diekholzen

Wichtiger Hinweis für den Benutzer

Die Erkenntnisse in der Medizin unterliegen laufendem Wandel durch Forschung und klinische Erfahrungen. Herausgeber und Autoren dieses Werkes haben große Sorgfalt darauf verwendet, dass die in diesem Werk gemachten therapeutischen Angaben (insbesondere hinsichtlich Indikation, Dosierung und unerwünschten Wirkungen) dem derzeitigen Wissensstand entsprechen. Das entbindet den Nutzer dieses Werkes aber nicht von der Verpflichtung, anhand der Beipackzettel zu verschreibender Präparate zu überprüfen, ob die dort gemachten Angaben von denen in diesem Buch abweichen und seine Verordnung in eigener Verantwortung zu treffen.

Wie allgemein üblich wurden Warenzeichen bzw. Namen (z. B. bei Pharmapräparaten) nicht besonders gekennzeichnet.

Bibliografische Information Der Deutschen Bibliothek
Die Deutsche Bibliothek verzeichnet diese Publikation in der Deutschen Nationalbibliografie;
detaillierte bibliografische Daten sind im Internet über http://dnb.ddb.de abrufbar.

Alle Rechte vorbehalten
4. Auflage 2003
© Elsevier GmbH, München
Der Urban & Fischer Verlag ist ein Imprint der Elsevier GmbH.

05 06 07 08 09   5 4 3 2

Für Copyright in Bezug auf das verwendete Bildmaterial siehe Abbildungsnachweis.
Der Verlag hat sich bemüht, sämtliche Rechteinhaber von Abbildungen zu ermitteln. Sollte dem Verlag gegenüber dennoch der Nachweis der Rechtsinhaberschaft geführt werden, wird das branchenübliche Honorar gezahlt.

Das Werk einschließlich aller seiner Teile ist urheberrechtlich geschützt. Jede Verwertung außerhalb der engen Grenzen des Urheberrechtsgesetzes ist ohne Zustimmung des Verlages unzulässig und strafbar. Das gilt insbesondere für Vervielfältigungen, Übersetzungen, Mikroverfilmungen und die Einspeicherung und Verarbeitung in elektronischen Systemen.

Um den Textfluss nicht zu stören, wurde bei Patienten und Berufsbezeichnungen die grammatikalisch maskuline Form gewählt. Selbstverständlich sind in diesen Fällen immer Frauen und Männer gemeint.

Lektorat: Roland Itterheim
Herstellung: Wolfram Friedrich
Satz: Laupp & Göbel, Nehren
Druck und Bindung: LegoPrint, Lavis/Italien
Umschlaggestaltung: SpieszDesign, Neu-Ulm
Titelfotografie: Flip Chalfant, Getty Images Deutschland GmbH, München

ISBN 3-437-26491-5

Aktuelle Informationen finden Sie im Internet unter:
www.elsevier.com und www.elsevier.de

Vorwort zur 4. Auflage

Liebe Prüflinge, liebe Leserinnen und Leser,

In der vierten Auflage gibt es noch mehr Fragen und noch mehr Kommentare. Die Examina bis einschließlich 2002 sind bearbeitet, die neuen Fragen wie immer ausführlich und hilfreich kommentiert worden.

Besonders hinweisen möchte ich auf die Tatsache, dass in den Fragen der Krankenpflege sehr häufig Krankheitsbilder und deren Pflege abgefragt werden. Die Kommentare in diesem Band beschreiben vornehmlich die Pflegekriterien. Ausführliche und verständliche Erläuterungen der Krankheiten können Sie in Band 3 und 4 nachlesen. Die genaue Erläuterung in diesem Band würde den Umfang des Buches sprengen.

Für die fachgerechte Unterstützung in der pflegeorientierten Kommentierung möchte ich ganz besonders Herrn Benjamin Kühme danken. Herr Kühme ist Krankenpfleger und Dozent am Klinikum Kreis Herford und wirkte insbesondere bei den pflegerischen Fragen fachkompetent mit.

Dank auch allen Mitarbeitern des Verlages Urban & Fischer, insbesondere Herrn Dr. Dr. Roland Itterheim. Durch seine fachkompetente Mithilfe konnten die Sachverhalte aktualisiert und dem neuesten Wissensstand angepasst werden. Ebenfalls danken möchte ich allen Kritikern. Manche Korrekturen lassen den Inhalt der Kommentare nun verständlicher erscheinen.

Ich wünsche Ihnen viel Spaß und Erfolg für den weiteren Berufsweg!

Spenge, im September 2002 *Michael Hillebrand*

Inhaltsverzeichnis

Fragen

Kapitel 1: Pflegerisches Grundwissen
Fragen 1.1–1.66 3

Kapitel 2: Herz-, Lungen- und Kreislauf-Erkrankungen
Fragen 2.1–2.35 27

Kapitel 3: Chirurgische Erkrankungen
Fragen 3.1–3.18 41

Kapitel 4: Gastroenterologische Erkrankungen
Fragen 4.1–4.27 49

Kapitel 5: Psychische und neurologische Erkrankungen
Fragen 5.1–5.52 59

Kapitel 6: Stoffwechselerkrankungen
Fragen 6.1–6.18 81

Kapitel 7: Orthopädische Erkrankungen
Fragen 7.1–7.8 89

Kapitel 8: Gynäkologische Erkrankungen und Wochenbett
Fragen 8.1–8.52 93

Kapitel 9: Fallbeispiele und Pflegeplanung
Fragen 9.1–9.4 113

Lösungen und Kommentare

Kapitel 1: Pflegerisches Grundwissen
Antworten 1.1–1.66 127

Kapitel 2: Herz-, Lungen- und Kreislauf-Erkrankungen
Antworten 2.1–2.35 155

Kapitel 3: Chirurgische Erkrankungen
Antworten 3.1–3.18 169

Kapitel 4: Gastroenterologische Erkrankungen
Antworten 4.1–4.27 177

Kapitel 5: Psychische und neurologische Erkrankungen
Antworten 5.1–5.52 187

Kapitel 6: Stoffwechselerkrankungen
Antworten 6.1–6.18 203

Kapitel 7: Orthopädische Erkrankungen
Antworten 7.1–7.8 211

Kapitel 8: Gynäkologische Erkrankungen und Wochenbett
Antworten 8.1–8.52 215

Kapitel 9: Fallbeispiele und Pflegeplanung
Antworten 9.1–9.4 233

Sachverzeichnis 245

Benutzerhinweise und Prüfungstipps

Beim Bearbeiten der Originalfragen sind einige Faktoren aufgefallen, die Ihnen während einer Prüfung möglicherweise Schwierigkeiten bereiten können:

- Im Lösungskatalog der zuständigen Prüfungsbehörde gibt es immer nur eine richtige Antwort, auch wenn unter den möglichen Antworten noch andere richtig sind. Hier benötigen Sie teilweise etwas Glück, um die von der Prüfungsbehörde gewünschte Antwort zu treffen. Aber keine Angst, es kommt sehr selten vor. Die Fragen, bei denen dies zutrifft, sind im Buch entsprechend erläutert.
- Teilweise haben sich Fehler eingeschlichen. Es kann also sein, dass Sie in der Prüfung auf eine Frage stoßen, deren Sinn unverständlich ist. Grübeln Sie nicht lange, sondern fragen Sie die Aufsichtsperson, vielleicht liegt es an einem Tippfehler wie oben beschrieben. In dem vorliegenden Buch wurden diese Fehler ausgebessert.
- Lassen Sie sich auch von grammatikalisch falschen Wendungen oder nicht korrekt formulierten Sätzen nicht aus der Ruhe bringen. Leider kommen solche Fehler relativ häufig vor. Fragen Sie auch hier nach, wenn Unklarheiten beseitigt werden müssen.

Wegweiser durch das Buch

Zelle und Gewebe Fragen	Fragen finden Sie im ersten Teil des Buches
Zelle und Gewebe Lösungen	… die Lösungen und Kommentare im zweiten Teil
1.14 –1.17	Die so gekennzeichneten Fragen sind durch einen gemeinsamen Kommentar erläutert
	Merksätze: unbedingt merken
	Wenn bei Fragen Begriffe einander zugeordnet werden müssen, sind diese durch einen Pfeil getrennt

Um den Textfluss nicht zu stören, wurde bei Patienten und Berufsbezeichnungen die grammatikalisch maskuline Form gewählt. Selbstverständlich sind in diesen Fällen immer Frauen und Männer gemeint.

Abbildungsnachweis

Aus Bliemeister, Chirurgie, U & S, 1996: Abb. 4.77

Aus Krämer, K.-L., Klinikleitfaden Orthopädie, 3. Auflage, G. Fischer, 1997: Abb. 7.8.1, Abb. 7.8.2

Aus Kirschnick, O., Pflegeleitfaden für Auszubildende in Pflegeberufen, U & S, 1994:
Abb. 1.2, Abb. 1.4, Abb. 1.14, Abb. 1.24, Abb. 1.26, Abb. 1.29.1, Abb. 1.29.2,
Abb. 1.29.3, Abb. 1.34.1, Abb. 1.34.2, Abb. 1.34.3, Abb. 1.36.1, Abb. 1.36.2,
Abb. 1.36.3, Abb. 1.36.4, Abb. 2.28, Abb. 2.34, Abb. 3.2.1, Abb. 3.2.2, Abb. 3.2.3,
Abb. 5.26, Abb. 7.6, Abb. 8.1

Aus Stenger, E., Verbandslehre, 5. Auflage, U & S, 1993: Abb. 4.2

Ester Schenk-Panic: Abb. 1.29.4, Abb. 1.36.5

Fragen

1
PFLEGERISCHES GRUNDWISSEN

1.1 Nennen Sie fünf Kriterien für eine rückenschonende Arbeitsweise bei Hebe- und Tragearbeiten in der Krankenpflege:

1. _____

2. _____

3. _____

4. _____

5. _____

1.2 Welche Lagerung ist bei arteriellen Durchblutungsstörungen für die betroffene Extremität die einzig richtige?
- ❏ A Hochlagerung
- ❏ B Tieflagerung
- ❏ C Lagerung in der Horizontalen
- ❏ D Oberschenkel hoch – Unterschenkel tief
- ❏ E Es gibt keine spezielle Lagerung.

1.3 Welche Prophylaxen führen Sie vorrangig bei welchen Patienten mit folgenden Erkrankungen durch?

Liste 1	Liste 2
A) Dekubitusprophylaxe	1. Patient mit Laparotomie
B) Pneumonieprophylaxe	2. Patient mit ausgeprägter Kachexie
C) Soor-/Parotitisprophylaxe	3. Patient mit chronischer Bronchitis
D) Thromboseprophylaxe	4. Patient, der parenteral ernährt wird und hochdosiert Antibiotika erhält

❑ A A1, B2, C3, D4
❑ B A2, B3, C4, D1
❑ C A3, B4, C1, D2
❑ D A2, B1, C3, D4
❑ E Keine Antwort ist richtig.

1.4 Sie bereiten für eine Sternalpunktion u. a. folgendes Material vor:

1. entfettete Objektträger
2. Rotandaspritze
3. Zentimetermaß
4. Punktionskanüle mit Arretierungsplatte
5. Formalin
6. Natriumcitrat-Lösung bzw. Heparin

❑ A 1 + 2 + 5
❑ B 1 + 3 + 4
❑ C 1 + 4 + 6
❑ D 3 + 4 + 5
❑ E 3 + 4 + 6

1.5 Bei einem bewusstlosen Patienten soll eine spezielle Mundpflege durchgeführt werden. Sie entscheiden sich für

1. die Durchführung der Mundpflege in Seitenlage
2. eine Mundspülung
3. das Auswischen der Mundhöhle
4. ein aktives Kautraining

❑ A 1 + 2
❑ B 1 + 2 + 4
❑ C 1 + 3
❑ D 3 + 4
❑ E Alle Antworten sind richtig.

1.6 **Bei einer Bluttransfusion**
1. darf das Pflegepersonal die Konserve nach sorgfältiger Kontrolle anschließen
2. muss in der Regel das Einverständnis des Patienten vorliegen
3. muss ein bestimmtes Infusionsbesteck verwendet werden
4. kann nur bei vorliegender Kreuzprobe auf den „Bedside-Test" verzichtet werden
5. muss der Patient intensiv überwacht werden

- ❏ A 1 + 4
- ❏ B 2 + 4 + 5
- ❏ C 2 + 3 + 5
- ❏ D 1 + 3 + 5
- ❏ E Alle Antworten sind richtig.

1.7 **Pflegerische Maßnahmen bei zentral-venösem Zugang:**
1. aseptischer Verbandwechsel
2. stündliche Spülung mit physiologischer NaCl-Lösung
3. Einstichstelle und Umgebung auf Veränderung beobachten
4. unnötige Manipulationen am gesamten System vermeiden
5. den Patienten veranlassen, sich so wenig wie möglich zu bewegen

- ❏ A 1 + 2 + 3
- ❏ B 1 + 3 + 4
- ❏ C 2 + 4 + 5
- ❏ D 3 + 4 + 5
- ❏ E Alle Antworten sind richtig.

1.8 **Bei der Durchführung eines Verbandwechsels ist darauf zu achten, dass**
1. die Wunde vor dem Anlegen eines neuen Verbandes mit H_2O_2 gespült wird
2. die Wundrandreinigung bei einer septischen Wunde zur Naht hin durchgeführt wird
3. der alte Verband mit Schutzhandschuhen entfernt wird
4. die Verpackung des Sterilmaterials nicht beschädigt ist

- ❏ A 1 + 2 + 3
- ❏ B 1 + 2 + 4
- ❏ C 2 + 3 + 4
- ❏ D 2 + 4
- ❏ E Alle Antworten sind richtig.

1.9 Sie sollen die Urinproduktion eines frisch operierten Patienten, versorgt mit einem Dauerkatheter, beobachten. Die gewünschte Urinmenge sollte pro Stunde mindestens betragen

- ❑ A   10 bis 20 ml/Stunde
- ❑ B   30 bis 40 ml/Stunde
- ❑ C   40 bis 60 ml/Stunde
- ❑ D   80 bis 120 ml/Stunde
- ❑ E   mehr als 120 ml/Stunde

1.10 Ein Patient sollte postoperativ spätestens nach wieviel Stunden spontan Urin gelassen haben:

- ❑ A   1 Stunde
- ❑ B   2 Stunden
- ❑ C   4 Stunden
- ❑ D   6 Stunden
- ❑ E   einem Tag

1.11 Die Eigeninitiative des psychisch kranken Patienten soll durch pflegerische Maßnahmen unterstützt werden. Wodurch können eigene Aktivitäten gefördert werden?

1. Anregung zur eigenen Körperpflege
2. eigene Sachen in Ordnung halten
3. eigenes Geld verwalten
4. Freizeitgestaltung planen lassen
5. Mitarbeit bei bestimmten Arbeiten

- ❑ A   1 + 2 + 3 + 4
- ❑ B   1 + 2
- ❑ C   1 + 2 + 5
- ❑ D   1 + 4
- ❑ E   Alle Antworten sind richtig.

1.12 Welche Maßnahmen halten Sie bei einem suizidgefährdeten Patienten für sinnvoll?

1. Unterbringung in einem Einzelzimmer.
2. Der Patient muss grundsätzlich auf einer geschlossenen Station untergebracht werden.
3. Man muss sehr häufig in das Zimmer des Patienten gehen.
4. Man darf dem Patienten zum Essen kein Messer geben.
5. Nicht mit dem Patienten über Suizidgedanken sprechen.
6. gesprächsbereit sein, ohne sich aufzudrängen
7. bei akuter Suizidgefahr bei dem Patienten bleiben

- ❏ A 1 + 3 + 4
- ❏ B 2 + 3 + 4
- ❏ C 2 + 3 + 6 + 7
- ❏ D 1 + 4 + 6 + 7
- ❏ E 1 + 2 + 7

1.13 Ordnen Sie die aufgeführten Begriffe der beiden Listen einander zu und kreuzen Sie die richtige Aussagekombination an:

Liste 1	Liste 2
A) schmerzhafte Einrisse an der Übergangsstelle zwischen Schleimhaut und Haut	1. Stomatitis
B) flache rundliche Läsionen an Wangenschleimhaut, Zunge und Zahnfleisch mit weißlichem Belag, Mundgeruch	2. Rhagaden
C) Schwellung des Zahnfleisches, gerötete Mundschleimhaut	3. Aphthen

- ❏ A A1, B3, C2
- ❏ B A2, B1, C3
- ❏ C A3, B2, C1
- ❏ D A2, B3, C1

1.14 Nennen Sie vier wichtige Schutzmaßnahmen bei der Zubereitung von Zytostatika-Injektionen:

1. _____

2. _____

3. _____

4. _____

1.15 Nennen Sie vier Begleiterscheinungen des Fiebers, die Sie bei einem Patienten beobachten können:

1. _____

2. _____

3. _____

4. _____

1.16 Das Umlagern und Mobilisieren der Patienten dient der:
1. Dekubitusprophylaxe
2. Pneumonieprophylaxe
3. Kontrakturenprophylaxe
4. Thromboseprophylaxe

- ❏ A   1 + 3
- ❏ B   1 + 3 + 4
- ❏ C   1 + 2 + 4
- ❏ D   1 + 2
- ❏ E   Alle Antworten sind richtig.

1.17 Bei der Pflege eines Patienten mit Ödemen sind folgende Punkte zu beachten:
1. Flüssigkeitsbilanz – Plusbilanz angestrebt
2. Hautpflege
3. Flüssigkeitszufuhr einschränken
4. Flüssigkeitsbilanz – Minusbilanz angestrebt
5. grundsätzliches Legen eines Harnblasenverweilkatheters
6. regelmäßige Gewichtskontrollen

- ❏ A   1 + 3 + 4 + 5
- ❏ B   2 + 4 + 5 + 6
- ❏ C   2 + 3 + 4 + 6
- ❏ D   3 + 5 + 6
- ❏ E   1 + 3 + 5

1.18 **Resorptionsfieber**
- ❏ A ist ein Hinweis auf eine postoperative Frühinfektion
- ❏ B beginnt immer mit Schüttelfrost
- ❏ C ist ein Hinweis auf die Fähigkeit des Organismus, zerstörte Gewebselemente und Toxine zu verarbeiten
- ❏ D ist eine Temperaturerhöhung, die nur nach Operationen auftritt

1.19 **Informationen, die ein Patient nach einer Strahlenbehandlung, bezogen auf seine Haut, bekommen sollte, sind:**
1. Sonneneinstrahlung meiden
2. die bestrahlte Haut nur mit Wasser und Seife reinigen
3. dünne Schichten von unparfümiertem Puder 3- bis 4-mal täglich auftragen
4. kein Kinderöl zur Reinigung der Haut benutzen

- ❏ A 1 + 2
- ❏ B 1 + 3
- ❏ C 1 + 4
- ❏ D 2 + 3 + 4
- ❏ E Alle Antworten sind richtig.

1.20 **Nennen Sie je eine Richtlinie bezüglich Lagerung, Transport und Temperatur von einem Erythrozytenkonzentrat:**

1. _____

2. _____

3. _____

1.21 Eine Blutkonserve soll verabreicht werden.
Zur Vorbereitung hierzu gehören:

1. nur das Feststellen des Rh-Faktors
2. das Anwärmen der Blutkonserve bei Zimmertemperatur
3. das Durchkneten der Blutkonserve zur besseren Durchmischung der festen und flüssigen Bestandteile
4. der Vergleich der Konserven-Nr. mit der Nummer des Konservenbegleitscheins
5. das Richten der Transfusion mit einem Infusionsbesteck

- ❏ A 1 + 2
- ❏ B 1 + 5
- ❏ C 4 + 5
- ❏ D 2 + 4
- ❏ E Alle Antworten sind richtig.

1.22 Beim Transport eines Patienten aus dem OP auf die Station könnten sich u.a. die in der Liste 1 aufgeführten Komplikationen einstellen. Ordnen Sie die in Liste 2 aufgeführten Sofortmaßnahmen zu!

Liste 1:

A) postoperatives Erbrechen
B) Dyspnoe durch Überhang von Muskelrelaxanzien
C) Dyspnoe durch Zurückfallen des Zungengrundes

Liste 2:

1. Reklination des Kopfes/ Esmarch-Handgriff
2. Kopftieflage/manuelle Ausräumung des Mundes
3. zum tiefen Durchatmen auffordern

- ❏ A A2, B3, C1
- ❏ B A3, B1, C2
- ❏ C A1, B3, C2
- ❏ D A2, B1, C3
- ❏ E Keine Lösungskombination ist richtig.

1.23 Bei Erkrankungen, die mit höherem Fieber einhergehen, ist zu empfehlen:

1. reichliche Flüssigkeitszufuhr
2. eiweißreiche und fettarme Kost
3. relativ fettreiche Kost
4. salzarme Kost
5. kohlenhydratreiche, eiweiß- und fettarme Kost

- ❏ A   1 + 2 + 4
- ❏ B   1 + 5
- ❏ C   4 + 5
- ❏ D   1 + 3 + 4
- ❏ E   3 + 4

1.24 Welche Aussagen zum Thema „intramuskuläre Injektionstechnik" nach Hochstetter (ventroglutäale Injektion) sind zutreffend?

1. Sie gilt als die komplikationsärmste aller i.m. Injektionstechniken.
2. Wichtig ist die exakte Feststellung der Spina iliaca anterior superior, der Eminentia cristae und des Trochanter major.
3. Injektionsort ist der M. glutaeus medius.
4. Die Kanülenlänge darf 40 mm nicht überschreiten.
5. Der Einstich erfolgt im Winkel von 45 Grad zur Hautoberfläche.

- ❏ A   2 + 3 + 4
- ❏ B   4 + 5
- ❏ C   1 + 2 + 3
- ❏ D   1 + 5
- ❏ E   2 + 4 + 5

1.25 Ein Patient mit einer Körpertemperatur von 38,0 °C schwitzt stark. Dieses ist ein Zeichen dafür, dass

- ❏ A   die Körpertemperatur steigt
- ❏ B   die Körpertemperatur konstant bleibt
- ❏ C   die Körpertemperatur sinkt
- ❏ D   die Flüssigkeitszufuhr sinkt
- ❏ E   die Flüssigkeitszufuhr steigt

1.26 Bei der Pflege eines tracheotomierten Patienten achtet man darauf, dass

1. bis in die unteren Luftwege abgesaugt wird
2. der Patient häufig inhaliert und die Zimmerluft angefeuchtet wird
3. der Patient mehrmals täglich ohne Kanüle atmet
4. der Patient mit Nasenklemme atmet
5. in unmittelbarer Nähe des Patienten Ersatzkanülen bereitliegen

- ❏ A 1 + 2 + 3
- ❏ B 1 + 3 + 5
- ❏ C 2 + 3 + 4
- ❏ D 1 + 2 + 5
- ❏ E Alle Antworten sind richtig.

1.27 Nennen Sie fünf typische Erkrankungen, bei denen das Abklopfen des Patienten zur Pneumonieprophylaxe zu unterlassen ist:

1.

2.

3.

4.

5.

1.28 Ein Dekubitus I. Grades ist

- ❏ A eine Wunde mit Granulationsgewebe
- ❏ B eine Wunde mit Nekroseanteilen
- ❏ C eine Verletzung der Oberhaut
- ❏ D umschriebene Rötung mit Ödembildung
- ❏ E eine Blau-/Schwarzfärbung der Haut

1.29 Ordnen Sie die Begriffe der beiden Listen einander zu und kreuzen Sie die richtige Aussagekombination an:

Liste 1	Liste 2
A) Steinschnittlage	1. hoher Einlauf
B) Quincke-Lagerung	2. gynäkologische Lagerung
C) Knie-Ellenbogen-Lage	3. Pneumonieprophylaxe
D) Trendelenburg-Lage	4. Schocklagerung

- ❏ A A2, B3, C4, D1
- ❏ B A4, B1, C2, D3
- ❏ C A1, B2, C4, D3
- ❏ D A2, B3, C1, D4
- ❏ E A3, B1, C2, D4

1.30 Zur Vermeidung von Strahlungsschäden der behandelten Hautareale werden folgende Maßnahmen durchgeführt:

- ❏ A gründliches Waschen und Bürsten
- ❏ B Wärmeanwendung
- ❏ C Auftragen von Salben
- ❏ D Pudern der Hautareale
- ❏ E Kälteanwendungen

1.31 Ein somnolenter Patient

1. spricht auf äußere Reize nicht an
2. ist in seiner Bewusstseinslage leicht getrübt
3. kann auch als komatöser Patient bezeichnet werden
4. befindet sich in einer körperlichen und geistigen Erstarrung
5. reagiert langsam, kann aber einfache Fragen beantworten

- ❏ A 1 + 3
- ❏ B 3 + 5
- ❏ C 2 + 4 + 5
- ❏ D 1 + 3 + 4
- ❏ E 2 + 5

1.32 Bei der Versorgung fiebernder Patienten ist zu beachten:
1. dass Wadenwickel nicht gleichzeitig mit fiebersenkenden Medikamenten angewendet werden dürfen
2. den Patienten während der Akutphase in Kopftieflage zu lagern
3. dem Patienten ausreichend Flüssigkeit, fett- und vitaminreiche Kost zuzuführen
4. die Harnkonzentration

- ❏ A 1 + 4
- ❏ B 1 + 2
- ❏ C 3 + 4
- ❏ D 2 + 3
- ❏ E Alle Antworten sind richtig.

1.33 Das postoperative Nierenversagen ist frühzeitig zu erkennen durch
- ❏ A häufige Messungen des ZVD
- ❏ B exakte Durchführung der stündlichen Urinmessung
- ❏ C tägliche Bestimmung des spezifischen Gewichts
- ❏ D stündliche Messung des Blutdrucks
- ❏ E regelmäßige Kontrolle der Serumeiweiße

1.34 Nennen Sie fünf mögliche Ursachen für ein verfälschtes Messergebnis bei der ZVD-Messung:

1. _____
2. _____
3. _____
4. _____
5. _____

1.35 **Die rückenschonende Arbeitsweise beinhaltet:**

1. Standfläche vergrößern
2. in Arbeitsrichtung stehen
3. große Muskulatur benutzen
4. Lasten so nahe wie möglich am Körper tragen und bewegen
5. angebotene Hilfsmittel benutzen

- ❏ A   1 + 2
- ❏ B   2 + 3 + 4 + 5
- ❏ C   4 + 5
- ❏ D   1 + 2 + 3
- ❏ E   Alle Antworten sind richtig.

1.36 **Ordnen Sie die aufgeführten Lagerungsarten den Indikationen zu und kreuzen Sie die richtige Aussagekombination an:**

Liste 1

A) Beinhochlagerung
B) Beintieflagerung
C) Oberkörperhochlagerung
D) Seitenlagerung
E) Trendelenburg-Lagerung
F) Douglas-Lagerung

Liste 2

1. Schock
2. eitrige Peritonitis
3. Förderung der arteriellen Durchblutung
4. atemerleichternde Lagerung
5. Dekubitusprophylaxe
6. Förderung des venösen Rückflusses

- ❏ A   A2, B1, C6, D3, E4, F5
- ❏ B   A5, B6, C3, D4, E2, F1
- ❏ C   A6, B3, C4, D5, E1, F2
- ❏ D   A1, B2, C6, D3, E5, F4
- ❏ E   A3, B4, C6, D5, E1, F2

1.37 **Durch welche drei Faktoren lässt sich im Wesentlichen die Entstehung eines Dekubitus erklären?**

1. _____

2. _____

3. _____

1.38 Zur Messung des zentralen Venendrucks (ZVD) muss

1. der Patient sich ca. ½ Stunde vollkommen ruhig verhalten
2. vor jeder Messung der Nullpunkt kontrolliert werden
3. die Lage des Katheters röntgenologisch kontrolliert werden
4. das Körpergewicht des Patienten berechnet sein
5. der Patient flach auf dem Rücken liegen, sofern keine Kontraindikation besteht

- ❏ A 1 + 2
- ❏ B 3 + 5
- ❏ C 2 + 5
- ❏ D 2 + 4
- ❏ E 4 + 5

1.39 Kälteanwendungen am Körper bewirken:

1. eine Beschleunigung des Stoffwechsels
2. eine Erweiterung der Gefäße
3. eine Gefäßkontraktion
4. eine Ödemreduzierung
5. eine Temperatursenkung

- ❏ A 1 + 2
- ❏ B 2 + 4 + 5
- ❏ C 1 + 4 + 5
- ❏ D 3 + 5
- ❏ E 3 + 4

1.40 Die häufigste Bilanzierung, die von Pflegenden durchgeführt wird, ist die Flüssigkeitsbilanz. Ordnen Sie entsprechend zu!

Liste 1	Liste 2
A) positive Bilanz	1. Zufuhr übertrifft Verlust
B) negative Bilanz	2. zu kalkulierende Bilanz
C) ausgeglichene Bilanz	3. Verlust übertrifft Zufuhr
D) effektive Bilanz	4. Zufuhr entspricht Verlust

- ❏ A A1, B4, C2, D3
- ❏ B A1, B3, C4, D2
- ❏ C A2, B3, C1, D4
- ❏ D A3, B2, C4, D1
- ❏ E A3, B1, C4, D2

1.41 Der Pflege- und Behandlungsplan eines Patienten mit einer tiefen Beinvenenthrombose umfasst u. a. folgende Maßnahmen:

1. Hochlagerung des betroffenen Beines zur Verbesserung des venösen Rückflusses
2. Anlegen eines feucht-warmen Verbandes zur Förderung der Durchblutung
3. für weichen Stuhl sorgen (z. B. durch Gabe eines milden Abführmittels)
4. Frühmobilisation
5. Anlegen eines Alkoholdunstverbandes zur Kühlung
6. Tieflagerung der betroffenen Extremität zur Verringerung der Gefahr einer Thromboembolie

- ❏ A 1 + 2 + 4
- ❏ B 2 + 4 + 6
- ❏ C 1 + 3 + 5
- ❏ D 4 + 5 + 6
- ❏ E 3 + 4 + 5

1.42 Welche Aussagen zur Bülau-Drainage sind richtig?

1. Sie beinhaltet immer ein Wasserschloss.
2. Sie muss ständig gespült werden.
3. Manipulationen sind nur mit abgeklemmtem Drain durchzuführen.
4. Das Sekretgefäß muss über dem Drainageort-Niveau angebracht werden.
5. Die Saugflasche muss zweimal pro 24 Stunden ausgetauscht werden.
6. Der inspiratorische endothorakale Unterdruck von ca. −15 bis −20 cm Wassersäule soll nicht überschritten werden.
7. Der aus dem Pleuraspalt ausgeführte Drain wird mit Pflasterstreifen an der Austrittsstelle befestigt.

- ❏ A 1 + 3 + 6
- ❏ B 1 + 5
- ❏ C 1 + 2 + 7
- ❏ D 4 + 5
- ❏ E Alle Antworten sind richtig.

1.43 Bei der Pflege eines onkologischen Patienten mit Strahlentherapie ist besonders zu achten auf:

- ❏ A   Anregung des Appetits
- ❏ B   Flüssigkeitsbilanzierung
- ❏ C   gezielten Hautschutz im Bereich des Bestrahlungsareals
- ❏ D   Verabreichung eines Analgetikums nach Bestrahlung
- ❏ E   täglich gründliche Körperreinigung

1.44 Was geben Sie einem Patienten zu essen, der kurz vor dem Abendessen mit unklaren Bauchschmerzen aufgenommen wird?

- ❏ A   leichte, nicht blähende Kost
- ❏ B   Schleimsuppe
- ❏ C   Tee mit Zwieback
- ❏ D   gar nichts
- ❏ E   Wunschkost

1.45 Die Reinigung der peristomalen Haut

1. erfolgt vom Stoma weg nach außen
2. erfolgt wie bei septischen Wunden
3. erfordert den Einsatz spezieller Waschlotionen
4. sollte nur mit Wasser und milder Seife erfolgen
5. erfordert eine Waschlotion, die eine pflegende Rückfettung der Haut gewährleistet

- ❏ A   1 + 2 + 3 + 5
- ❏ B   2 + 4
- ❏ C   2 + 3 + 4 + 5
- ❏ D   1 + 3 + 5
- ❏ E   2 + 3 + 5

1.46 Mehrere Stunden nach Tonsillektomie sollte der Patient wie folgt gelagert werden:

- ❏ A   nach Trendelenburg
- ❏ B   in flacher Rückenlage
- ❏ C   in flacher Seitenlage
- ❏ D   in Oberkörperhochlagerung
- ❏ E   in Oberkörperhoch- und Beintieflagerung

1.47 Was ist bei der Gewinnung von Sputum zu beachten?
1. Der Patient muss nüchtern sein.
2. Der Patient soll vorher trinken.
3. Der Patient muss kräftig in das Untersuchungsgefäß spucken.
4. Das Sputum muss aus den Bronchien abgehustet werden.
5. Das Versandgefäß muss mindestens halbvoll sein.

- ❏ A   1 + 2 + 3
- ❏ B   1 + 4
- ❏ C   1 + 5
- ❏ D   2 + 3 + 5
- ❏ E   4 + 5

1.48 Nennen Sie fünf pflegerische Maßnahmen, die Sie bei einem Patienten in oligo-anurischer Phase durchführen:

1. _____
2. _____
3. _____
4. _____
5. _____

1.49 Schmerz ist:

- ❏ A   sofort zu therapieren
- ❏ B   objektiv nachweisbar
- ❏ C   lediglich ein Symptom
- ❏ D   eine selbstständige Erkrankung
- ❏ E   Zeichen für Erkrankungsstadien

1.50 Pflegerische Maßnahmen bei einer großflächigen (30 %) Verbrennung I° – III° sind:

1. Anlegen eines Blasenverweilkatheters
2. Unterbringung bei niedriger Zimmertemperatur und hoher Luftfeuchtigkeit
3. wenig Flüssigkeitszufuhr, damit die Wunden nicht zu sehr nässen
4. Gebrauch von steriler Wäsche

- ❏ A 1 + 3
- ❏ B 1 + 2
- ❏ C 1 + 4
- ❏ D 2 + 3
- ❏ E 2 + 4

1.51 Nennen Sie fünf Nahrungsmittelgruppen und Getränkearten, die ein Patient nach Tonsillektomie meiden sollte:

1. _____
2. _____
3. _____
4. _____
5. _____

1.52 Über welche Beobachtungsbereiche sollten die Pflegenden in der Psychiatrie dem Arzt berichten?

1. Körperpflege, Kleidung, persönliches Eigentum
2. Essen- und Medikamenteneinnahme
3. Kontakte zu Mitpatienten, Teammitgliedern und Angehörigen
4. Beobachtungen über Fähigkeiten des Patienten

- ❏ A 1 + 2 + 3
- ❏ B 1 + 3
- ❏ C 2 + 4
- ❏ D 3 + 4
- ❏ E Alle Antworten sind richtig.

1.53 **Zahnprothesen bei bewusstseinsklaren, hilfebedürftigen Patienten**
1. werden in einer Nierenschale mit warmem Wasser gereinigt
2. werden unter fließendem Wasser über stehendem Wasserspiegel gereinigt
3. werden grundsätzlich zur Nacht in Gebissreinigungslösung gelegt
4. werden sofort nach dem Reinigen wieder eingesetzt, um Kieferveränderungen zu vermeiden

- A 1 + 3
- B 2 + 3
- C 2 + 4
- D 1 + 4
- E 1 + 2

1.54 **Beim Anlegen von elastischen Binden zur Thromboseprophylaxe**
1. läuft die Binde vom Kniegelenk beginnend abwärts
2. beginnt man mit den Wickeln an den Zehen
3. müssen am Unterschenkel unbedingt die Umschlagtouren (Kornährenverband) eingehalten werden
4. ist der Zug bzw. die Straffheit der Binde am Knöchel höher als am Oberschenkel

- A 1 + 3
- B 2 + 3
- C 3 + 4
- D 2 + 4
- E 1 + 4

1.55 **Patienten mit akuter myeloischer Leukämie (AML) sind durch pflegerische Maßnahmen zu isolieren, um**

- A Aufregung für den Patienten zu vermeiden
- B eine strenge Bettruhe zu gewährleisten
- C den Patienten vor Sekundärinfektionen zu schützen
- D eine individuelle Versorgung des Patienten sicherzustellen
- E andere Patienten nicht zu gefährden

1.56 Was ist bei onkologischen Patienten für die Pflege bestrahlter Haut wichtig?

1. Haut nicht bürsten oder abreiben
2. Keine Sonnenexposition
3. Dünne Schicht unparfümierten Puders mehrmals täglich aufreiben
4. Einreiben der bestrahlten Haut mit einer hyperämisierenden Salbe
5. Haut täglich bürsten

- ❏ A 1 + 3 + 4
- ❏ B 2 + 3 + 4
- ❏ C 1 + 2 + 3
- ❏ D 2 + 3 + 5
- ❏ E 1 + 2 + 5

1.57 Was verstehen Sie unter dem Begriff „Ressourcen" in der Krankenpflege?

- ❏ A Das Recht des Patienten, seine Bedürfnisse erfüllt zu bekommen
- ❏ B Die Fähigkeit eines Patienten, die er unter anderem für seine Genesung einsetzen kann
- ❏ C Eine Möglichkeit zur exakten Dokumentation in der Krankenbeobachtung
- ❏ D Rehabilitation des Patienten unter Einbeziehung aller am Heilungsprozess beteiligten Berufsgruppen

1.58 Welche Vorteile des suprapubischen Katheters gegenüber dem transurethralen Katheter treffen zu?

1. Jederzeit durchführbar
2. Leicht zu pflegen
3. Hämaturie durch die Punktion
4. Spontanurin ist möglich
5. Weitgehend subjektive Beschwerdefreiheit

- ❏ A 1 + 3 + 4
- ❏ B 1 + 2 + 4
- ❏ C 2 + 4 + 5
- ❏ D 1 + 2 + 5
- ❏ E 2 + 3 + 4

1.59 Welche Aussagen zur Druckeinwirkung (Dekubitusentstehung) sind richtig?

1. Im Gebiet der Druckeinwirkung ist die Blutzirkulation vermindert, die Zellen werden nicht mehr ausreichend mit Sauerstoff versorgt und das Kohlendioxid entsorgt
2. Bei Störung der Schmerzwahrnehmung oder der Beweglichkeit können aktiv druckentlastende Maßnahmen ausbleiben
3. Die Druckeinwirkung korreliert mit der einwirkenden Zeit
4. Eine Sauerstoffunterversorgung kann, bei konstantem Druck, nach zwei Stunden zum Absterben der Hautzellen führen
5. Besonders druckbelastet sind Knochenvorsprünge

- ❏ A   1 + 5
- ❏ B   2 + 3 + 4 + 5
- ❏ C   2 + 4 + 5
- ❏ D   1 + 3 + 4 + 5
- ❏ E   Alle Antworten sind richtig.

1.60 Das Kondom-Urinal als Urinableitung beim Mann

1. erfordert eine gründliche Rasur der Genitalbehaarung
2. sollte einmal wöchentlich gewechselt werden
3. sollte täglich gewechselt werden
4. reduziert das Risiko eines aufsteigenden Urogenitalinfektes
5. sollte immer ganz abgerollt werden

- ❏ A   1 + 2 + 4 + 5
- ❏ B   1 + 3 + 4 + 5
- ❏ C   2 + 4
- ❏ D   3 + 5
- ❏ E   Nur 4 ist richtig.

1.61 Ordnen Sie die aufgeführten Begriffe der beiden Listen einander zu und kreuzen Sie die richtige Aussagekombination an:

Liste 1

A) Erysipel der Ohrmuschel
B) Perichondritis
C) Entzündung des Gehörganges

Liste 2

1. Gute Pflege des Operationsgebietes bzw. nach Verletzung gute Pflege der Wunde
2. Einlage von salbengetränkten Streifen, Infrarotbestrahlung
3. Jede Berührung mit der Hand vermeiden, da hohe Infektionsgefahr

- ❏ A   A1, B3, C2
- ❏ B   A2, B1, C3
- ❏ C   A2, B3, C1
- ❏ D   A3, B1, C2
- ❏ E   A3, B2, C1

1.62 Subjektive Schmerzempfindungen sind abhängig von:

1. Schmerzschwelle
2. Erziehung
3. Geschlecht
4. Einstellung zur Krankheit
5. Selbstbeherrschung
6. Dauer und Häufigkeit der Schmerzen
7. Beachtung durch andere (Mitpatienten, Angehörige usw.)

- ❏ A   1 + 3 + 6 + 7
- ❏ B   1 + 2 + 3 + 4
- ❏ C   3 + 4 + 5 + 6
- ❏ D   2 + 4 + 6 + 7
- ❏ E   Alle Antworten sind richtig.

1.63 Was bewirkt ein feucht-kalter, fest angelegter Wickel (Pießnitzwickel)?

1.64 Bei einem Patienten mit Hörsturz sollten folgende Dinge beachtet werden:
1. Der Patient darf Radio und TV über Kopfhörer hören
2. Der Patient braucht möglichst viel Ruhe und Erholung
3. Der Patient bedarf keiner besonderen psychischen Betreuung, da der Hörverlust durch die Infusion behoben wird
4. Aufregungen sollten möglichst vom Patienten ferngehalten werden
5. Die Patienten können gleichzeitig auch unter Schwindel leiden

- ❏ A 1 + 3
- ❏ B 2 + 5
- ❏ C 1 + 3 + 4
- ❏ D 1 + 2 + 5
- ❏ E 2 + 4 + 5

1.65 Ein Patient soll zur Zystoskopie. Er muss

- ❏ A Zahnprothesen und Schmuck ablegen
- ❏ B am Tag vorher abführen
- ❏ C am Morgen der Untersuchung nüchtern sein
- ❏ D eine gefüllte Blase haben

1.66 Warum müssen vor Operationen sämtliche Kosmetika entfernt werden?

_____

2

HERZ-, LUNGEN- UND KREISLAUF-ERKRANKUNGEN

Herz-, Lungen- und Kreislauferkrankungen — Fragen

2.1 Wann brechen Sie die Mobilisation bei einem Patienten mit Zustand nach Herzinfarkt ab?

1. Blutdruckabfall
2. Pulsabfall
3. Auftreten von Atemnot
4. Auftreten von Rhythmusstörungen
5. erneut auftretende Körpertemperaturerhöhung

- [ ] A 1 + 2 + 4
- [ ] B 1 + 2 + 3
- [ ] C 2 + 4 + 5
- [ ] D 1 + 4 + 5
- [ ] E Alle Antworten sind richtig.

2.2 Kussmaul-Atmung können Sie beobachten bei

- [ ] A Krampfanfällen
- [ ] B Zwerchfellähmung
- [ ] C Azidose
- [ ] D reifen Neugeborenen

2.3 Welche Erstmaßnahme ist bei einem akuten Blutdruckabfall durchzuführen?

- [ ] A Injektion von Katecholaminen
- [ ] B Hilfe holen
- [ ] C Oberkörper tief lagern – Bein hoch lagern
- [ ] D Puls zählen

2.4 Welche Angaben bezüglich der Mobilisation eines Patienten mit Herzinfarkt treffen zu?

1. Die frühzeitige Mobilisation (erstes Laufen nach einem Tag) zur Vermeidung einer Thrombose.
2. Die Mobilisation wird stufenweise gesteigert (Mobilisationsplan).
3. Der Mobilisationsplan ist unter allen Umständen einzuhalten.
4. Die Monitorüberwachung kann während der Überwachung abgeschaltet werden.
5. In den ersten Stunden ist strengste Bettruhe angezeigt.

- ❏ A   1 + 2
- ❏ B   2 + 3
- ❏ C   2 + 5
- ❏ D   3 + 5
- ❏ E   2 + 4

2.5 Die Oberkörperhochlagerung bei Patienten mit Asthma wird durchgeführt:

- ❏ A   um dem Patienten einen besseren Blickkontakt zu ermöglichen und ihn zu beruhigen
- ❏ B   um eine bessere Belüftung der Lungen und den Einsatz der Atemhilfsmuskulatur zu ermöglichen
- ❏ C   um ein besseres Abhusten und eine Fixierung des Oberkörpers zu ermöglichen

2.6 Bei einer schweren Herzinsuffizienz mit drohendem Lungenödem wird der Patient gelagert:

- ❏ A   flach, Beine hoch
- ❏ B   halbsitzend, Beine tief
- ❏ C   flach, Beine flach
- ❏ D   Oberkörper tief, Beine hoch
- ❏ E   Es ist keine besondere Lagerung notwendig.

2.7 Zu den pflegerischen Maßnahmen bei der arteriellen Verschlusskrankheit (AVK) Stadium 3 (Ruheschmerz) zählen:

- ❏ A   Beinhochlagerung
- ❏ B   Wechselbäder
- ❏ C   Knierolle
- ❏ D   Wattepackung locker gewickelt
- ❏ E   ständige Ruhiglagerung des betroffenen Beines

2.8 Bei der pflegerischen Versorgung eines Patienten nach Varizen-Stripping ist Folgendes notwendig:
- ❏ A Der Patient darf erst am dritten postoperativen Tag aufstehen.
- ❏ B Der Kompressionsverband wird mehrmals täglich erneuert.
- ❏ C Der Patient sollte möglichst am OP-Abend an den Bettrand gesetzt werden.
- ❏ D Die Unterschenkel sollten tief gelagert werden.
- ❏ E Das Bein des Patienten ist mindestens eine Woche ruhig zu lagern.

2.9 Sie betreuen einen Patienten, der mit Digitalispräparaten behandelt wird. Nennen Sie drei klinische Anzeichen der Überdosierung:

1.

2.

3.

2.10 Welche Veränderungen können Sie bei einem Patienten mit einem akut einsetzenden arteriellen Gefäßverschluss in einer Extremität beobachten?

1. plötzliche Schwellung der betroffenen Extremität
2. rot-bläuliche Verfärbung
3. Die Extremität wird weiß, blass und kühl, später zyanotisch.
4. plötzlich einsetzender, an Intensität zunehmender Schmerz
5. Pulslosigkeit distal des Verschlusses

- ❏ A 1 + 4 + 5
- ❏ B 1 + 2 + 4
- ❏ C 2 + 4 + 5
- ❏ D 3 + 4 + 5
- ❏ E Alle Antworten sind richtig.

2.11 Pflege eines Patienten mit Asthma bronchiale

1. Oberkörper flach lagern
2. Schaffen einer Atmosphäre der Sicherheit, um Angst und Unruhe des Patienten zu verringern
3. Anfeuchten der Luft mittels Luftbefeuchter
4. stabile Seitenlagerung
5. Beine hoch lagern
6. Atemgymnastik

- ❏ A 1 + 3 + 6
- ❏ B 2 + 3 + 6
- ❏ C 2 + 4 + 5
- ❏ D 3 + 5 + 6
- ❏ E 1 + 6

2.12 Welche Maßnahme ist bei einem Patienten mit akutem Lungenödem zu ergreifen?

- ❏ A Tieflagerung des Oberkörpers
- ❏ B Hochlagerung der Beine
- ❏ C Oberkörper hochlagern
- ❏ D Wadenwickel
- ❏ E Flachlagerung

2.13 Patienten mit einer akuten Linksherzinsuffizienz

1. haben Bettruhe zu halten
2. werden in Kopftieflage gebracht
3. sind primär dekubitusgefährdet
4. werden flüssigkeitsbilanziert

- ❏ A 1 + 2
- ❏ B 1 + 2 + 3 + 4
- ❏ C 1 + 4
- ❏ D 2 + 3 + 4
- ❏ E 3 + 4

2.14 Welche Ernährung ist bei einem Patienten mit Myokardinfarkt angezeigt?

- ❏ A   passierte Kost
- ❏ B   Reduktionskost
- ❏ C   Kartoffel-Eier-Diät
- ❏ D   leichte Kost
- ❏ E   leichte natriumarme Diät
- ❏ F   Diabetikerkost

2.15 Bei einem Patienten mit Atemnot wegen Emphysem-Bronchitis sind folgende Pflegemaßnahmen richtig:

1. Sie lagern den Oberkörper des Patienten möglichst hoch, dabei stützen Sie je nach Größe des Patienten die Beine ab.
2. Sie geben dem Patienten ständig Sauerstoff (drei Liter pro Min.).
3. Sie meiden bei dem Patienten blähende Speisen und große Mengen.
4. Der Patient sollte beim Bettenmachen möglichst passiv bleiben, um Anstrengungen zu vermeiden.
5. Zur Ablenkung und Anregung des Patienten führen Sie intensive Gespräche mit ihm.

- ❏ A   1 + 2
- ❏ B   1 + 2 + 5
- ❏ C   1 + 3 + 4
- ❏ D   2 + 3 + 5
- ❏ E   2 + 4

2.16 Bei welchen Patienten können Sie eine Nykturie beobachten?

- ❏ A   bei Patienten mit einer Pankreatitis
- ❏ B   bei Patienten mit Diabetes mellitus
- ❏ C   bei Patienten mit Herzinsuffizienz
- ❏ D   bei akuter Glomerulonephritis
- ❏ E   bei Patienten mit akutem Nierenversagen

2.17 **Folgende Aussagen sind richtig:**

1. Beim Asthmatiker ist die Inspiration stärker beeinträchtigt als die Exspiration.
2. Beim Asthmatiker ist die Exspiration stärker beeinträchtigt als die Inspiration.
3. Das Leitsymptom bei Asthma bronchiale ist eine anfallsartige schwere Dyspnoe.
4. Der Asthma-Anfall wird meistens mit kräftigem Abhusten eines glasigen, zähen Schleims beendet.
5. Während eines schweren Asthma-Anfalls sollte immer hochdosiert Sauerstoff gegeben werden.

- ❏ A   1 + 3
- ❏ B   2 + 3 + 4
- ❏ C   3 + 4 + 5
- ❏ D   1 + 4 + 5
- ❏ E   1 + 5

2.18 Welches Sputum finden Sie bei welchem Krankheitsbild wahrscheinlich vor? Ordnen Sie die Begriffe der beiden Listen einander zu und kreuzen Sie die richtige Aussagekombination an:

Liste 1	Liste 2
A) Lungenödem	1. zähes, glasiges Sputum
B) Asthma bronchiale	2. dünnflüssiges, seröses, hellrotes, schaumiges Sputum
C) Bronchiektasen	3. dreischichtiges Sputum

- ❏ A   A2, B3, C1
- ❏ B   A1, B2, C3
- ❏ C   A2, B1, C3
- ❏ D   A1, B3, C2
- ❏ E   A3, B1, C2

2.19 Sofortmaßnahmen bei einer Lungenembolie sind:

1. Hochlagerung des Oberkörpers
2. Gabe von Sauerstoff
3. den Arzt benachrichtigen
4. Bestimmung des Quick-Wertes, um sofort eine Lysetherapie einleiten zu können
5. Blasenverweilkatheter legen

- ❏ A 1 + 2 + 5
- ❏ B 1 + 2 + 3
- ❏ C 2 + 3 + 5
- ❏ D 2 + 3 + 4
- ❏ E 3 + 4 + 5

2.20 Welche Schmerzbeschreibung finden Sie als Hinweis auf die genannten Krankheitsbilder?

Liste 1	Liste 2
A) Perforation	1. viszeraler Schmerz
B) Herzinfarkt	2. plötzlicher, punktförmiger stechender Schmerz
C) von einem inneren Organ ausgehender Schmerz	3. Vernichtungsschmerz im Thorax, retrosternaler Eingeweideschmerz

- ❏ A A1, B2, C3
- ❏ B A2, B1, C3
- ❏ C A2, B3, C1
- ❏ D A1, B3, C2
- ❏ E A3, B2, C1

2.21 Ein Patient klagt morgens über heftige Schmerzen, die er nachts im rechten Fuß hatte. Er gibt an, dass der Schmerz geringer würde, wenn er die Füße aus dem Bett hängen lasse.

1. Die angegebenen Beschwerden könnten venöse Durchblutungsstörungen als Ursache haben.
2. Es ist wichtig, die Hautfarbe beider Beine regelmäßig zu beobachten.
3. Die arteriellen Pulse sollten im Bereich beider Beine regelmäßig palpiert werden.
4. Es ist festzustellen, ob ein lokaler Temperaturabfall im Bereich der betroffenen Extremität besteht.

- ❏ A 1 + 2 + 4
- ❏ B 2 + 3 + 4
- ❏ C 1 + 2 + 3
- ❏ D 1 + 3 + 4
- ❏ E Alle Antworten sind richtig.

2.22 Welche prophylaktische Maßnahme steht bei Linksherzinsuffizienz im Vordergrund?

- ❏ A Dekubitusprophylaxe
- ❏ B Thromboseprophylaxe
- ❏ C Soor- und Parotitisprophylaxe
- ❏ D Pneumonieprophylaxe
- ❏ E Kontrakturenprophylaxe

2.23 Eine 70-jährige Patientin mit einer dekompensierten Rechtsherzinsuffizienz wird auf Ihre Station eingewiesen. Welche der hier aufgeführten Beschwerden sind zu erwarten?

1. Die Patientin klagt über vermehrten Hustenreiz und Auswurf.
2. Die Patientin klagt über Appetitlosigkeit, Übelkeit und zeitweises Erbrechen.
3. Die Patientin gibt an, nachts kaum schlafen zu können, da sie häufig Wasser lassen muss.
4. Die Patientin hat ausgeprägte Ödeme im Bereich der unteren Extremitäten.

- ❏ A 1 + 3
- ❏ B 2 + 3
- ❏ C 3 + 4
- ❏ D 1 + 3 + 4
- ❏ E 2 + 3 + 4

2.24 Die aufbauende, aktivierende Pflege bei einem Patienten mit Herzinfarkt orientiert sich an der jeweiligen Stufe der Mobilisation: Ordnen Sie die Begriffe der beiden Listen einander zu und kreuzen Sie die richtige Aussagekombination an:

Liste 1	Liste 2	
A) Der Patient darf selbstständig zur Toilette gehen.	1. Bettruhe:	Stufe I
B) Der Patient führt Teilwäsche im Bett aus.	2. Lehnstuhl:	Stufe II
C) Der Patient darf mit pflegerischer Unterstützung das Bett verlassen.	3. Gehen:	Stufe III
D) Der Patient darf sich selbstständig im Krankenhaus bewegen.	4. Treppensteigen:	Stufe IV

- ❏ A A2, B3, C1, D4
- ❏ B A3, B1, C2, D4
- ❏ C A1, B3, C4, D2
- ❏ D A4, B1, C2, D3
- ❏ E A2, B4, C1, D3

2.25 Ein Patient mit akuter Phlebothrombose im rechten Bein

1. muss beide Beine zur Durchblutungsförderung tief lagern
2. muss das betroffene Bein hoch lagern
3. muss erschütterungsarm gebettet werden
4. muss viel umhergehen, da er beim Gehen weniger Schmerzen verspürt als in Ruhe
5. darf bei der Darmentleerung nicht pressen

- ❏ A 2 + 3 + 4
- ❏ B 1 + 4 + 5
- ❏ C 4 + 5
- ❏ D 2 + 3 + 5
- ❏ E Keine Antwort ist richtig.

2.26 **Die primär pflegerischen Maßnahmen bei der Versorgung eines Patienten mit Herzinfarkt sind:**

1. Verabreichen von Sedativa
2. Sorge für eine ruhige Umgebung
3. Überwachung des Patienten
4. Verabreichen von Analgetika
5. häufige Herzenzymkontrollen

- ❏ A 1 + 3
- ❏ B 1 + 4
- ❏ C 2 + 3
- ❏ D 3 + 4
- ❏ E 4 + 5

2.27 **Bei der Pflege eines Patienten mit akuter Linksherzinsuffizienz ist zu beachten, dass**

1. der Patient in hohem Maße pneumoniegefährdet ist
2. alles Pflegematerial für eine O_2-Verabreichung vorzubereiten ist
3. der Patient in Oberkörperhochlage zu bringen ist, um die Atemsituation zu verbessern
4. besonders im akuten Zustand eine Flüssigkeitsbeschränkung angezeigt ist

- ❏ A 1 + 3
- ❏ B 2 + 3
- ❏ C 1 + 2 + 3
- ❏ D 2 + 3 + 4
- ❏ E Alle Antworten sind richtig.

2.28 **Welche Aussagen zur Pflege von Patienten nach Lobektomie (Lungenteilresektion) sind richtig?**

1. Diese Patienten werden meist langfristig beatmet.
2. Lagerung: Oberkörper halbhoch, bevorzugt auf der gesunden Seite
3. Lagerung: Oberkörper 20°, bevorzugt auf der operierten Seite
4. kontinuierlich, großzügige Sauerstoffgabe
5. Der Organismus soll sich allmählich auf die verminderte O_2-Aufnahme einstellen.

❏ A   1 + 2
❏ B   2 + 3
❏ C   3 + 4
❏ D   2 + 5
❏ E   1 + 5

2.29 Nennen Sie fünf Kriterien, die eine erfolgreiche Reanimation kennzeichnen:

1. _____

2. _____

3. _____

4. _____

5. _____

2.30 **Von einem Pulsdefizit spricht man, wenn**

❏ A   die über dem Herzen gezählte Pulsfrequenz geringer ist als die in der Peripherie
❏ B   die über dem Herzen gezählte Pulsfrequenz höher ist als die in der Peripherie
❏ C   eine vollständige Regellosigkeit des Pulses auftritt
❏ D   die Pulsfrequenz unter 50 pro Minute liegt
❏ E   kein Puls über dem Herzen und der Peripherie bzw. auf dem Monitor zu erfassen ist

2.31 Eine 70-jährige Patientin wird mit einer dekompensierten Rechtsherzinsuffizienz auf Ihre Station eingewiesen. Welche der hier aufgeführten Beschwerden werden Sie bei der Patientin beobachten können?

1. Aszites
2. Appetitlosigkeit, Übelkeit und zeitweise Erbrechen
3. Die Patientin gibt an, nachts kaum schlafen zu können, da sie häufig Wasser lassen muss.
4. Ödeme im Bereich der unteren Extremitäten

❏ A 1 + 3
❏ B 2 + 3
❏ C 3 + 4
❏ D 2 + 3 + 4
❏ E Alle Antworten sind richtig.

2.32 Geben Sie zwei von Ihnen beobachtbare Symptome an, die eindeutig für ein Lungenödem sprechen:

1. _____

2. _____

2.33 Das Entstehen einer Pneumonie wird begünstigt durch

1. Erkrankungen und Operationen im Thorax und Oberbauch
2. eine bestehende Immobilität
3. ein Koma
4. Behandlung mit Immunsuppressiva

❏ A 1 + 2
❏ B 3 + 4
❏ C 1 + 2 + 3
❏ D 2 + 3 + 4
❏ E Alle Antworten sind richtig.

2.34 Der Verlauf einer Cheyne-Stokes-Atmung ist:

❏ A regelmäßig vertieft und beschleunigt
❏ B anschwellende Atemzüge mit Pausen
❏ C gleichmäßig und flach mit Pausen
❏ D Schnappatmung mit Pausen
❏ E oberflächlich und beschleunigt

2.35 Ein Patient soll zu Hause mit Marcumar über längere Zeit behandelt werden. Nennen Sie fünf wichtige Punkte, die der Patient während der Therapie mit Marcumar beachten muss!

1. _____

2. _____

3. _____

4. _____

5. _____

3

CHIRURGISCHE ERKRANKUNGEN

3.1 Der frühzeitigen Erkennung einer postoperativ auftretenden Blutung dienen folgende Kontrollen:

1. Temperaturkontrolle
2. Blutdruck- und Pulskontrolle
3. Atemfrequenzkontrolle
4. Kontrolle der Hautfarbe

❏ A   1 + 3
❏ B   2 + 4
❏ C   3 + 4
❏ D   1 + 2
❏ E   Nur 1 ist richtig.

3.2 Ordnen Sie die Begriffe der beiden Listen einander zu und kreuzen Sie die richtige Aussagekombination an:

Liste 1	Liste 2
A) T-Drain	1. Absaugung von Blut, Ergussflüssigkeit, Luft aus dem Pleuraspalt
B) Bülau-Drain	2. Gallengangsdrainage
C) Penrose-Drain	3. Wunddrainage mit Sog
D) Redon-Drain	4. Wunddrainage ohne Ableitungssystem

❏ A   A2, B4, C3, D1
❏ B   A3, B4, C1, D2
❏ C   A2, B1, C4, D3
❏ D   A4, B3, C1, D2

3.3 Beim Verbandwechsel von aseptischen Wunden ist zu beachten, dass

1. die Desinfektion und Reinigung von Wunde/Wundumgebung von außen nach innen erfolgt
2. die Desinfektion und Reinigung von Wunde/Wundumgebung von innen nach außen erfolgt
3. die oberste Verbandschicht mit Einmalhandschuhen gelöst werden muss
4. vor der Durchführung eine Händedesinfektion erfolgen sollte
5. vor dem aseptischen Verbandswechsel die septischen Wunden versorgt werden sollten

- ❏ A 3 + 4 + 5
- ❏ B 1 + 3
- ❏ C 1 + 4
- ❏ D 2 + 4
- ❏ E Alle Antworten sind richtig.

3.4 Zur pflegerischen Versorgung eines Patienten nach Appendektomie wegen komplikationsloser Appendizitis gehören:

1. Eine Frühmobilisation ist angebracht.
2. leichte Kost am ersten postoperativen Tag
3. Infusion und/oder Tee bis zum Einsetzen der ersten Darmtätigkeit
4. Die Fäden werden ca. am siebten Tage nach OP entfernt.

- ❏ A 1 + 4
- ❏ B 1 + 3
- ❏ C 1 + 2
- ❏ D 2 + 4
- ❏ E Alle Antworten sind richtig.

3.5 **Die orthograde Darmspülung**
1. wird mit einem langen Darmrohr und in leichter Schräglage (Kopftieflage) durchgeführt
2. wird mit kühler Spüllösung ausgeführt, weil es hierdurch zu einer starken Anregung der Peristaltik kommt
3. muss mit nahezu körperwarmer Lösung durchgeführt werden, damit dem Organismus nicht zu viel Wärme entzogen wird
4. erfordert vom Pflegepersonal eine gewissenhafte Überwachung des Patienten, da sie eine große Kreislaufbelastung darstellt

- ❏ A 1 + 2
- ❏ B 2 + 4
- ❏ C 3 + 4
- ❏ D 1 + 2 + 4
- ❏ E Alle Antworten sind richtig.

3.6 **Bei der Pflege eines Patienten nach Gallenblasenentfernung (Eröffnung des Ductus choledochus) sind folgende Dinge zu beachten:**
1. Am Abend nach der OP kann der Patient kurz aufstehen.
2. Am Abend nach der OP erhält der Patient eine leichte Mahlzeit.
3. Eine Magenablaufsonde muss mindestens eine Woche liegen.
4. Die Stuhlfarbe zeigt die Passage des Gallensaftes an.
5. Der Ductus choledochus ist mit einem Redon-Drain drainiert.
6. Der Gallensaft wird zunächst über einen T-Drain abgeleitet.
7. Die Menge des aufgefangenen Gallensaftes wird in die Flüssigkeitsbilanz einbezogen.

- ❏ A 1 + 4 + 6 + 7
- ❏ B 2 + 4 + 6 + 7
- ❏ C 1 + 5
- ❏ D 1 + 4 + 5 + 7
- ❏ E Alle Antworten sind richtig.

3.7 Nach einer Oberschenkelamputation

1. wird der Stumpf hoch gelagert
2. wird der Stumpf extendierend gelagert
3. wird der Stumpf in konischer Form gewickelt
4. treten häufig Phantomschmerzen auf

- ❏ A 2 + 3 + 4
- ❏ B 1 + 3 + 4
- ❏ C 1 + 4
- ❏ D 1 + 2
- ❏ E Alle Antworten sind richtig.

3.8 Bei der Pflege einer Patientin mit einer schweren Beckenvenenthrombose achten Sie darauf, dass

1. eine scharfe Abknickung zwischen Rumpf und Beinen vermieden wird
2. sich die Patientin bei allen Pflegevorrichtungen passiv verhält und ruckartige Bewegungen beim Lagern vermieden werden
3. die Patientin keine blähende Kost erhält
4. regelmäßige Puls- und Temperaturkontrollen stattfinden
5. eine Obstipation verhindert wird

- ❏ A 4 + 5
- ❏ B 2 + 3 + 4
- ❏ C 3 + 4 + 5
- ❏ D 1 + 3
- ❏ E Alle Antworten sind richtig.

3.9 Ordnen Sie die Begriffe der beiden Listen einander zu und kreuzen Sie die richtige Aussagekombination an:

Liste 1	Liste 2
A) Wirbelfraktur	1. flache Lagerung
B) Varizen-OP	2. Oberkörper-Hochlagerung
C) Strumektomie	3. Erhöhung des Fußendes
D) arterielle Verschlusskrankheit	4. Tieflagerung der Beine

- ❏ A A1, B3, C2, D4
- ❏ B A3, B1, C4, D2
- ❏ C A2, B3, C4, D1
- ❏ D A4, B2, C1, D3
- ❏ E A1, B4, C3, D2

3.10 Was können Anzeichen einer inneren Blutung nach einem abdominalen Eingriff sein?

1. auffallende Blässe
2. kleiner schneller Puls
3 langsamer Puls
4. zunehmender Bauchumfang
5. zunehmende Hypertonie

- ❏ A   1 + 2 + 3
- ❏ B   1 + 3 + 5
- ❏ C   1 + 3 + 4
- ❏ D   1 + 2 + 4
- ❏ E   Alle Antworten sind richtig.

3.11 Patienten nach Magen-OP sollen folgende Verhaltensregeln befolgen:

1. möglichst viel Milch trinken
2. nur kleine Mahlzeiten zu sich nehmen
3. zu jeder Mahlzeit möglichst viel trinken
4. einmal pro Woche einen Hungertag einlegen
5. die Speisen gut kauen

- ❏ A   1 + 2 + 3
- ❏ B   2 + 3 + 5
- ❏ C   3 + 4 + 5
- ❏ D   2 + 5
- ❏ E   2 + 4

3.12 Nach einer Oberschenkelamputation ab dem zehnten Tag

1. wird der Stumpf hochgelagert
2. wird der Stumpf extendierend gelagert, zur Streckung im Hüftgelenk
3. wird der Stumpf in konischer Form gewickelt
4. können Phantomschmerzen auftreten

- ❏ A   2 + 3 + 4
- ❏ B   1 + 3 + 4
- ❏ C   1 + 4
- ❏ D   2 + 3
- ❏ E   2 + 4

3.13 Bei der Pflege eines Patienten mit frisch angelegtem Gipsverband ist zu beachten, dass:

1. die betroffene Extremität hoch gelagert wird
2. Schmerzäußerungen Hinweise auf entstehende Druckgeschwüre sein können
3. die Extremität nur geringfügig bewegt werden kann
4. eine eventuell auftretende Gefühllosigkeit in der betroffenen Extremität gemeldet werden muss

- ❏ A 1 + 2 + 4
- ❏ B 1 + 3
- ❏ C 2 + 3 + 4
- ❏ D 2 + 4
- ❏ E Alle Antworten sind richtig.

3.14 Auf der Station liegt ein Patient, dem am Tag zuvor eine Gefäßprothese (Oberschenkel) implantiert worden ist. Welche der aufgeführten Pflegemaßnahmen sind zutreffend?

1. Hochlagerung des operierten Beins auf einer Braun-Schiene
2. Lagerung des operierten Beins auf einer flachen Schaumstoffschiene
3. Kontrolle des operierten Beins auf Durchblutung, Sensibilität und Beweglichkeit der Zehen
4. Dem operierten Bein wird Wärme zugeführt.
5. Das operierte Bein wird entweder mit einer elastischen Binde gewickelt oder in einen Antithrombosestrumpf gelegt.

- ❏ A 1 + 3 + 4
- ❏ B 2 + 3 + 5
- ❏ C 2 + 3
- ❏ D 1 + 3 + 5
- ❏ E 2 + 4

3.15 Bei einem Patient mit LWK-Fraktur ist besonders wichtig die Beobachtung

1. der Darmtätigkeit
2. des Blutdrucks
3. der Motorik der Beine
4. der Sensibilität der unteren Extremitäten

- ❏ A 1 + 4
- ❏ B 1 + 2 + 3
- ❏ C 1 + 3 + 4
- ❏ D 1 + 2
- ❏ E 1 + 2 + 4

3.16 Der Beutel eines Ileostomiepatienten ist mit Luft gebläht. Was tun Sie?

- ❏ A Ein Loch in die Beutelfolie zur Entlastung stechen
- ❏ B Die Klammer öffnen und Luft ablassen
- ❏ C Das nächste Mal einen geschlossenen Beutel mit Filter wechseln
- ❏ D Die Luft kann nach und nach durch die poröse Beutelfolie entweichen
- ❏ E Der Beutel muss sofort gewechselt werden

3.17 Was muss ein Patient nach Hämorrhoidektomie bezüglich der Intimtoilette in den ersten Tagen beachten? Machen Sie bitte drei Angaben!

1. _____

2. _____

3. _____

3.18 Benennen Sie die richtigen Aussagen zur Rasur des Operationsgebietes!

1. ermöglicht eine gezielte Hautdesinfektion vor der Operation
2. grundsätzlich erst im Operationssaal durchzuführen
3. ermöglicht eine bessere Befestigung des Pflasterverbandes
4. Es darf nur eine Trockenrasur durchgeführt werden.
5. dient der Infektionsprophylaxe
6. ermöglicht eine bessere Inspektion der Haut

- ❏ A 1 + 3 + 4
- ❏ B 1 + 2 + 4 + 5
- ❏ C 2 + 3 + 5 + 6
- ❏ D 1 + 3 + 5 + 6
- ❏ E 1 + 2 + 3

4 GASTROENTEROLOGISCHE ERKRANKUNGEN

4.1 **Die retrograde Darmspülung**

1. wird mit einem langen Darmrohr in Rechtsseitenlage durchgeführt
2. kann grundsätzlich bei jeder Darmerkrankung durchgeführt werden
3. muss mit nahezu körperwarmer Lösung durchgeführt werden, damit dem Organismus nicht zu viel Wärme entzogen wird
4. erfordert vom Pflegepersonal eine gewissenhafte Überwachung des Patienten, da sie eine große Kreislaufbelastung darstellt

- ❏ A 1 + 2
- ❏ B 2 + 4
- ❏ C 3 + 4
- ❏ D 1 + 2 + 4
- ❏ E Alle Antworten sind richtig.

4.2 **Bei der akuten Pankreatitis sind pflegerisch u. a. folgende Maßnahmen zu beachten:**

1. kontinuierliches Absaugen von Magensaft
2. ausreichende Nahrungs- und Flüssigkeitszufuhr über die Magensonde
3. regelmäßige Nasenpflege zur Vermeidung eines Nasendekubitus
4. sofortige Mobilisation zur Kreislaufaktivierung

- ❏ A 1 + 2 + 3
- ❏ B 1 + 3
- ❏ C 1 + 3 + 4
- ❏ D 1 + 2
- ❏ E Alle Antworten sind richtig.

4.3 Der Patient hatte eine Magenresektion nach Billroth II. Auf welche der eventuell nachfolgenden Komplikationen ist ab dem dritten bis vierten Tage besonders zu achten?

- ❏ A   Embolie
- ❏ B   Magenatonie
- ❏ C   Pneumonie
- ❏ D   Nachblutungen
- ❏ E   Keine dieser Komplikationen ist wahrscheinlich.

4.4 Zur Obstipationsprophylaxe gehören:

1. ausgeglichene ballaststoffreiche Ernährung
2. Verminderung der Flüssigkeitszufuhr
3. gymnastische Übungen
4. Spaziergänge
5. Gabe von Analgetika
6. schlackenarme Kost

- ❏ A   1 + 3 + 4
- ❏ B   2 + 3 + 5
- ❏ C   1 + 4 + 6
- ❏ D   2 + 4 + 6
- ❏ E   Alle Antworten sind richtig.

4.5 Welche Maßnahmen können bei Blähungsbeschwerden nach einer großen Operation hilfreich sein? Nennen Sie drei!

1. _____

2. _____

3. _____

4.6 Bei einem Patienten wurde nach einer Gastroskopie eine Probeexzision durchgeführt. Was müssen Sie bei der Nachsorge des Patienten beachten?

1. Gefahr des Bluterbrechens
2. Nahrungskarenz für vier Stunden
3. Kreislaufüberwachung für drei bis vier Stunden
4. Ein- und Ausfuhrkontrolle

❏ A   1 + 2 + 3
❏ B   1 + 2 + 4
❏ C   1 + 3 + 4
❏ D   2 + 4
❏ E   Alle Antworten sind richtig.

4.7 Welches Verbot bezüglich einer gesundheitsschädigenden Noxe muss ein Patient mit Leberzellschädigung zwingend einhalten, um weitere Dekompensationserscheinungen zu vermeiden?

1. _____

4.8 Ihr Patient wird zur Zeit über eine Magensonde ernährt. Was ist dabei zu beachten?

❏ A   Sondennahrung sollte bei Verabreichen auf ca. 40 °C erwärmt sein
❏ B   Überprüfung der korrekten Lage der Sonde, z. B. durch Aspiration von Magensaft und Lackmuspapierkontrolle
❏ C   Sondennahrung erst direkt vor Verabreichen auflösen, in 500-ml-Portionen aufteilen
❏ D   nach Verabreichen Spülen der Magensonde nur mit schwarzem Tee

4.9 Pflegerische Maßnahmen beim mechanischen Ileus sind:
1. für Nahrungskarenz sorgen
2. trinken lassen
3. Abführmittel geben
4. Magen- oder Duodenalsonde legen
5. Einläufe machen, um die Darmlähmung zu beseitigen
6. den Patienten zur Operation vorbereiten

- ❏ A 1 + 4 + 6
- ❏ B 1 + 5
- ❏ C 5 + 6
- ❏ D 1 + 2 + 3
- ❏ E Alle Antworten sind richtig.

4.10 Kaffeesatzartiges Erbrechen ist typisch für:

- ❏ A Rektum-Karzinom
- ❏ B Ösophagusvarizenblutung
- ❏ C Colitis ulcerosa
- ❏ D Bronchial-Karzinom
- ❏ E blutendes Magengeschwür

4.11 Auf Ihrer Station liegt ein Patient, bei dem am Tage zuvor eine Operation nach Billroth II durchgeführt wurde. Es liegt eine Magensonde. Nennen Sie einen Zweck der Magensonde:

1. _____

4.12 Welche pflegerischen Gesichtspunkte treffen auf einen Patienten mit einer Sengstaken-Blakemore-Sonde zu?
1. Überwachung des konstanten Drucks im Ösophagusballon
2. Verhüten eines Nasenflügeldekubitus
3. kontinuierliche Vitalzeichenüberwachung
4. Entfernen der Sonde nach spätestens sechs Tagen
5. Absaugen von Sekret aus dem Pharynx ist nicht notwendig

- ❏ A 1 + 2 + 3
- ❏ B 1 + 2 + 4
- ❏ C 2 + 3 + 5
- ❏ D 3 + 4 + 5
- ❏ E 2 + 4 + 5

4.13 Ein Patient mit akuter Pankreatitis bekommt

- ❏ A kohlenhydratreiche, eiweißarme Kost
- ❏ B kohlenhydratarme, fettarme Kost
- ❏ C Sondenkost
- ❏ D parenterale Ernährung
- ❏ E nur Tee

4.14 Eine Broteinheit (BE) entspricht wieviel Gramm verdaulicher Kohlenhydrate?

- ❏ A zwölf Gramm
- ❏ B 24 Gramm
- ❏ C 36 Gramm
- ❏ D kann man nicht berechnen

4.15 Nennen Sie fünf Gefahrenmomente für den Patienten mit einer liegenden Ösophaguskompressionssonde!

1.
2.
3.
4.
5.

4.16 Bei der postoperativen Versorgung von Patienten nach einer Ileostomie

1. ist die Absaugung der Darmsekrete über die Duodenalsonde zu überwachen
2. werden Schmerzmittel nur im äußersten Notfall verabreicht
3. muss die über das Stoma ausgeschiedene Flüssigkeit in die Flüssigkeitsbilanz einbezogen werden
4. ist die Darmperistaltik durch Wärmeanwendungen anzuregen
5. ist zur ersten Anregung des Darmes ein hoher Einlauf durchzuführen

- ❏ A   1 + 2 + 3
- ❏ B   1 + 3
- ❏ C   3 + 4 + 5
- ❏ D   1 + 2
- ❏ E   3 + 5

4.17 Die postoperative Pflege und Überwachung von Patienten nach einer Magenoperation beinhalten u. a.:

1. Feststellung von Blutgruppe, Gerinnungsstatus und Blutbild
2. Anregung der Darmtätigkeit am dritten postoperativen Tag
3. Kontrolle des über die Magensonde ablaufenden Magensaftes auf Menge und Aussehen
4. Mobilisation frühestens ab dem zweiten postoperativen Tag
5. Entfernen der Magensonde unmittelbar nach dem Abführen

- ❏ A   1 + 5
- ❏ B   2 + 3
- ❏ C   3 + 5
- ❏ D   1 + 4
- ❏ E   3 + 4

4.18 Patienten mit einer akuten Pankreatitis

1. erhalten nur Breikost, da feste Nahrung sowieso nicht verdaut wird
2. werden durch „Astronautenkost" ernährt, weil die darin enthaltenen Nährstoffe bereits aufgespalten sind
3. bekommen weder feste noch flüssige Nahrung, um die Bauchspeicheldrüse „ruhigzustellen"
4. benötigen frühzeitig fetthaltige Nahrung, um die Gallensaftproduktion nicht einzuschränken
5. werden bis zum Abklingen der Symptomatik mit einer Magenablaufsonde versorgt

❏ A   1 + 2
❏ B   1 + 3
❏ C   2 + 4
❏ D   3 + 4
❏ E   3 + 5

4.19 An welchen Symptomen können Sie das Stadium der Lebererkrankung erkennen? Ordnen Sie die Stadien der Liste 1 den Symptomen der Liste 2 zu und kreuzen Sie die richtige Aussagekombination an:

Liste 1

A) präikterisches Stadium
B) ikterisches Stadium
C) postikterisches Stadium

Liste 2

1. Hautkolorit normalisiert sich, Stuhl- und Urinfarbe normal
2. starker Bilirubinanstieg im Serum nachweisbar, Patient fühlt sich subjektiv besser
3. Fett-, Alkohol-, Nikotinintoleranz, Erhöhung der Körpertemperatur, Mattigkeit, Leistungsminderung

❏ A   A2, B1, C3
❏ B   A3, B1, C2
❏ C   A1, B2, C3
❏ D   A3, B2, C1
❏ E   A2, B3, C1

4.20 Bei der Auswahl einer individuellen Stoma-Versorgung nach Darm-OP ist/sind zu berücksichtigen:

1. Wünsche des Patienten
2. Lokalisation der Stomaanlage
3. Stuhlkonsistenz
4. chirurgische Technik der Anlage
5. Hauttyp/Allergiedisposition

- [ ] A 2 + 3 + 4
- [ ] B 3 + 5
- [ ] C 1 + 3 + 5
- [ ] D 2 + 3
- [ ] E Alle Antworten sind richtig.

4.21 Welche Ratschläge geben Sie einer 70-jährigen Patientin, die während ihres stationären Aufenthaltes an Obstipation gelitten hat, bei ihrer Entlassung?

1. Die Patientin soll zu jeder Mahlzeit Obst und/oder Gemüse essen (möglichst roh).
2. Die Patientin soll sich aus der Apotheke sofort Abführmittel besorgen.
3. Die Patientin soll sich täglich morgens ein kleines Klistier verabreichen.
4. Die Patientin soll viel Flüssigkeit zu sich nehmen, möglichst oft Obst- und Gemüsesäfte.
5. Die Patientin soll ihren Flüssigkeitsbedarf möglichst durch Tee und Kakao decken.

- [ ] A 1 + 2
- [ ] B 1 + 3
- [ ] C 1 + 4
- [ ] D 2 + 3
- [ ] E 2 + 5

4.22 Nennen Sie zwei Komplikationen, mit denen bei Patienten mit Leberzirrhose zu rechnen ist:

1. _____

2. _____

4.23 Soeben ist ein Patient mit Verdachtsdiagnose „Magenperforation" eingeliefert worden. Welche Maßnahmen ergreifen Sie bis zum Eintreffen des Arztes?

1. Legen einer Magensonde
2. Der Patient erhält sofort Speiseeis.
3. Der Patient hat ab sofort absolute Nahrungs- und Flüssigkeitskarenz.
4. Verabreichen eines Schmerzmittels
5. Reinigungseinlauf zur OP-Vorbereitung
6. engmaschige Kreislaufkontrolle

❏ A 1 + 3 + 4
❏ B 3 + 6
❏ C 2 + 5 + 6
❏ D 1 + 2 + 5
❏ E 1 + 6

4.24 Beim Einführen einer langfristigen Magenverweilsonde ist darauf zu achten, dass

1. der Patient vorher die Nase schneuzt
2. die Zahnprothese zuvor entfernt wird
3. sich die Magensonde nicht aufrollt
4. der Patient tief Luft holt und während des Einführens den Atem anhält
5. bei Erreichen der Marke 35–40 cm die korrekte Lage der Magensonde überprüft wird
6. die Magensonde in der Phase des Schluckaktes bei orientierten Patienten vorgeschoben wird
7. sich der Patient in flacher Rückenlage befinden muss
8. die linke Seitenlage eingenommen werden sollte

❏ A 1 + 3 + 4 + 8
❏ B 2 + 3 + 5 + 6 + 8
❏ C 1 + 2 + 3 + 6
❏ D 2 + 5 + 6 + 7
❏ E 1 + 3 + 5 + 6

4.25 Welche diätetischen Maßnahmen sind empfehlenswert gegen Sodbrennen?

1. Viele kleine Mahlzeiten über den Tag verteilt
2. Magenbitter oder Pepsinwein zur besseren Verdauung
3. Möglichst passierte Kost essen
4. Nahrung lange durchkauen
5. Frisches, weiches Brot anstelle von hartem Knäckebrot

- ❏ A   1 + 3
- ❏ B   1 + 4
- ❏ C   1 + 5
- ❏ D   2 + 3
- ❏ E   3 + 5
- ❏ F   4 + 5

4.26 Welche Kontrollmaßnahmen sind bei Patienten mit Colitis ulcerosa wichtig?

1. Bauchumfang messen
2. Gewicht kontrollieren
3. Urin sammeln
4. Stuhlfrequenz feststellen
5. Temperatur ermitteln

- ❏ A   1 + 2 + 3
- ❏ B   2 + 4 + 5
- ❏ C   1 + 3 + 5
- ❏ D   2 + 3 + 4
- ❏ E   1 + 4

4.27 Nennen Sie drei Maßnahmen, die bei einem Patienten mit Hiatushernie die lokalen Beschwerden verringern:

1. _____

2. _____

3. _____

5
PSYCHISCHE UND NEUROLOGISCHE ERKRANKUNGEN

5.1 Ein Patient auf einer psychiatrischen Station erstarrt wie eine Wachsfigur, antwortet nicht auf Fragen, folgt keiner Anweisung, ist von der Umwelt völlig zurückgezogen und muss gefüttert werden. Dabei ist er hellwach, auch wenn seine Augen fest geschlossen sind. Worum handelt es sich?

- ❏ A endogene Depression
- ❏ B katatoner Stupor
- ❏ C Neuroleptikaüberdosierung
- ❏ D Parkinson-Syndrom
- ❏ E Halluzination

5.2 Welche Maßnahmen sind bei einem Delirium notwendig?

1. exakte Beobachtung
2. Nahrungskarenz und Mobilisierung
3. flache Lagerung, Fixierung an Armen und Beinen
4. Beatmung und Antibiotikabehandlung
5. Dämpfung der starken motorischen Unruhe, vor Lärm und Licht schützen

- ❏ A 1 + 5
- ❏ B 2 + 4
- ❏ C 3 + 4
- ❏ D 3 + 5
- ❏ E Alle Antworten sind richtig.

5.3 Welche der genannten Möglichkeiten können dem depressiven Patienten helfen, seine Situation richtig zu erfassen?

1. ihn ernst nehmen
2. aktives Zuhören
3. das Stellen von Fragen, die sein Gefühlsleben ansprechen
4. seine depressiven Symptome herunterspielen

- ❏ A   1 + 2 + 3
- ❏ B   1 + 4
- ❏ C   2 + 4
- ❏ D   3 + 4

5.4 Sie übernehmen die Pflege eines Patienten, der nach einer schweren Operation zwölf Tage auf der Intensivstation gelegen hat. Bei der Übergabe erfahren Sie, dass der Patient ein sogenanntes „Durchgangssyndrom" entwickelt hat. Welche der unten aufgeführten pflegerischen Verhaltensweisen wirken einer Syndrom-Verstärkung entgegen?

1. Sie sorgen dafür, dass der Patient jetzt Sozialkontakte mit möglichst vielen Menschen bekommt.
2. Sie überzeugen ihn davon, dass seine Halluzinationen nur „Hirngespinste" sind.
3. Sie bitten die Angehörigen, ein Fernsehgerät mitzubringen und lassen den Patienten oft aktuelle Informationen sehen, damit er sich orientieren kann.
4. Sie sprechen den Patienten sehr oft mit seinem Namen an und geben Hilfen zur Orientierung.
5. Sie sorgen dafür, dass der Patient möglichst von der gleichen Bezugsperson gepflegt wird.
6. Sie geben Informationen mit einfachen Worten und nicht gehäuft.

- ❏ A   1 + 3 + 4
- ❏ B   4 + 5 + 6
- ❏ C   2 + 3 + 5
- ❏ D   5 + 6
- ❏ E   Alle Antworten sind richtig.

5.5 Ein Patient erleidet in Ihrer Gegenwart einen Krampfanfall. Was tun Sie?

1. Sie bleiben bei dem Patienten, bis der Anfall beendet ist.
2. Sie holen sofort den Arzt.
3. Sie geben dem Patienten etwas Kühles zu trinken.
4. Sie stecken dem Patienten einen Gummikeil zwischen die Zähne.
5. Sie lassen den Patienten liegen und entfernen Gegenstände, an denen er sich verletzen könnte.
6. Sie binden den Patienten an.
7. Sie geben dem Patienten sofort Sauerstoff.

- ❏ A 1 + 5
- ❏ B 2 + 7
- ❏ C 5 + 6
- ❏ D 2 + 3
- ❏ E Alle Antworten sind richtig.

5.6 Pflegerische Tätigkeiten bei einem Patienten während eines „Grand-mal-Anfalles" sind:

- ❏ A Fixierung des Patienten, um Verletzungen des Patienten an Einrichtungsgegenständen zu verhindern
- ❏ B für ausreichende Sauerstoffzufuhr sorgen
- ❏ C Einlegen eines Gummikeils zwischen die Zähne, um einen Zungenbiss zu vermeiden
- ❏ D sofortiges Einlegen von Inkontinenz-Slips, da die Patienten einnässen und einkoten
- ❏ E sofortiges Lagern des Patienten in der stabilen Seitenlage zur Aspirationsprophylaxe

5.7 Beim Umgang mit suchtkranken Patienten

1. müssen im Stadium des Entzuges die pflegerischen Maßnahmen der Stärke der Entzugserscheinungen angepasst werden
2. muss man sich als Pflegepersonal immer auf die Beteuerung des Patienten verlassen
3. muss man Besucher besonders aufmerksam beobachten
4. muss bei starken Entzugserscheinungen auch ohne ärztliche Anordnung ein erleichterndes Medikament gegeben werden
5. müssen aufgrund der vorhandenen Appetitstörungen regelmäßig Gewichtskontrollen durchgeführt werden

- ❏ A 2 + 4
- ❏ B 1 + 3 + 5
- ❏ C 4 + 5
- ❏ D 1 + 2 + 3
- ❏ E Alle Antworten sind richtig.

5.8 Bei einem Patienten mit bekannter Alkoholabhängigkeit muss in der postoperativen Phase besonders geachtet werden auf

- ❏ A eine beginnende Pfötchenstellung der Hände (beginnendes Entzugssymptom)
- ❏ B beginnendes Zittern (Tremor), damit sofort Wärme zugeführt wird
- ❏ C tachykarde, hypertone Kreislaufwerte in Kombination mit Schweißausbrüchen und Unruhen
- ❏ D beginnende Entzugssymptomatik, damit der Patient eine ausreichende Menge Alkohol erhält
- ❏ E sich akut bildende Spider naevi, die auf ein beginnendes Leberkoma hinweisen

5.9 **Beim Umgang mit schizophrenen Patienten**
1. kann es aufgrund von Geruchs- und Geschmackshalluzinationen zur Nahrungsverweigerung kommen
2. sind auch Gefühlsausbrüche ohne erkennbaren Grund zu erwarten
3. sollte die Pflegeperson versuchen, dem Patienten die Wahnideen auszureden
4. braucht man dem Patienten über Medikamente und deren Nebenwirkungen keine Informationen zu geben
5. ist immer nur der Arzt Ansprechpartner
6. sollte das Pflegepersonal Gespräche behutsam von krankhaften Gedanken weg zu anderen Themen lenken, die mit seiner Krankheit wenig zu tun haben

- [ ] A 1 + 3 + 4
- [ ] B 3 + 4 + 5
- [ ] C 2 + 3 + 6
- [ ] D 1 + 2 + 6
- [ ] E 2 + 4 + 5

5.10 **Welche drei Maßnahmen sind bei Patienten mit Anorexia nervosa notwendig?**

1. _____

2. _____

3. _____

5.11 **Symptome, die bei einem Delirium tremens beobachtet werden können:**

1. mehr oder minder ausgeprägte Störung der Orientiertheit und Verkennung der gegebenen Situation
2. Verständnisschwierigkeiten, weil der Patient unsinnige Worte, die in seiner Muttersprache nicht vorkommen, benutzt
3. Wahrnehmungen von real nicht vorhandenen Gegebenheiten
4. Bewegungsunruhe (Nesteln, Zittern)
5. Patient ist komatös

- ❏ A 1 + 2 + 3
- ❏ B 2 + 3 + 4
- ❏ C 3 + 4 + 5
- ❏ D 1 + 3 + 4
- ❏ E 1 + 2 + 4

5.12 **Im Umgang mit einem depressiven Patienten ist zu achten besonders auf**

- ❏ A Gewichtsabnahme
- ❏ B Suizidabsichten
- ❏ C optische Halluzinationen
- ❏ D Koma
- ❏ E Krämpfe

5.13 **Pflegerische Maßnahmen bei einer Commotio cerebri sind u.a.:**

1. Kopfverband
2. Oberkörperhochlagerung
3. vorsorgliche Schädelrasur
4. mehrtägige Bettruhe
5. kurzfristige Nahrungskarenz

- ❏ A 1 + 4 + 5
- ❏ B 1 + 2 + 3
- ❏ C 3 + 4
- ❏ D 4 + 5
- ❏ E Alle Antworten sind richtig.

5.14 Der richtige Umgang mit psychisch Kranken ist gekennzeichnet durch

1. den Aufbau einer engen Beziehung zum Patienten, bei der man das „Du" anbieten sollte
2. das Bemühen, Fehlverhalten abzubauen und erwünschtes Verhalten aufzubauen
3. das Aufdecken von Konflikten und Problemen des Patienten und ihre Deutung
4. ein fürsorglich, mütterlich-strenges Verhalten, bei dem der Patient sich akzeptiert fühlt
5. das offene Zeigen von Gefühlen, wie z. B. Angst, um dem Patienten seine Gefährlichkeit zu nehmen

☐ A 2 + 3
☐ B 3 + 4 + 5
☐ C 2 + 4 + 5
☐ D 1 + 2 + 3
☐ E 1 + 5

5.15 Eine Krankenschwester hat eine manische Patientin zu betreuen und sucht eine Beschäftigung für die sehr ungeduldige und überaktive junge Frau. Welche der genannten Tätigkeiten sind für die Patientin geeignet?

1. die Nachttischschublade aufräumen
2. großflächiges Malen
3. eine Stickerei beginnen
4. mit der Krankenschwester im Garten Ball spielen

☐ A 1 + 3
☐ B 2 + 3
☐ C 2 + 4
☐ D 1 + 4
☐ E Alle Antworten sind richtig.

5.16 Welche Pflegemaßnahmen sind bei einer akuten Schlafmittelvergiftung indiziert?

1. Beobachtung der Atemwege
2. Kontrolle der Vitalwerte
3. Hilfestellung bei einer Magenspülung
4. Anlegen einer Infusion mit einem Antidot
5. Kontrolle der Ausscheidung
6. Verabreichen von Beruhigungsmitteln

- ❏ A 1 + 2 + 4 + 6
- ❏ B 1 + 2 + 4 + 5
- ❏ C 1 + 2 + 3 + 5
- ❏ D 1 + 2 + 3 + 4
- ❏ E Alle Antworten sind richtig.

5.17 Beim Umgang mit Wahnkranken sollte man

1. versuchen, dem Kranken die Wahnideen auszureden, damit er sich wieder an die Wirklichkeit gewöhnt
2. seinen Äußerungen Glauben vorheucheln
3. vorsichtig Zweifel an seinem Wahn säen
4. persönliches Interesse zeigen und einen Halt bieten

- ❏ A 1 + 3 + 4
- ❏ B 1 + 4
- ❏ C 2 + 4
- ❏ D 3 + 4
- ❏ E Alle Antworten sind richtig.

5.18 Was tun Sie zuerst, wenn ein Patient in Ihrer Gegenwart einen Grand-mal-Anfall erleidet?

- ❏ A Sie holen rasch Hilfe.
- ❏ B Sie öffnen den zusammengebissenen Kiefer mit einem Mundspatel.
- ❏ C Sie schützen den Patienten vor Verletzungen.
- ❏ D Sie bringen den Patienten in eine ruhige Umgebung.
- ❏ E Sie bereiten eine Intubation vor.

5.19 Welche Patienten können in einem Übergangswohnheim betreut werden?

1. arbeitsfähige psychisch Kranke
2. teilarbeitsfähige psychisch Kranke
3. noch nicht arbeitsfähige psychisch Kranke
4. dauernd nichtarbeitsfähige psychisch Kranke

- ❏ A 1 + 2 + 3
- ❏ B 1 + 4
- ❏ C 1 + 2
- ❏ D 3 + 4
- ❏ E Alle Antworten sind richtig.

5.20 Bei der Pflege eines Patienten im Delirium tremens ist zu beachten:

1. genaue Überwachung und Dosierung von Clomethiazol (Distraneurin)
2. Überwachung des EKG bei Elektroschocktherapie
3. regelmäßige Kontrolle von Atmung und Puls
4. Fixierung des Patienten ist grundsätzlich untersagt bzw. unbedingt zu vermeiden
5. eine „Sitzwache" ist unumgänglich

- ❏ A 1 + 2 + 3
- ❏ B 1 + 3
- ❏ C 2 + 3
- ❏ D 2 + 4
- ❏ E 1 + 5

5.21 Was ist bei der Lagerung eines Hemiplegikers zu beachten?

1. Füße nie gegen harte, sondern gegen nachgiebige Unterlagen abstützen
2. Schulter und Becken der betroffenen Seite unterstützen
3. Knieaußenrotation aufheben
4. Rollen o. Ä. in die gelähmte Hand geben
5. Bettbügel anbringen

- ❏ A 1 + 2 + 5
- ❏ B 3 + 4 + 5
- ❏ C 1 + 2 + 3
- ❏ D 1 + 4 + 5
- ❏ E 2 + 3 + 4

5.22 Bei psychischen Alterskrankheiten kommt es durch Vereinsamung, Isolierung, Entwurzelung und hirnorganische Abbauprozesse zu

- A quälender Zwiespältigkeit, Angst, unangemessenem Verhalten
- B Apathie, Aggressivität, Bettnässen, Nägelbeißen
- C Unsicherheit, Angst, Depressionen, Verwirrtheitszuständen, Erinnerungsstörungen
- D Sinnestäuschungen, Delirien, Depressionen
- E Gedächtnisschwund, Wahnvorstellungen, Persönlichkeitszerfall

5.23 Ein depressiver Patient äußert auf der Station, dass es ihm sehr schlecht gehe und er sich das Leben nehmen möchte.
Wie verhalte ich mich richtig?

- A Ich beachte die Äußerungen des Patienten nicht, denn man weiß aus Erfahrung, „bellende Hunde" beißen nicht.
- B Ich rate dem Patienten von seinem Vorhaben ab und überzeuge ihn, dass es ihm doch sehr gut geht und er sich wohl fühlen müsste.
- C Ich werde meine Beobachtung beim nächsten Teamgespräch einbringen.
- D Ich werde sofort alle anwesenden Mitglieder des Behandlungsteams unterrichten und den Kontakt zum Patienten intensivieren.
- E Ich lenke den Patienten durch Aktivitäten (gemeinsamer Spaziergang u. Ä.) von seinem Vorhaben ab.

5.24 Bei der Mobilisation eines Patienten mit Morbus Parkinson berücksichtigen Sie, dass der Patient

1. mit kurzen schleifenden Schritten geht
2. nur schwer in Bewegung kommt
3. seine Schritte mit Armbewegungen unterstützt
4. kurz vor einem Ziel abbremsen muss
5. seine eigene Leistungsfähigkeit nicht immer einschätzen kann

- A 1 + 2
- B 2 + 4
- C 1 + 4
- D 3 + 4
- E 2 + 5

5.25 Welche drei Maßnahmen sind bei Patienten mit Alkoholabusus notwendig?

1. _____
2. _____
3. _____

5.26 Welche Verhaltensweisen sind richtig im Umgang mit Wahnkranken?

1. Wahnkranken vorsichtig die Wahnideen ausreden
2. dem Kranken das Gefühl geben, seine Wahnvorstellung seien Realität und auf den Patienten eingehen
3. Wahnvorstellungen des Patienten in einem gemeinsamen Gespräch zusammenfassen, ihn zur detaillierten Schilderung anregen
4. mit dem Patienten in Beziehung bleiben

- ❏ A 1 + 3
- ❏ B 1 + 4
- ❏ C 3 + 4
- ❏ D 2 + 3
- ❏ E 2 + 4

5.27 Wie lange muss ein Patient nach einem Krampfanfall überwacht werden?

1. _____

5.28 Ordnen Sie den Krankheitsbildern die typischen Symptome zu und kreuzen Sie die richtige Aussagekombination an:

Liste 1

A) hirnorganisches Psychosyndrom
B) Manie
C) paranoid-halluzinatorische Schizophrenie
D) Depression
E) phobische Neurose

Liste 2

1. akustische Halluzinationen in Form von „das Tun kommentierende Stimme"
2. Angst in geschlossenen Räumen
3. Antriebssteigerungen und Größenideen
4. Orientierungs- und Gedächtnisstörungen
5. Schlafstörungen und Niedergeschlagenheit

- ❏ A A4, B3, C1, D5, E2
- ❏ B A2, B3, C1, D5, E4
- ❏ C A4, B2, C1, D5, E3
- ❏ D A1, B2, C4, D3, A5
- ❏ E A3, B2, C1, D5, E4

5.29 Bei der Pflege von Patienten mit Zwangsneurosen ist zu beachten:

- ❏ A Die Zwangsideen/-handlungen können aufgrund logischer Argumentationen unterlassen werden.
- ❏ B Die Betroffenen empfinden ihre Gedanken/Handlungen als unsinnig/quälend, können sie aber nicht abstellen.
- ❏ C Die Patienten führen die Handlungen absichtlich/gezielt aus, um ihre Umwelt auf ihre Probleme aufmerksam zu machen.
- ❏ D Es handelt sich hierbei um nicht abstellbare Zwänge, die folglich auch nicht therapierbar sind.
- ❏ E Es handelt sich um eine Geisteskrankheit mit primär organischer Ursache.

5.30 Bei den TIAs (transitorische ischämische Attacken) können Sie beobachten:

1. Kraftlosigkeit einer Extremität (z. B. Arm)
2. Bewusstlosigkeit
3. Apoplexie
4. Spastizität einer Extremität
5. leichte Sprach- und Sehstörungen
6. Die neurologische Symptomatik bildet sich innerhalb von 24 Stunden zurück.

- [ ] A 1 + 4 + 5
- [ ] B 1 + 5 + 6
- [ ] C 2 + 3 + 5
- [ ] D 1 + 2 + 3
- [ ] E Alle Antworten sind richtig.

5.31 Bei Patienten mit einer senilen Demenz können Sie Folgendes beobachten:

1. unkontrollierte Nahrungsaufnahme: zuviel oder gar nichts
2. vernachlässigtes Äußeres: z. B. werden Kleider falsch angezogen
3. wechselhafte, eingeschränkte Wahrnehmung
4. gestörte Orientierung: Zeit, Ort, Person

- [ ] A 2 + 3 + 4
- [ ] B 1 + 3
- [ ] C 3 + 4
- [ ] D 1 + 2
- [ ] E Alle Antworten sind richtig.

5.32 Was ist beim Umgang mit dementen Patienten zu beachten?

- [ ] A die Gestaltung des Zimmers ständig den Bedürfnissen des Dementen anpassen
- [ ] B restliche Fähigkeiten fördern, um die Selbstständigkeit zu erhalten
- [ ] C nicht-verbale Zeichen der Zuwendung meiden, um eine zu enge Beziehung zu vermeiden
- [ ] D Stationsablauf variabel gestalten, um dem Patienten Entfaltungsmöglichkeiten zu bieten
- [ ] E für Abwechslung sorgen, um dem Patienten etwas zu bieten

5.33 **Der Patient in einer Alkoholentzugsbehandlung**
1. bekommt meist Distraneurin
2. tritt ruhig und selbstsicher auf
3. hat häufig optische Halluzinationen
4. bekommt zur Linderung der Entzugssymptomatik Alkohol

- A 1 + 2
- B 1 + 2 + 4
- C 1 + 3 + 4
- D 1 + 3
- E 3 + 4

5.34 **Bei der Pflege eines suizidgefährdeten depressiven Patienten muss man wissen, dass**

- A selbstzerstörerische Gedanken als bloße Demonstration betrachtet werden müssen
- B in der abklingenden Phase einer Depression Gefühle der Schuld oder Wertlosigkeit ungehemmt durchbrechen und sich im Suizidversuch entladen können
- C ein Suizidversuch weder durch Verhalten noch durch Worte vom Patienten „angekündigt" wird
- D ein Patient Pläne für sein weiteres Leben schmiedet
- E die Einbeziehung des Patienten in den Stationsablauf diesen stabilisiert

5.35 **Nennen Sie vier mögliche Erscheinungsformen von Halluzinationen!**

1.
2.
3.
4.

5.36 Welche Maßnahmen der Milieutherapie in der Psychiatrie wirken dem Hospitalismus entgegen?

1. Unterbringung in wohnlichen Ein-/Zweibettzimmern
2. vor Belastungen schützen und Entscheidungen abnehmen
3. partnerschaftlicher Umgang mit dem Personal (beidseitig)
4. Reduzierung der Kommunikation auf knappe Sätze und Zeichen
5. Wert legen auf das Aussehen der Patienten

- ❏ A   1 + 3 + 5
- ❏ B   1 + 4 + 5
- ❏ C   2 + 4 + 5
- ❏ D   1 + 2 + 3
- ❏ E   3 + 4 + 5

5.37 Bei einem Patienten mit Morbus Parkinson sollten Sie diesen auf folgende pflegerelevante Symptome beobachten:

1. vermehrter Speichelfluss
2. zunehmende Harninkontinenz
3. Neigung zu stärkerem Schwitzen
4. verstärkte Talgsekretion
5. Neigung zu Ödemen

- ❏ A   1 + 2 + 3
- ❏ B   1 + 3 + 4
- ❏ C   2 + 4 + 5
- ❏ D   3 + 4 + 5
- ❏ E   2 + 3 + 5

5.38 Bei der Pflege eines Patienten nach einem Suizidversuch sollte das Pflegepersonal

1. dem Patienten sein Handeln nicht zum Vorwurf machen
2. wissen, dass der Suizidversuch in einem nicht bewältigten Lebensproblem begründet sein kann
3. den Patienten grundsätzlich im Einzelzimmer unterbringen
4. erneute Suizidankündigungen nicht ernst nehmen

- ❏ A   1 + 2
- ❏ B   2 + 3
- ❏ C   3 + 4
- ❏ D   2 + 4
- ❏ E   Alle Antworten sind richtig.

5.39 Bei der Pflege eines bereits bettlägerigen Multiple-Sklerose-Patienten (MS) ist zu achten auf:

1. Blasenstörung mit aufsteigender Infektionsgefahr sowie Harnträufeln und Inkontinenz
2. Durchführung der Prophylaxen
3. Ballaststoffreiche Kost
4. Eine psychische Begleitung ist nicht notwendig, da die Patienten meist eine Euphorie entwickeln.

- ❏ A   1 + 3
- ❏ B   1 + 2 + 3
- ❏ C   1 + 2 + 4
- ❏ D   2 + 3
- ❏ E   1 + 4

5.40 Ein Patient mit Schädelbasisbruch und Liquorrhö aus dem Ohr bedarf:

1. einer frühen Mobilisation
2. einer häufigen gründlichen Gehörgangsreinigung
3. einer weitgehenden Schonung vor Aufregung und Anstrengung
4. eines Uhrglasverbandes bei Brillenhämatom
5. einer Lagerung nach Bobath
6. einer Beobachtung speziell auf Meningitiszeichen

- ❏ A   1 + 2 + 5
- ❏ B   2 + 3 + 4
- ❏ C   3 + 5 + 6
- ❏ D   2 + 3 + 6
- ❏ E   1 + 5 + 6

5.41 Welche Maßnahmen sind bei einem suizidgefährdeten Patienten angebracht?

1. Unterbringung in einem Einzelzimmer
2. sollte auf einer geschlossenen Station untergebracht werden
3. Man muss sehr häufig in das Zimmer des Patienten gehen.
4. nicht mit dem Patienten über Suizidgedanken sprechen
5. gesprächsbereit sein, ohne sich aufzudrängen
6. bei akuter Suizidgefahr bei dem Patienten bleiben

- ❏ A   1 + 3 + 4
- ❏ B   2 + 3 + 4
- ❏ C   2 + 3 + 5 + 6
- ❏ D   1 + 4 + 5 + 6
- ❏ E   2 + 3 + 5

5.42 Ein Patient liegt mit einer totalen Aphasie auf Ihrer Station. Wie verständigen Sie sich mit diesem Patienten?

1. Sie sprechen langsam in kurzen, einfachen Sätzen und begleiten Ihre Sätze mit Gesten.
2. Sie sprechen sehr laut, damit der Patient Sie versteht.
3. Sie sprechen häufig mit dem Patienten, auch wenn er nicht begreift oder sich verständlich machen kann.
4. Sie benutzen ausschließlich Schriftkarten, um sich verständlich zu machen.
5. Sie vermeiden Überanstrengungen, denn bei Erschöpfung und emotionaler Belastung verschlimmert sich die Aphasie.

- ❏ A   1 + 5
- ❏ B   2 + 3
- ❏ C   3 + 4
- ❏ D   4 + 5
- ❏ E   1 + 2

5.43 Im Umgang mit depressiven Patienten ist es wichtig, dass

1. der depressive Patient sich in der Behandlungssituation wohl fühlt
2. man dem Patienten zeigt, dass seine Traurigkeit und Leere von den Pflegenden ernst genommen werden
3. auf seine unsinnigen Äußerungen nicht näher eingegangen wird
4. der Patient sich eigeninitiativ wieder eingliedert
5. man diesen deutlich macht, dass es anderen Menschen noch schlechter geht

- ❏ A 1 + 2
- ❏ B 2 + 3
- ❏ C 3 + 4
- ❏ D 2 + 5
- ❏ E 3 + 5

5.44 Pflegepersonal, das mit verwirrten Patienten umgeht, muss beachten, dass

1. Worte, Namen und Begriffe sowie Handlungsabläufe ständig wiederholt werden
2. richtig erbrachte Lernleistungen immer wieder gelobt werden
3. Fehler kritisiert werden, um weitere Desorientierung zu vermeiden
4. der Patient Bettruhe einhält

- ❏ A 1 + 2
- ❏ B 2 + 4
- ❏ C 1 + 4
- ❏ D 1 + 3
- ❏ E 3 + 4

5.45 Die Lagerung eines Patienten mit Apoplexia cerebri nach dem Bobath-Konzept verfolgt folgende Ziele:
1. Hemmung der Spastizität
2. Vermeiden von abnormen Haltungsmustern
3. Vorbeugung gegen Haltungsschmerzen
4. bessere Orientierung am eigenen Körper
5. Der Patient lernt, seine Spastizität selber zu kontrollieren.

- ❏ A   1 + 3
- ❏ B   1 + 3 + 4
- ❏ C   2 + 3 + 4
- ❏ D   1 + 2 + 3
- ❏ E   Alle Antworten sind richtig.

5.46 Außer dem katatonen Stupor bei Schizophrenie kennt man auch stuporöse Zustandsbilder bei der Depression und bei der Hysterie. Es gibt ein Kriterium hinsichtlich der Bewusstseinslage, das bei allen Erscheinungsformen gemeinsam vorzufinden ist. Nennen Sie dieses:

1. _____

5.47 Bei der Pflege von depressiven Patienten sollte man

- ❏ A   den Patienten auffordern, sich zusammenzureißen
- ❏ B   angstlösend und beruhigend auf ihn einwirken
- ❏ C   den Patienten möglichst in Ruhe lassen
- ❏ D   Mitleid dem Patienten gegenüber aussprechen
- ❏ E   striktes Besuchsverbot einhalten

5.48 Eine spastische Lähmung bei Hemiplegie wird durch folgende Faktoren verstärkt bzw. ausgelöst:

- ❏ A   Falsche Lagerung
- ❏ B   Psychische Anspannung und Angst
- ❏ C   Aufregung
- ❏ D   Schnelle Bewegung
- ❏ E   Lagerung auf der hemiplegischen Seite

5.49 Die Multiple-Sklerose-Gesellschaft hat sich folgende Aufgaben gestellt:

1. MS-Betroffene anzusprechen
2. Angehörigen zu helfen und zu entlasten
3. Rehabilitationsmöglichkeiten aufzuzeigen
4. beim Beschaffen von Hilfsmitteln, Fahrzeugen zu helfen
5. Öffentlichkeitsarbeit

❏ A 1 + 2 + 3
❏ B 3 + 4 + 5
❏ C 2 + 3 + 5
❏ D 1 + 3 + 4
❏ E Alle Antworten sind richtig.

5.50 Nach einem Schlaganfall kann der Patient Sie zwar verstehen, kann aber selbst nicht sprechen. Welche Störung liegt vor?

___

5.51 Welche Aussagen zur basalstimulierenden Bobathwaschung sind richtig?

1. Sie finden Anwendung bei Patienten mit Hemiplegie und neurologischen Ausfällen
2. Sie dient dem Wiedererwerb der Wahrnehmung der gestörten Körperhälfte
3. Sie wird von der betroffenen zur gesunden Seite ausgeführt
4. Sie wird von der gesunden zur betroffenen Seite ausgeführt
5. Die Waschung sollte von zwei Pflegekräften systematisch und zügig durchgeführt werden
6. Die Waschung erfolgt mit besonderer Betonung der längsverlaufenden Körpermittellinie

❏ A 1 + 2 + 4 + 6
❏ B 1 + 2 + 3 + 5
❏ C 1 + 2 + 3 + 6
❏ D 1 + 2 + 4 + 5
❏ E 2 + 3 + 5 + 6

5.52 Aus welchem Fachbereich stammen die wissenschaftlichen Begründungen der Kinästhetik?
- ❏ A Pflegewissenschaft
- ❏ B Psychologie
- ❏ C Soziologie
- ❏ D Verhaltenskybernetik
- ❏ E Pflegepädagogik

6

STOFFWECHSEL-ERKRANKUNGEN

6.1 Ordnen Sie die Begriffe der beiden Listen einander zu und kreuzen Sie die richtige Aussagekombination an:

Liste 1	Liste 2
A) Coma diabeticum	1. trockene Zunge, fibrilläre Zuckungen
B) Coma hepaticum	2. tiefe Atmung, Azetongeruch
C) Coma uraemicum	3. verlangsamte oder fehlende Reflexe, Ikterus

- ❏ A C1, A2, B3
- ❏ B A1, B2, C3
- ❏ C B1, A2, C3
- ❏ D B1, C2, A3

6.2 Ordnen Sie die Begriffe der beiden Listen einander zu und kreuzen Sie die richtige Aussagekombination an:

Liste 1	Liste 2
A) kontinuierliches Fieber	1. Temperatur-Tagesdifferenz höher als 1°C, ohne auf die Norm zurückzugehen
B) remittierendes Fieber	2. Temperatur-Tagesdifferenz weniger als 1°C
C) intermittierendes Fieber	3. Erhöhte Temperaturen wechseln mit fieberfreien Intervallen innerhalb eines Tages

- ❏ A A1, B2, C3
- ❏ B A2, B1, C3
- ❏ C A3, B2, C1
- ❏ D A3, B1, C2

6.3 Bei der Nagelpflege eines Diabetikers ist darauf zu achten, dass
1. die Zehennägel rund geschnitten werden
2. eingewachsene Nägel sofort vom Pflegepersonal entfernt werden
3. die Zehennägel gerade gefeilt werden
4. die Haut nicht verletzt wird
5. die Ecken der Zehennägel herausgeschnitten werden

- A 1 + 2
- B 1 + 4 + 5
- C 2 + 4
- D 3 + 4
- E 3 + 4 + 5

6.4 Bei der Überwachung eines Patienten mit Antikoagulanzien-Therapie steht im Vordergrund

- A Beobachtung des Pulses
- B Beobachtung auf Blutungen
- C Beobachtung der Atmung
- D Beobachtung des Aussehens
- E Keine besondere Beobachtung ist nötig.

6.5 Hinweise auf eine Entgleisung des Blutzuckerspiegels bei einem Patienten mit Diabetes mellitus können sein:
1. Heißhunger
2. Temperaturanstieg
3. Eintrübung des Bewusstseins
4. Schweißausbruch
5. Obstipation
6. Zittern
7. Durchfall

- A 1 + 2 + 5 + 6
- B 3 + 4 + 6
- C 1 + 3 + 4 + 6
- D 1 + 3 + 4 + 5 + 6
- E Alle Antworten sind richtig.

6.6 Wichtigste Sofortmaßnahme im Coma diabeticum:
- ❏ A bei nicht bewusstlosen Patienten gesüßten Tee oder Zuckerwasser reichen
- ❏ B Injektion von Glucose 40 % i.v.
- ❏ C Injektion von 1 mg Glucagon
- ❏ D Sofortige Insulininjektion i.v. oder s.c.
- ❏ E zwei bis drei Stück Würfelzucker in der Wangentasche zergehen lassen

6.7 Im Rahmen einer Zytostatikabehandlung kommt es zu Nebenwirkungen, die vom Pflegepersonal berücksichtigt werden müssen. Nennen Sie vier:

1. _____

2. _____

3. _____

4. _____

6.8 Bei der Einzelzimmerpflege von Patienten mit akuter myeloischer Leukämie (AML):
- ❏ A ist Besuch verboten
- ❏ B führen Personal und Besucher eine Händedesinfektion durch
- ❏ C dürfen Pflegeutensilien im Zimmer aufbewahrt werden
- ❏ D sind Schutzkittel ausschließlich für Besucher notwendig
- ❏ E sollte das Zimmer für den Patienten mit frischen Blumen und Topfblumen freundlich gestaltet werden

6.9 Auswirkungen bei langanhaltendem Erbrechen können sein:
1. Natriumverlust
2. respiratorische Alkalose
3. Dehydratation
4. Ödeme

- ❏ A 1 + 2
- ❏ B 2 + 3
- ❏ C 1 + 4
- ❏ D 1 + 3
- ❏ E 2 + 4

6.10 Zur Ausschwemmung bei überwässerten Patienten werden oft Schleifendiuretika benutzt (Lasix®). Welche Auswirkungen können diese Medikamente haben?

1. Kaliumverlust
2. Dehydratation
3. Steigerung des ZVD
4. Erhöhung des Hämatokrits
5. Besserung der Blutgaswerte

❏ A 1 + 2 + 3
❏ B 1 + 4 + 5
❏ C 1 + 2 + 3 + 4
❏ D 1 + 2 + 4 + 5
❏ E Alle Antworten sind richtig.

6.11 Bei der Pflege von Patienten während einer Zytostatikabehandlung

❏ A braucht man zum Waschen der Patienten keine Schutzhandschuhe
❏ B wird die Gefährlichkeit der Präparate häufig überbewertet
❏ C ist zu berücksichtigen, dass auch der Schweiß des Patienten Zytostatikarückstände enthalten kann
❏ D sollte man den Patienten mit allen Mitteln aufmuntern, um ihn von seiner Diagnose abzulenken
❏ E sollte man Gespräche über seine Krankheit vermeiden

6.12 Welche pflegerische Maßnahme ist bei einem Patienten mit Zytostatikatherapie richtig?

❏ A Patienten während der Therapie über den möglichen Haarausfall unterrichten
❏ B orale Flüssigkeitszufuhr wegen der Gabe von Infusionslösungen möglichst reduzieren
❏ C Patienten häufig zum Trinken anregen
❏ D Mundpflege ist wegen der meist ausgeprägten Stomatitis kontraindiziert

6.13 Patienten mit Diabetes mellitus bekommen die zum Frühstück verordnete Menge Insulin

- A immer genau zehn Minuten vor dem Frühstück
- B gleich nach dem Aufstehen, damit das Insulin bereits wirkt, wenn der Patient das Frühstück bekommt
- C innerhalb der Zeit, die auf dem Beipackzettel angegeben ist
- D vorsichtshalber erst nach dem Essen, weil der Patient vielleicht nicht alles aufisst
- E während der Mahlzeit, damit die Wirkung des Insulins gleichzeitig mit der Speisenresorption einsetzt

6.14 Welche der folgenden Hinweise für einen Patienten mit Diabetes mellitus sind richtig?

1. viel barfuß laufen
2. Das Tragen offener Schuhe ist immer vorteilhaft.
3. besondere Beobachtung der Hautfalten
4. Gefährdung durch unsachgemäße Nagelpflege

- A 1 + 2
- B 1 + 3
- C 2 + 3
- D 2 + 4
- E 3 + 4

6.15 Unblutiger Aderlass ist eine Sofortmaßnahme bei

- A der EPH-Gestose
- B der Rechtsherzinsuffizienz
- C Polyglobulie
- D Milzruptur
- E Lungenödem

6.16 Welche diätetischen Richtlinien muss ein Patient mit einer dekompensierten chronischen Niereninsuffizienz befolgen?

1. kohlenhydratreich
2. kaliumarm
3. natriumarm
4. eiweißreduziert
5. flüssigkeitsarm
6. vitaminreich

- A 1 + 4 + 6
- B 2 + 4 + 5
- C 2 + 3 + 5
- D 2 + 4 + 6
- E 1 + 3 + 4

6.17 Für die Pflege eines an AIDS erkrankten Patienten gilt:

1. Er ist grundsätzlich zu isolieren
2. Er muss geschützt werden vor pathogenen Keimen
3. Er kann auf einer allgemeinen medizinischen Station liegen
4. Er muss über Maßnahmen der allgemeinen Hygiene unterrichtet werden
5. Er bedarf immer stationärer Pflege

- A 1 + 2 + 4
- B 2 + 3 + 4
- C 3 + 4 + 5
- D 2 + 4 + 5
- E 1 + 4 + 5

6.18 Sie raten einem Patienten zur Vorbeugung vor weiteren Gichtanfällen Folgendes:

1. Gewichtsabnahme bei Übergewicht
2. Einschränkung des Fleischgenusses (besonders Innereien)
3. Einschränkung des Alkoholkonsums
4. Stress vermeiden
5. für ausreichende Bewegung sorgen
6. reichlich trinken

- [ ] A 3 + 4 + 5 + 6
- [ ] B 1 + 2 + 5 + 6
- [ ] C 2 + 3 + 5 + 6
- [ ] D 1 + 2 + 3 + 4
- [ ] E Alle Antworten sind richtig.

6.19 Resorptionsfieber

- [ ] A ist ein Hinweis auf eine postoperative Frühkomplikation
- [ ] B beginnt immer mit Schüttelfrost
- [ ] C ist ein Hinweis auf die Fähigkeit des Organismus, zerstörte Gewebselemente und -toxine zu verarbeiten
- [ ] D ist eine Temperaturerhöhung, die nur nach Operationen auftritt

6.20 Welche Aussage zur Knochenmarkpunktion trifft zu?

- [ ] A Eine Knochenmarkpunktion kann nur im Sternumbereich vorgenommen werden.
- [ ] B Das Punktat muss zur Untersuchung in der Spritze trocknen.
- [ ] C Bei der Sternalpunktion muss der Patient einen Katzenbuckel machen.
- [ ] D Die Punktion wird in Lumbalanästhesie durchgeführt.
- [ ] E Das Punktat wird zur Hemmung der Gerinnung mit Natriucitrat vermengt.

7 ORTHOPÄDISCHE ERKRANKUNGEN

7.1 Die Gefahr einer Fettembolie für einen erwachsenen Patienten besteht,

- ❏ A wenn eine Perforation eines Ulcus duodeni vorliegt
- ❏ B wenn ein Verschluss des Ductus choledochus vorliegt
- ❏ C wenn eine Fraktur eines langen Röhrenknochens vorliegt
- ❏ D wenn er nach einer Cholezystektomie fettreiche Mahlzeiten zu sich nimmt

7.2 Sie pflegen einen 17 Jahre alten Patienten, der wegen einer Oberschenkelfraktur bei einem Skiunfall in einer Extension liegt. Zwei Tage nach dem Unfall entwickelt er plötzlich Fieber, wird zyanotisch und unruhig. Worauf deutet dieses Zeichen hin?

- ❏ A Schock
- ❏ B Fettembolie
- ❏ C Sepsis
- ❏ D Pneumonie
- ❏ E schwere Grippe durch kurzzeitige Unterkühlung

7.3 Nach Ersatz eines Hüftgelenks durch eine Totalendoprothese (TEP) ist in den ersten postoperativen Tagen Folgendes zu beachten:
1. unbedingte Flachlagerung des Patienten
2. keine Adduktion des Hüftgelenks
3. keine Abduktion des Hüftgelenks
4. Kopfteil des Bettes nicht über 45 Grad stellen
5. keine Außenrotation

❏ A 1 + 2 + 5
❏ B 1 + 3 + 5
❏ C 2 + 4 + 5
❏ D 2 + 3 + 4
❏ E Alle Antworten sind richtig.

7.4 Wenn bei einer Osteomyelitis (z. B. Oberschenkelknochen) eine Spül-Saug-Drainage angelegt wird, ist Folgendes zu beachten:
1. exakte Dosierung der Spüllösung
2. halbstündliches Abklemmen des Spülsystems
3. Kontrolle der ein- und auslaufenden Spülflüssigkeit in zeitlich festgelegten Abständen
4. aseptisches Wechseln von Ableitungsbesteck und Sekretflasche

❏ A 1 + 3 + 4
❏ B 1 + 2 + 3
❏ C 1 + 2 + 4
❏ D 2 + 3 + 4
❏ E Alle Antworten sind richtig.

7.5 Nach einer Oberschenkelfraktur erfolgt eine konservative Frakturbehandlung mittels Drahtextension. Sie haben auf Folgendes zu achten:
1. freie Beweglichkeit des Extensionsbügels und des Gewichtes
2. Das Fußende des Bettes muss leicht erniedrigt sein.
3. Der Zug des Extensionsgewichtes erfolgt achsengerecht.
4. Spitzfußprophylaxe ist erforderlich.
5. Die Kontrolle der Ein- und Ausstichstelle erfolgt täglich.

❏ A 1 + 3 + 4 + 5
❏ B 1 + 2 + 3 + 5
❏ C 2 + 3 + 4 + 5
❏ D 1 + 2 + 4 + 5
❏ E Alle Antworten sind richtig.

7.6 Welche der folgenden Aussagen zur Pflege und Überwachung von Patienten mit Beckenringfraktur sind zutreffend?
1. Die Bettruhe dauert mehrere Wochen.
2. Zur Dekubitusprophylaxe muss der Patient oft umgelagert werden.
3. Zur Pneumonieprophylaxe soll der Oberkörper des Patienten hochgelagert werden.
4. Es besteht erhöhte Thrombosegefahr.
5. Wichtig ist die Beobachtung der Urinfarbe und -menge.

- A 1 + 3 + 4
- B 1 + 2 + 4
- C 1 + 2 + 5
- D 1 + 4 + 5
- E 2 + 4 + 5

7.7 Nennen Sie drei Komplikationen, die durch eine fehlerhafte Lagerungstechnik bei einer Extensionsbehandlung des Beines auftreten können!

1.

2.

3.

7.8 Welche drei Gelenke werden mit der Anlage eines Desault-Verbandes oder Gilchrist-Verbandes ruhig gestellt?

1.

2.

3.

8

GYNÄKOLOGISCHE ERKRANKUNGEN UND WOCHENBETT

8.1 Wann sollte mit dem Stillen begonnen werden?

1. so früh wie möglich
2. wenn der Milcheinschuss vorüber ist
3. am zweiten Tag nach der Entbindung
4. an der noch weichen Brust (vor dem Milcheinschuss)
5. nicht vor dem dritten Tag

- ❏ A 2 + 4 + 5
- ❏ B 1 + 4
- ❏ C 1 + 2 + 5
- ❏ D 3 + 4
- ❏ E Alle Antworten sind richtig.

8.2 Sie übernehmen in der Nacht eine frisch entbundene Patientin aus dem Kreißsaal. Bei der Blutdruckmessung nach einer halben Stunde weist die Patientin folgende Werte auf: 90/50 mmHg. Wie sieht Ihre sofortige Vorgehensweise aus?

1. Kopftieflagerung
2. Kontrolle der Vulva-Vorlagen
3. zuerst Benachrichtigung des Arztes
4. Pulskontrolle
5. Schaffung eines venösen Zuganges, Vorbereitung einer Infusion
6. Vergleich mit den vorausgegangenen Vitalwerten

- ❏ A 1 + 3 + 5
- ❏ B 2 + 4 + 6
- ❏ C 1 + 2 + 4
- ❏ D 3 + 5
- ❏ E Alle Antworten sind richtig.

8.3 Ordnen Sie die Begriffe der beiden Listen einander zu und kreuzen Sie die richtige Aussagekombination an:

Liste 1	Liste 2
A) weißlicher Fluor neben weißlichen Belägen	1. Trichomonadeninfektion
B) gelblicher bis grünlicher Fluor	2. Soorinfektion
C) schaumiger, dünnflüssiger, übelriechender Fluor	3. unspezifische oder spezifische Infektion

- ❏ A   A1, B2, C3
- ❏ B   A2, B3, C1
- ❏ C   A3, B2, C1
- ❏ D   A1, B3, C2

8.4 Wichtigste pflegerische Maßnahme bei Mastitis puerperalis ist

- ❏ A   Thromboseprophylaxe
- ❏ B   Brust hochbinden und kühlen
- ❏ C   Abstillen mit Pravidel
- ❏ D   Wärmeapplikation auf die befallene Brust
- ❏ E   Antibiotikagabe

8.5 Sie empfehlen einer Patientin nach Mamma-Ablatio rechts zur Vorbeugung eines Lymphödems:

1. den rechten Arm möglichst nicht zu bewegen
2. den rechten Arm tief zu lagern, um die arterielle Durchblutung zu fördern
3. am rechten Arm keine einengende Kleidung zu tragen
4. mit dem rechten Arm regelmäßig krankengymnastische Übungen vorzunehmen

- ❏ A   1 + 2
- ❏ B   2 + 4
- ❏ C   3 + 4
- ❏ D   1 + 3
- ❏ E   Alle Antworten sind richtig.

8.6 Die Kontrolle der Blasenfunktion nach der Entbindung ist wichtig, da die veränderten Druckverhältnisse zu Blasenentleerungsstörungen führen können. Die erste Spontanurinentleerung sollte erfolgen

- A nach 24 Stunden
- B nach sechs bis acht Stunden
- C nach der ersten Mahlzeit mit Aufnahme von Getränken
- D wenn Harndrang besteht

8.7 Was ist wichtig bei der Pflege der Wöchnerin?

1. Prinzip der Reihenfolge: „Erst Brust, dann Bauch"
2. Nach dem Stillen wird die Brust mit einem sterilen Tuch abgedeckt.
3. Die Lochien sind auf Farbe, Menge und Geruch zu beobachten.
4. Vorlagen sind mit Handschuhen oder Pinzetten zu entfernen.

- A 1 + 2
- B 1 + 3
- C 3 + 4
- D 2 + 4
- E Alle Antworten sind richtig.

8.8 Welche Aussagen zum Wochenfluss (Lochien) sind richtig?

1. ist manchmal kaum oder gar nicht vorhanden
2. dauert im Allgemeinen bis zu fünf Tagen an
3. Es ist mit einem Wochenfluss über mehrere Wochen zu rechnen.
4. ist am Anfang blutig und wird zum Ende hin gelblich, dann mehr oder weniger klar
5. hat von Anfang an gelbliches Aussehen

- A 1 + 2 + 3
- B 2 + 4
- C 3 + 4
- D 3 + 4 + 5
- E 3 + 5

8.9 Nennen Sie drei wichtige pflegerische Maßnahmen beim eklamptischen Anfall:

1. _____

2. _____

3. _____

8.10 Zur Vorbereitung einer Abrasio aufgrund unregelmäßiger Blutungen nach der Menopause gehören:
1. Rasur der Schamgegend
2. Zystoskopie
3. Patientin nüchtern lassen
4. Vaginalspülungen
5. Rh-Bestimmungen
6. Blasenentleerungen

- ❏ A   2 + 4 + 6
- ❏ B   1 + 3 + 6
- ❏ C   1 + 3 + 4
- ❏ D   3 + 4 + 6
- ❏ E   Alle Antworten sind richtig.

8.11 Welchen Sinn hat die Wochenbettgymnastik?
1. Sie dient der Anregung des Kreislaufs und der Thromboseprophylaxe.
2. Sie verhindert die Rückbildung des Uterus.
3. Sie dient der Festigung der Bauchmuskulatur.
4. Sie hat einen direkten Einfluss auf die Milchbildung nach der Geburt.

- ❏ A   1 + 2 + 4
- ❏ B   2 + 5
- ❏ C   Nur 3 ist richtig.
- ❏ D   2 + 4 + 5
- ❏ E   Alle Antworten sind richtig.

8.12 Eine Frau, die ihr Kind stillen möchte,

- A muss warten, bis der Milchfluss in Gang gekommen ist
- B sollte ihr Baby möglichst in den ersten zwei Stunden nach der Geburt anlegen
- C muss die Milchproduktion durch Abpumpen vorher anregen
- D muss während der ersten sechs Lebensmonate des Kindes Eisen, Vitamin D und Kalzium einnehmen

8.13 Eine Patientin soll zur gynäkologischen Untersuchung gebracht werden. Folgende Vorbereitungen sind zu treffen: Die Patientin

1. bekommt einen Einlauf
2. erhält vom Pflegepersonal eine sorgfältige Intimtoilette
3. soll vorher die Toilette aufsuchen und anschließend eine Intimtoilette vornehmen
4. bekommt vorher Katheterurin abgenommen
5. muss vorher eine Einwilligungserklärung unterschreiben

- A 1 + 2 + 4
- B 3 + 5
- C Nur 3 ist richtig.
- D 2 + 4 + 5
- E Alle Antworten sind richtig.

8.14 Welche Maßnahmen dienen zur Verhütung eines Lymphödems nach Mamma-Amputation?

1. gezielte Bewegungstherapie nach OP
2. häufiges Tieflagern des Arms
3. Lymphdrainage
4. NaCl-reiche Ernährung

- A 1 + 3
- B 1 + 2 + 3
- C 1 + 3 + 4
- D 1 + 2
- E Alle Antworten sind richtig.

8.15 **Eine Wöchnerin**

1. kann sofort nach der Entbindung aufstehen, um eine Thrombose zu vermeiden
2. sollte noch am Entbindungstag mit Gymnastik beginnen, um die Bauchdecke zu straffen
3. sollte in den ersten beiden Stunden nach der Entbindung intensiv überwacht werden
4. bekommt nach der Entbindung eine Scheidenspülung, um den Geburtskanal zu reinigen

❏ A   1 + 2
❏ B   1 + 3
❏ C   2 + 4
❏ D   3 + 4
❏ E   1 + 4

8.16 **Bei Patientinnen mit Mamma-Amputation**

1. soll der Schultergürtel für mehrere Tage ruhiggestellt werden, um keinen Zug auf die Narbe auszuüben
2. soll die aktive assistierte Bewegungstherapie so früh wie möglich vorgenommen werden
3. muss der Arm der betroffenen Seite tief gelagert werden
4. muss auf besonders gute Hautpflege geachtet werden, wenn eine Bestrahlungstherapie angeschlossen werden soll

❏ A   1 + 2
❏ B   1 + 4
❏ C   2 + 3
❏ D   2 + 4
❏ E   Alle Antworten sind richtig.

8.17 **Welche Ziele sollen durch die Steinschnittlage erreicht werden? Nennen Sie zwei!**

1. _____

2. _____

8.18 **Der Stuhlgang des Neugeborenen**

1. ist beim gestillten Kind hellgelb und weich
2. erfolgt bei einem gestillten Baby bis zu sechsmal pro Tag
3. wird unmittelbar nach der Geburt Mekonium genannt
4. ist fest, geformt und erfolgt am zweiten postnatalen Tag
5. muss täglich auf seinen Albumingehalt kontrolliert werden

❏ A   1 + 2 + 3
❏ B   3 + 4 + 5
❏ C   1 + 4 + 5
❏ D   Alle Antworten sind richtig.
❏ E   Keine Antwort ist richtig.

8.19 **Bitte nennen Sie drei häufige Komplikationen im Wochenbett:**

1. _____

2. _____

3. _____

8.20 **In der Wochenpflege beobachten wir folgende Symptome bei einer Wöchnerin mit Lochialstau:**

1. Übelkeit
2. gänzliches bzw. teilweises Versiegen der Lochien
3. starke Schmerzen im Unterleib
4. erhöhte Körpertemperatur
5. Harnverhalt

❏ A   1 + 2 + 3
❏ B   2 + 3 + 5
❏ C   2 + 4
❏ D   1 + 2 + 4
❏ E   Alle Antworten sind richtig.

8.21 Welche Aussagen über die Gewichtszunahme eines Neugeborenen sind richtig?

1. Die Gewichtszunahme im ersten 1/4 Jahr beträgt ca. 100 g pro Tag.
2. Das Geburtsgewicht hat sich mit zwölf Monaten ca. verdoppelt.
3. Die tägliche Gewichtszunahme im ersten 1/4 Jahr beträgt 25 bis 30 Gramm.
4. Das Geburtsgewicht hat sich mit ca. vier bis fünf Monaten verdoppelt.
5. Das Geburtsgewicht hat sich mit ca. vier bis fünf Monaten verdreifacht.
6. Das Geburtsgewicht hat sich mit zwölf Monaten verdreifacht.

❏ A   1 + 2 + 5
❏ B   3 + 4 + 6
❏ C   3 + 5 + 6
❏ D   1 + 5 + 6
❏ E   1 + 2 + 4

8.22 Pflegerische Maßnahmen zur Vorbereitung auf die Klinikgeburt sind:

1. Entfernung der Schambehaarung
2. Darmentleerung
3. Blasenentleerung
4. Legen eines Dauerkatheters
5. warmes Vollbad

❏ A   1 + 2 + 3
❏ B   1 + 2 + 3 + 5
❏ C   1 + 2 + 3 + 4
❏ D   1 + 4 + 5
❏ E   Alle Antworten sind richtig.

8.23 Weißliche Beläge im Bereich der Vagina und weißlicher, krümeliger Fluor

1. lassen eine Infektion durch Soorpilz vermuten
2. erfordern bei der Pflegeplanung die Berücksichtigung von Maßnahmen, die eine Ausbreitung der Krankheit verhindern sollen
3. sind Hinweise auf eine unzureichende bzw. unterbrochene Behandlung mit Antibiotika
4. sind harmlose Begleiterscheinungen bei der Einnahme von Antikonzeptiva

- ❏ A 1 + 2
- ❏ B 1 + 3
- ❏ C 1 + 4
- ❏ D 2 + 4
- ❏ E 2 + 3

8.24 Die Wochenbettgymnastik

1. unterstützt die Straffung der Beckenboden- und Bauchmuskulatur
2. wirkt positiv auf die Rückbildung des Uterus
3. fördert den venösen Rückfluss aus den Beinen
4. darf auch nach geburtshilflichen Eingriffen wie Dammschnitt oder Kaiserschnitt erfolgen
5. regt den Kreislauf und Stoffwechsel an

- ❏ A 1 + 3 + 4
- ❏ B 1 + 2 + 3 + 5
- ❏ C 2 + 3 + 4
- ❏ D 1 + 3 + 4 + 5
- ❏ E Alle Antworten sind richtig.

8.25 In den ersten Stunden nach der Entbindung

1. muss die Wöchnerin zur Atemerleichterung in Oberkörperhochlagerung gelagert werden
2. wird die Wöchnerin mit gekreuzten Beinen gelagert, um eine Nachblutung besser erkennen zu können
3. sind die Vitalzeichen zu kontrollieren
4. muss ein Dauerkatheter gelegt werden
5. soll die Wöchnerin eine Ganzkörperwaschung bekommen

- ❏ A 1 + 3 + 5
- ❏ B 2 + 4
- ❏ C 2 + 3 + 5
- ❏ D 2 + 5
- ❏ E Alle Antworten sind richtig.

8.26 Bei Inkontinenz von Frauen mit Blasensenkung trifft Folgendes zu:

1. Es muss in bestimmten Situationen mit unkontrolliertem Harndrang gerechnet werden (Lachen, Husten usw.).
2. Unkontrollierter Harndrang kann u. a. durch gezieltes Training von Beckenbodenmuskulatur gebessert werden.
3. Es sollte ein Dauerkatheter gelegt werden.
4. Die günstigste Therapie ist das Tragen von Vorlagen.
5. Das Einhalten von festen Miktionszeiten hilft, unkontrollierten Harndrang zu reduzieren.

- ❏ A 1 + 2 + 5
- ❏ B 2 + 3
- ❏ C 1 + 4 + 5
- ❏ D 2 + 4
- ❏ E 4 + 5

8.27 Nach vaginaler Hysterektomie

1. muss die Zystitisprophylaxe besonders beachtet werden
2. ist mit Miktionsstörungen auch nach Dauerkatheter-Entfernung zu rechnen
3. soll die Patientin zur Stärkung der Beckenbodenmuskulatur so früh wie möglich schwere Lasten tragen
4. soll die Patientin schon vor der Entfernung des Dauerkatheters Gymnastik zur Stärkung der Beckenbodenmuskulatur ausüben

- ❏ A 1 + 2
- ❏ B 1 + 4
- ❏ C 2 + 4
- ❏ D 3 + 4
- ❏ E 2 + 3

8.28 Um Infektionen nach gynäkologischen Operationen zu vermeiden, ist

1. peinliche Sauberkeit von Bettwäsche, Pflegemitteln und Hilfsmitteln notwendig
2. prophylaktisch Antibiotikagabe erforderlich
3. häufiges Wechseln der Vorlagen nötig
4. exakte Intimpflege notwendig
5. zweistündliches Abspülen in den ersten drei postoperativen Tagen notwendig

- ❏ A 1 + 2 + 3
- ❏ B 1 + 3 + 4
- ❏ C 2 + 3 + 5
- ❏ D 2 + 4 + 5
- ❏ E Alle Antworten sind richtig.

8.29 Welche pflegerischen Maßnahmen sind bei einer EPH-Gestose notwendig?

1. regelmäßige Blutdruckkontrollen
2. regelmäßige Blutzuckerkontrollen
3. Flüssigkeitsbilanzierung
4. Kontrollen, ob die Diät eingehalten wird
5. Informationen über die Notwendigkeit der Bettruhe

- ❏ A 1 + 2
- ❏ B 1 + 3 + 4 + 5
- ❏ C 2 + 4 + 5
- ❏ D 2 + 3 + 4 + 5
- ❏ E Alle Antworten sind richtig.

8.30 Bei der Pflege von Patientinnen nach vaginaler Hysterektomie mit Scheidenplastik und suprapubischer Blasendrainage

1. muss nach der Operation sofort mit dem Blasentraining begonnen werden
2. muss auf die Durchgängigkeit der Drainage geachtet werden
3. wird eine Restharnbestimmung vor Entfernung der Drainage durchgeführt
4. wird eine Restharnbestimmung nach Entfernung der Drainage durchgeführt
5. muss der Verbandwechsel steril erfolgen

- ❏ A 1 + 2 + 3
- ❏ B 2 + 4 + 5
- ❏ C 1 + 2 + 4
- ❏ D 1 + 3 + 5
- ❏ E 2 + 3 + 5

8.31 Eine Patientin wurde vaginal hysterektomiert. Die Urinausscheidung ist postoperativ

1. nur über einen Blasenkatheter gewährleistet
2. zu Beginn stündlich zu kontrollieren
3. manchmal gestört
4. bezogen auf den Entleerungsreflex durch einfache Hilfsmittel, z. B. Wasserhahn aufdrehen, zu unterstützen
5. nur bei Mengen von mehr als 20 ml/h unbedenklich

- ❏ A 1 + 2 + 3 + 5
- ❏ B 2 + 3 + 4 + 5
- ❏ C 2 + 3 + 5
- ❏ D 1 + 4 + 5
- ❏ E Alle Antworten sind richtig.

8.32 Ob der Säugling an der Brust der Mutter satt wird, wird nachgewiesen durch

1. Wiegen des Kindes vor und nach jeder Mahlzeit
2. Sättigkeitszeichen des Säuglings
3. Feststellen der Körperlänge
4. Beobachtung des Hautspannungszustands

- ❏ A 1 + 4
- ❏ B 1 + 2
- ❏ C 2 + 3
- ❏ D 3 + 4
- ❏ E 2 + 4

8.33 Welche pflegerischen Maßnahmen ergeben sich bei einer Patientin nach der Entbindung?

1. Kontrolle der Vorlagen auf Menge und Farbe des Lochialsekrets
2. einmal täglich Messung des Bauchumfangs
3. Maßnahmen zur Thromboseprophylaxe
4. tägliches Vollbad in Kamille-Lösung

- ❏ A 1 + 2
- ❏ B 1 + 3
- ❏ C 2 + 3
- ❏ D 2 + 4
- ❏ E 3 + 4

8.34 Die Eklampsie ist ein bedrohliches Ereignis für die Schwangere und den Embryo. Welche Maßnahmen sind im akuten Krampfanfall zu treffen?

1. Atmung beobachten
2. die Frau durch Fixierung an das Bett vor Verletzungen schützen
3. für helle Beleuchtung sorgen
4. Arzt verständigen
5. Sedativa bereithalten

- ❏ A 1 + 4 + 5
- ❏ B 1 + 3 + 5
- ❏ C 2 + 4 + 5
- ❏ D 3 + 4 + 5
- ❏ E 2 + 3 + 5

8.35 Nach der Entbindung soll die Wöchnerin folgendermaßen informiert werden:

- ❏ A das Neugeborene möglichst früh anlegen
- ❏ B das Neugeborene dreimal täglich anlegen, um Schrunden an den Brustwarzen zu vermeiden
- ❏ C von Anfang an das Neugeborene an jede Brust zehn Minuten legen
- ❏ D zur Schonung das Neugeborene im Bett anlegen
- ❏ E das Neugeborene möglichst zufüttern

8.36 Aus pflegerischer Sicht sind folgende Aussagen zum Fluor genitalis richtig:

1. Unter Fluor genitalis versteht man den Ausfluss aus dem weiblichen Genitale als Folge gesteigerter Sekretion.
2. kann von höher oder tiefer gelegenen Genitalabschnitten stammen
3. ist immer entzündlich bedingt
4. kann eine Infektionsquelle darstellen

- ❏ A 1 + 3
- ❏ B 2 + 3 + 4
- ❏ C 1 + 2 + 4
- ❏ D 2 + 4
- ❏ E Alle Antworten sind richtig.

8.37 Zu den pflegerischen Konsequenzen eines Abortus imminens gehören:
1. strenge Bettruhe
2. Verabreichen von Beruhigungsmitteln
3. häufige gynäkologische Untersuchungen
4. für weichen Stuhlgang sorgen
5. für ruhige Atmosphäre sorgen

- ❏ A 1 + 2 + 4
- ❏ B 1 + 3
- ❏ C 2 + 4
- ❏ D 3 + 4
- ❏ E 1 + 4 + 5

8.38 Nennen Sie zwei Maßnahmen, die Sie zur Prophylaxe wunder Brustwarzen kennen:

1. _____

2. _____

8.39 Der Nabelschnurrest des Neugeborenen
- ❏ A darf in der Klinik nur von einer Hebamme versorgt werden
- ❏ B ist täglich steril zu versorgen
- ❏ C fällt am zweiten bis dritten Lebenstag ab
- ❏ D stellt keine besondere Infektionsgefahr für das Kind dar
- ❏ E ist grundsätzlich so zu vernähen, dass keine Nachsorge mehr nötig ist

8.40 Nach einer abdominalen Uterustotalexstirpation sollte postoperativ Folgendes beachtet werden:

1. Die Patientin sollte frühestens nach 24 Stunden das erste Mal aufstehen, um den Beckenboden nicht zu belasten.
2. Um Keime aus der Vagina zu entfernen, sollte einmal täglich eine Spülung mittels Vago-Clys durchgeführt werden.
3. Zur Unterstützung des venösen Rückflusses sollten Antithrombosestrümpfe getragen werden.
4. Schmerzfreie Intervalle – z. B. nach Gabe eines Analgetikums – sollten für Atemübung und Abhusten von Sekret benutzt werden.
5. Nachdem die Patientin abgeführt hat, kann sie wieder feste Nahrung zu sich nehmen.

- A 1 + 3 + 5
- B 3 + 4 + 5
- C 2 + 3 + 5
- D 2 + 4 + 5
- E 1 + 3 + 4

8.41 Welche Maßnahmen sind bei den ersten Anzeichen einer Mastitis sinnvoll?

1. Abstillen
2. vollständige Entleerung der Brust
3. kühlende Umschläge zwischen den Stillzeiten
4. Brust mit entzündungshemmender Salbe und „elastische" Binden hochwickeln
5. körperliche Schonung

- A 1 + 2 + 3
- B 1 + 4
- C 2 + 3
- D 2 + 3 + 5
- E 2 + 3 + 4

8.42 Nach Mammaamputation erfolgt die Lagerung des Armes der betroffenen Seite in

- A Abduktions-Innenrotationsstellung
- B Abduktions-Außenrotationsstellung
- C Adduktions-Innenrotationsstellung
- D Adduktions-Außenrotationsstellung

8.43 Welche Symptome zeigen eine Überdosierung wehenhemmender Mittel?

1. Pulsrhythmusstörungen
2. Schlaflosigkeit
3. Händezittern
4. Bradykardie
5. Apathie

- A 1 + 2 + 3
- B 1 + 2 + 4
- C 4 + 5
- D 1 + 5
- E 1 + 4 + 5

8.44 Die Lage der Patientin zur gynäkologischen Untersuchung ist die

- A rechte Seitenlage
- B Rückenlage
- C Knie-Ellenbogen-Lage
- D Steinschnittlage
- E Beckenhochlage

8.45 In der Wochenbetthygiene ist Folgendes zu beachten:

1. strikte Trennung der Versorgung von Brust- und Genitalbereich
2. Spülungen des äußeren Genitale sind nach jeder Blasen- und Darmentleerung in den ersten sieben Tagen vorzunehmen
3. Sitzbäder sind bei der Entbindung mit Episiotomienaht nach Anordnung des Arztes durchzuführen
4. Vollbäder sind erst nach ca. sechs Wochen erlaubt
5. Duschen ist schon nach ein bis zwei Tagen erlaubt

- A 1 + 2 + 3
- B 2 + 4 + 5
- C 1 + 2 + 4 + 5
- D 2 + 3 + 4 + 5
- E Alle Antworten sind richtig.

8.46 Aus welchen Gründen ist nach der Entbindung auf Blasenentleerung zu achten?

1. Nach der Entbindung setzt die Harnflut durch Ausscheidung eines in der Schwangerschaft vermehrt eingelagerten Gewebswassers ein.
2. Eine gefüllte Blase hindert den Uterus an seiner Kontraktion.
3. Bei längerem Blasenverhalt kommt es zur Entstehung einer Balkenblase.
4. Der Blasentonus ist noch durch die Schwangerschaft vermindert.
5. Kommt es nicht zur spontanen Blasenentleerung, muss ein Dauerkatheter gelegt werden.

- ❏ A   1 + 2 + 3
- ❏ B   1 + 2 + 4
- ❏ C   2 + 3 + 4
- ❏ D   1 + 3 + 5
- ❏ E   2 + 3 + 5

8.47 Bei einem Abortus imminens

1. ist strenge Bettruhe angezeigt
2. sollte sich die Patientin viel bewegen
3. werden auf Anordnung Sedativa verabreicht
4. werden wehenfördernde Medikamente verabreicht
5. sind Reinigungseinläufe indiziert

- ❏ A   1 + 3
- ❏ B   1 + 5
- ❏ C   2 + 4
- ❏ D   4 + 5
- ❏ E   3 + 5

8.48 Zu Pflege einer Schwangeren mit Präeklampsie gehören:

1. Gewichtskontrolle
2. Ein- /Ausfuhrkontrolle
3. Blutdruckkontrolle
4. Eiweißarme Diät
5. Eiweißreiche Diät
6. Salzarme Kost
7. Salzfreie Kost

- ❏ A 1 + 2 + 3 + 4 + 7
- ❏ B 1 + 2 + 3 + 5 + 7
- ❏ C 1 + 2 + 3 + 5 + 6
- ❏ D 2 + 3 + 5 + 7
- ❏ E 1 + 3 + 4 + 6

8.49 Bei einer Schwangeren mit Verdacht auf Placenta praevia ist zu achten auf:

- ❏ A Regelmäßige Harnentleerung
- ❏ B Hautbeschaffenheit
- ❏ C Schmerzlose Blutung
- ❏ D Regelmäßige Pupillenkontrolle
- ❏ E Regelmäßige Pulskontrolle

8.50 Welche Informationen geben Sie einer stillenden Mutter bezüglich ihrer Ernährung? Nennen Sie fünf!

1. _____

2. _____

3. _____

4. _____

5. _____

8.51 Wie sollte eine Hochschwangere gelagert werden, um ein Vena-cava-Kompressionssyndrom zu vermeiden?

- ❏ A   Rückenlage
- ❏ B   Kopftieflage
- ❏ C   Seitenlage
- ❏ D   Bauchlagerung
- ❏ E   Oberkörperhochlagerung

8.52 Welche Symptome zeigen eine Überdosierung wehenhemmender Medikamente an?

1. Pulsrhythmusstörungen
2. Schlaflosigkeit
3. Händezittern
4. Bradykardie
5. Apathie

- ❏ A   1 + 2 + 3
- ❏ B   1 + 2 + 4
- ❏ C   4 + 5
- ❏ D   1 + 5
- ❏ E   1 + 4 + 5

9

FALLBEISPIELE UND PFLEGEPLANUNG

9.1 Pflege einer Patientin nach Sectio caesarea

I. Informationssammlung:

Frau Sch., 35 Jahre alt, Beruf: Hausfrau

Zur Vorgeschichte:
Frau Sch. wurde in der 37. Schwangerschaftswoche von ihrem Gynäkologen zur stationären Überwachung mit der Diagnose „Plazentainsuffizienz, EPH-Gestose, Nikotinabusus" in die Klinik eingewiesen. Ihre erste Schwangerschaft war 1988 und endete mit einer Spontangeburt eines reifen Jungen. In der zweiten Schwangerschaft entwickelte sich eine EPH-Gestose, die mit einem intrauterinen Fruchttod endete.

Erste Eindrücke:
Die Patientin ist mittelgroß und normalgewichtig, zeigt eine blasse Hautfarbe und wirkt sehr bedrückt.
Vom Ehemann erfahren Sie, dass er und der 12-jährige Sohn während eines Klinikaufenthaltes von Frau Sch. von seinen Eltern versorgt werden und seine Frau ganz beruhigt ist, dass eine Schnittentbindung vorgesehen ist.

Situation vier Stunden nach der Operation:
Nach der Schnittentbindung liegt die Patientin zur weiteren Überwachung auf der Intensivstation. Ihr Kind, eine Junge von 2.120 Gramm, musste wegen Atemnotsyndrom in die nahegelegene Kinderklinik verlegt werden. Die Mutter wurde darüber informiert, dass es keine Missbildung zeigt. Schon vor der Operation wurde bei Frau Sch. ein Dauerkatheter (DK) gelegt. Ein zentraler Venenkatheter liegt zur Infundierung nach Anordnung, in der Bauchwunde eine Redon-Drainage. Die Vitalzeichen (Monitorüberwachung) sind konstant normal.

II. Fragen zum Fallbeispiel:

9.1.1 Nennen Sie eine Ursache, weshalb die Patientin in der präoperativen Phase bedrückt ist. Geben Sie zwei Begründungen für die Ursache dieser Stimmung an!

_____

_____

_____

9.1.2 Ein potentielles Problem ist die Infektion. Nennen Sie zwei mögliche Infektionsbereiche (ausgenommen Mamma) und geben Sie dazu drei konkrete prophylaktische Maßnahmen an!

Infektionsbereich:

_____

Maßnahmen:

1. _____

2. _____

3. _____

Infektionsbereich:

_____

Maßnahmen:

1. _____

2. _____

3. _____

9.1.3 Welche weiteren Pflegeprobleme ergeben sich aus diesem Fallbeispiel in den nächsten 14 Tagen? Nennen Sie vier und begründen Sie diese!

Pflegeproblem 1:

_____

_____

Begründung:

_____

_____

Pflegeproblem 2:

_____

_____

Begründung:

_____

_____

Pflegeproblem 3:

_____

_____

Begründung:

_____

_____

Pflegeproblem 4:

_____

_____

Begründung:

_____

_____

9.1.4 **Welche Ressourcen der Frau Sch. begünstigen ihren Genesungsverlauf? Nennen Sie zwei!**

1. _____

_____

2. _____

_____

9.2 **Pflege eines Patienten mit Herzinfarkt**

I. Informationssammlung:

Herr K., 50 Jahre alt, Beruf: Bauunternehmer
Familie: verheiratet, die Ehefrau ist ganztägig berufstätig, drei Kinder (14, 16 und 17 Jahre alt)

Zur Vorgeschichte:
Herr K. ist ein selbstständiger Bauunternehmer. Die Situation auf dem Baumarkt ist derzeit miserabel. Hinzu kommt noch die Konkurrenz durch einen Unternehmer, sodass auch die finanzielle Lage nicht gerade rosig ist. Es mussten bereits einige Arbeiter entlassen werden.
Vor einigen Wochen erhielt Herr K. von der Stadt einen Auftrag, ein Zehnfamilienhaus innerhalb eines Jahres bezugsfertig zu erstellen. Um seine Firma sanieren zu können, stellte er kein zusätzliches Personal ein. Er selbst half aus, wo immer es nötig war. Ein zwölfstündiger Arbeitstag war keine Seltenheit. Nach Feierabend musste noch die umfangreiche Buchführung erledigt werden.
In letzter Zeit häuften sich die Spannungen innerhalb der Familie. Seine

Frau fühlte sich ebenfalls überlastet. Seine Tochter äußerte die Absicht auszuziehen, um sich mit ihrem Freund eine gemeinsame Wohnung zu nehmen.
Seit längerem befand sich Herr K. schon in ärztlicher Behandlung wegen seiner Hypertonie. Der Hausarzt hatte ihm bereits ein striktes Rauchverbot auferlegt, dessen Einhaltung ihm sehr schwerfiel.
Am Abend des 25. Juli hatte Herr K. ein längeres Streitgespräch mit seiner Tochter. Plötzlich spürte er heftige Schmerzen hinter dem Brustbein, die in den linken Arm ausstrahlten. Sein Gesicht war kaltschweißig. Die Tochter benachrichtigte sofort den Notarzt.

Erste Eindrücke:

Herr K. wird liegend, in Begleitung der Rettungssanitäter, auf die Intensivstation gebracht. Obwohl er starke Schmerzen im Thorax sowie über Luftnot klagt, will er unbedingt bei den Pflegemaßnahmen behilflich sein. Der Patient ist übergewichtig (120 kg bei einer Körpergröße von 172 cm). Der Arzt injiziert Herrn K. sofort ein Schmerzmittel.
Diagnose: Herzinfarkt

II. Fragen zum Fallbeispiel:

9.2.1 Im Hinblick auf die Rehabilitation ist es für Herrn K. wichtig, sich klarzumachen, welche Risikofaktoren zu seinem jetzigen Zustand geführt haben. Nennen Sie drei:

1. _____

2. _____

3. _____

9.2.2 In welchem Bereich sind die „Aktivitäten des täglichen Lebens" bei Herrn K. eingeschränkt? Machen Sie bitte sechs Angaben:

1. _____

2. _____

3. _____

4. _____

5. _____

6. _____

9.2.3 **Welche aktuellen Pflegeprobleme ergeben sich bei Herrn K.? Nennen Sie drei!**

1. _____

2. _____

3. _____

9.2.4 Nennen Sie zu den von Ihnen in Fragen 9.2.3 genannten aktuellen Pflegeproblemen die entsprechenden Maßnahmen sowie deren Sinn und Zweck!

Zu 1: _____

_____

Zu 2: _____

_____

Zu 3: _____

_____

9.2.5 Welche potentiellen Pflegeprobleme (gesundheitlichen Gefahren) ergeben sich bei Herrn K. aus der jetzigen Situation für die erste Woche? Nennen Sie sechs!

1. _____

_____

2. _____

_____

3. _____

_____

4. _____

_____

5. _____

_____

6. _____

_____

9.3 Pflege bei Verbrennungen

I. Informationssammlung:

Frau B., 56 Jahre alt, 165 cm groß und 60 kg schwer, Raucherin (20–30 Zigaretten pro Tag)
Familie: verheiratet, zwei Kinder (25 und 27 Jahre alt, wohnen nicht mehr im elterlichen Haus)

Vorgeschichte:
Innerhalb der Familie ist es in der Vergangenheit häufig zu heftigen Auseinandersetzungen gekommen. Als Versöhnungsversuch entschloss sich Frau B., mit Ihrer Familie ein Grillfest zu veranstalten.
Bei dem Versuch, das Feuer mit Brennspiritus zu entfachen, entstand eine Stichflamme, die Verbrennungen an Gesicht wie auch an beiden Unterarmen und Händen verursachte.
Der Ehemann fuhr daraufhin seine Frau sofort in das nahegelegene Krankenhaus.

Befund und Verlauf im Krankenhaus:
Nach dreitägigem Aufenthalt auf der Intensivstation wird Frau B. auf Ihre Station verlegt. Aus dem schriftlichen und mündlichen Übergabebericht erhalten Sie weitere Informationen:

- II.- bis III.-gradige Verbrennungen an den Außenseiten der Unterarme und Hände
  Behandlung mit einer bakteriziden Salbe zur Prophylaxe und Therapie von Wundinfektionen nach Verbrennung. Wundverband.
- Zwei III.-gradige Verbrennungsstellen am linken Oberschenkel.
  Die Nekrosen wurden abgetragen. Behandlung mit einer bakteriziden Salbe. Der Verband ist feucht und weist eine grün-braune Färbung auf.

– Verbrennungen I. Grades im Gesicht, besonders im Bereich der Lippen

– Die Urinausscheidung über den Blasenkatheter ist gut.

– Die Patientin hat 38,3 °C Temperatur (axillare Messung) und ist tachykard.
  Sie gibt Schmerzen an. Besonders klagt sie über klopfende Schmerzen im linken Oberschenkel.

– Seit ihrer Aufnahme hatte sie noch keinerlei Kontakt mit ihrer Familie.

– Insgesamt wirkt sie innerlich unruhig und traurig verstimmt.

II. Fragen zum Fallbeispiel:

9.3.1 Welche „Aktivitäten des täglichen Lebens" sind bei Frau B. eingeschränkt? Nennen Sie sechs!

1. _____

_____

2. _____

_____

3. _____

_____

4. _____

_____

5. _____

_____

6. _____

_____

9.3.2 Welche Pflegeprobleme lassen sich für den heutigen Tag aus der vorliegenden Informationssammlung ableiten? Nennen Sie vier mit Begründung!

Problem 1:

_____

_____

Begründung:

_____

_____

Problem 2:

Begründung:

Problem 3:

Begründung:

Problem 4:

Begründung:

9.3.3 **Welche Maßnahmen planen Sie im Zusammenhang mit der Wunde am Oberschenkel**
– im Hinblick auf die chir./pfleg. Versorgung und
– auf die Hygiene?
Beschreiben Sie die Durchführung der Maßnahmen möglichst konkret!

Zu a: _____

_____

Zu b: _____

_____

9.4 **Pflegeplanung: Pflege eines Patienten mit Parkinson-Syndrom**

I. Informationssammlung:

Herr B., 57 Jahre, Bankkaufmann, Alleinverdiener, verheiratet, zwei Kinder, zwei Enkel
176 cm groß, 75,5 kg schwer, RR 140/85 mmHg, Puls-FQ 88/Min. Temperatur 36,8 °C axillar.

Herr B. wird von Ihnen aus der inneren Ambulanz liegend abgeholt. Er wird von seiner Frau begleitet. Die Begrüßung ist kaum zu verstehen. Seine Mimik ist starr. Außerdem beobachten Sie starken Speichelfluss. An den Händen ist ein Tremor zu beobachten.

Seine Frau berichtet:
Ihr Mann sei sehr kontaktfreudig und resolut gewesen. Seit kurzem weint er häufig, auch ohne ersichtlichen Grund und ist sehr antriebsarm. Die Kontakte zu seinen Kindern und Eltern, die ihm sonst sehr wichtig waren, mussten drastisch reduziert werden. Aus dem gleichen Grund konnte er in den letzten Wochen seiner Berufstätigkeit nicht mehr regelmäßig nachgehen.
Seiner Frau gegenüber hat er Sorgen über die Zukunft geäußert. Seit gestern bewegt er sich nicht, isst und trinkt nicht mehr selbstständig und ist häufig nassgeschwitzt. Sie hat auch beobachtet, dass er Schwierigkeiten beim Schlucken hat.

II. Fragen zum Fallbeispiel:

9.4.1 Nennen Sie bitte drei Lebensaktivitäten/Aktivitäten des täglichen Lebens, die bei Herrn B. betroffen sind. Zu den von Ihnen genannten Lebensaktivitäten/Aktivitäten des täglichen Lebens ordnen Sie jeweils zwei Pflegeprobleme Herrn B. zu. Begründen Sie entweder durchgängig Ihre Aussage oder formulieren Sie durchgängige Pflegeziele.

9.4.2 Planen Sie zu jedem der von Ihnen genannten Pflegeprobleme drei Maßnahmen und begründen Sie diese!

Lösungen und Kommentare

1 PFLEGERISCHES GRUNDWISSEN

1.1

Zweck der rückenschonenden Arbeitsweise ist es, Schäden wie z. B. Bandscheibenvorfällen vorzubeugen.
Die Regeln für die rückenschonende Arbeitsweise sind:
- **richtige Ausgangsstellung** → Durch das Einnehmen einer leichten Grätsch- oder Schrittstellung wird bei dem Heben schwerer Lasten eine größere Standfestigkeit erreicht. Beim Arbeiten am Bett sollte das **Bettniveau** möglichst der **Arbeitshöhe** entsprechen.
- **richtige Schwerpunktverlagerung** → Um eine richtige Schwerpunktverlagerung zu erzielen, wird die Last nah an den Körper gebracht. Lasten sollten in leichter Grätschstellung, mit geradem Rücken und mit einer Beugung in Knie- und Hüftgelenk hochgehoben oder bewegt werden. Ist der Rücken gerade und aufrecht, sind die Bandscheiben gleichmäßig belastet.
- **rhythmisches koordiniertes Arbeiten** → Absprachen mit dem Patienten und/oder mit weiteren Helfern sind erforderlich, um z. B. Bewegungsrichtung und -zeitpunkt abzusprechen. Dabei gibt eine Person klare Anweisungen, damit die Kräfte gezielt angewandt werden.
- **regelmäßiges Atmen** → Wenn Lasten über längere Strecken getragen werden, ist auf eine „normale" Aus- und Einatmung zu achten. Nur beim kurzen Anheben von Lasten soll der Atem angehalten werden. Damit erhöht sich die Anspannung im Bauchraum, und es kommt zu einer kurzzeitigen, unterstützenden Stabilisierung der Wirbelsäule durch pressorische Fixation mobiler Organstrukturen.
- **geeignetes Schuhwerk** → Mit „geeignetem" Schuhwerk sind bequeme, flache Schuhe oder Sandalen mit Fersenriemen gemeint. Wichtig ist, dass der Fuß einen stabilen Halt hat.
- **Hilfsmittel einsetzen** → Alle Hilfsmittel zur Mobilisation des Patienten, wie z. B. Sitz- und Liegelifter, Ressourcen der Patienten etc., sind einzusetzen, auch wenn u. U. ein höherer zeitlicher Aufwand damit verbunden ist.

1.2 Lösung B

Bei arteriellen Durchblutungsstörungen kommt es zur Ischämie (örtliche Blutleere) der Gliedmaßen infolge von Strömungshindernissen in den arteriellen Zuflussbahnen. Die **Tieflagerung** der betroffenen Extremität bewirkt eine bessere arterielle Durchblutung aufgrund der Drucksteigerung im intravasalen System.
Eine Oberkörperhoch- und Beintieflagerung bezeichnet man als Herzbettlage (Abb. 1.2). Hierdurch wird die Arbeit des linken Herzens entlastet und das Blut staut sich nicht in die Lungen zurück.

Die Herzbettlage ist bei Patienten mit Herzinsuffizienz oder/und Lungenödem angezeigt.

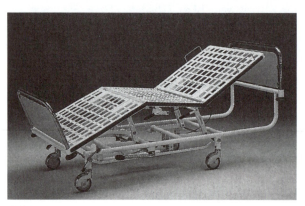

Abb. 1.2: Herzbett

1.3 Lösung B

Dekubitusprophylaxe → Patient mit ausgeprägter Kachexie
Druckgeschwüre entstehen bei genügend langer und kontinuierlicher Druckeinwirkung. Es kommt zu einer Minderdurchblutung der Haut, der Stoffwechsel wird unterbrochen, was bis zum Gewebetod (Nekrose) führen kann. Gefährdete Hautstellen sind die, die nur durch ein dünnes Unterhautfettgewebe gepolstert sind. Dies ist bei einer ausgeprägten Kachexie der Fall.

Pneumonieprophylaxe → Patient mit chronischer Bronchitis
Eine chronische Bronchitis hat oft eine Schädigung der Bronchialschleimhaut zur Folge, die normale Reinigungsfunktion wird beeinträchtigt, der Transport des Sekretes erschwert. Gleichzeitig hypertrophieren die Schleimdrüsen, wodurch eine vermehrte Schleimproduktion entsteht. Die vermehrte Schleimproduktion und das dadurch erschwerte Abhusten können eine Sekretansammlung zur Konsequenz haben, was einen günstigen Nährboden für die Ansiedlung von Mikroorganismen darstellt. Rezidivierende Infektionen führen zu einer Taschenbildung in den Bronchialwänden, in denen sich Sekret ansammelt. Infektionen werden dadurch wiederum begünstigt.
Ein Ziel der Pneumonieprophylaxe ist es, die Ansammlung von Sekret in den Bronchien zu verhindern.

Soor- und Parotitisprophylaxe → Patient, der parenteral ernährt wird und hochdosiert Antibiotika erhält
Durch eine parenterale Ernährung wird ein Patient in seiner natürlichen Kautätigkeit eingeschränkt. Folge kann eine mangelnde Speichelproduktion sein, die eine Parotitis auslösen kann. Die Gabe von hochdosierten Antibiotika wirkt antibakteriell, begünstigt aber einen Pilzbefall, da durch sie die natürliche Keimflora in der Mundhöhle beeinträchtigt wird.

Thromboseprophylaxe → Patient mit Laparotomie
Es kommt zur Verlangsamung des venösen Blutstromes infolge der Bettruhe und der postoperativen Hyperkoagulabilität (Änderung der Blutzusammensetzung).

1.4 Lösung C

Bei der Sternalpunktion handelt es sich um die Punktion des Corpus sterni mit einer Punktionsnadel zur Gewinnung von Knochenmark. Die **Punktionsnadel** (Abb. 1.4) muss eine **Arretierung** aufweisen, um ein Durchstechen des Knochens zu vermeiden. Nach dem Entfernen des Mandrins wird das Knochenmark aspiriert. Das Punktat wird auf mehrere **entfettete Objektträger** gestrichen, damit das Punktat haftet. Ist das nicht sofort möglich, so werden mit **Natriumcitrat-Lösung** (verhindert das Gerinnen des Punktates) ausgespülte Uhrglasschälchen benötigt.

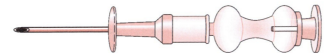

Abb. 1.4: Sternalpunktionskanüle mit Trokar

1.5 Lösung C

Das **Auswischen der Mundhöhle** in der Seitenlage soll eine Aspiration der Spülflüssigkeit verhindern, da bei einem Bewusstlosen die Schlucktätigkeit bzw. der Schluckreflex herabgesetzt sein kann.

1.6 Lösung C

Einverständnis → Da körperfremdes, d. h. von einem nicht bekannten Menschen (schließt Eigenbluttransfusion aus) Blut transfundiert wird und trotz laborchemischen Untersuchungen ein Restrisiko für allergische Reaktionen und die Übertragung von Infektionen wie Hepatitis, HIV, Toxoplasmose etc. verbleibt. Je nach Notfallsituation wird auf ein Einverständnis verzichtet.
Infusionsbesteck → Hier handelt es sich um ein Transfusionsbesteck, in dessen Tropfkammer ein Filter integriert ist. Dieser hat die Aufgabe, eventuell verbliebene Leukozyten herauszufiltern, um eine Transfusionsreaktion zu verhindern.
Überwachung → Jede Transfusion kann mit allergischen Reaktionen einhergehen, da es sich um körperfremdes Material handelt.

1.7 Lösung B

aseptischer Verbandwechsel: Eine Infektion der Einstichstelle und ein Hochwandern der Keime am Katheter ist hierdurch zu vermeiden.
Beobachtung der Einstichstelle: Hierbei achten die Pflegenden auf Entzündungszeichen, es kann sich eine Infektion bzw. Pflasterallergie abzeichnen.
Durch **unnötige Manipulation** kann es zum Herausrutschen bzw. zu einer Lageveränderung des Katheters kommen; ferner kann das Dekonnektieren der Ansatzstücke eine aufsteigende Infektion begünstigen.

1.8 Lösung C

Eine **septische Wunde** ist mit Keimen kontaminiert. Würde die Wischrichtung von der Wunde nach außen erfolgen, so würden die Keime auf die intakte Haut verteilt werden und die Wunde könnte sich ausbreiten. Deshalb erfolgt die **Reinigung von außen zur Naht hin**.
Das Entfernen des alten Verbandes mit **Handschuhen** dient dem Schutz der Pflegekraft.
Ist die **Verpackung des Sterilgutes** beschädigt, gilt das Material als kontaminiert und somit als potentielle Infektionsquelle.

1.9 Lösung C

Die normale Harnmenge beträgt in 24 Stunden 1 bis 1,5 bis hin zu 2 l. Rechnet man dies auf die Urinproduktion **pro Stunde** um, so erhält man einen Wert von **40 bis 60 ml**. Geht die Urinproduktion unter den errechneten Wert, so ist dies ein Anzeichen für eine Abflussstörung, z. B. Abknicken des Katheters, oder für ein postoperatives Nierenversagen.

1.10 Lösung D

Um ein Nieren-/Kreislaufversagen frühzeitig zu erkennen, soll spätestens nach **6 Stunden** der erste Urin gelassen werden.

1.11 Lösung E

S. Kommentar zu Frage 5.36

1.12 Lösung C

S. Kommentar zu Frage 5.43

1.13 Lösung D

1.14

Schutzmaßnahmen:
- **Handschuhe, Schutzbrille, Schutzkittel tragen, Arbeitsstelle schützen, ordnungsgemäße Abfallbeseitigung und Aerosolbildung vermeiden:** Diese Maßnahmen dienen dem eigenem Schutz, aber auch dem der Umwelt. Durch eine Resorption über Haut und Schleimhaut und die Einatmung kann es auch bei der zubereitenden Person zu den gleichen Nebenwirkungen kommen, wie sie bei den Patienten zu beobachten sind.

Zytostatika haben schwerwiegende Nebenwirkungen, da sie nicht nur auf die „kranken", sondern auch auf die „gesunden" Zellen wirken, vor allem auf die sich schnell teilenden wie Knochenmark, Keimdrüsen, Schleimhaut und Haare. Die Folgen können Blutungen, Schädigungen des Magen-Darm-Trakts und Haarausfall sein. Deshalb ist es erforderlich, dass die Zubereitung in speziellen Zytostatika-Aufbereitungsanlagen (Abb. 1.14) erfolgt.

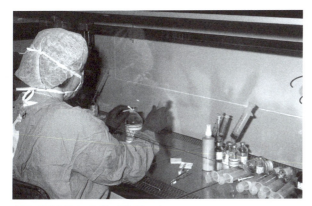

Abb. 1.14: Zytostatika-Werkbank

1.15

- **erhöhte Pulsfrequenz:** Das Herzminutenvolumen wird erhöht, damit die fiebererzeugenden Stoffe schneller abtransportiert und die körpereigenen Abwehrstoffe schneller transportiert werden können → gesteigerter Stoffwechsel
- **oberflächliche beschleunigte Atmung:** Durch den gesteigerten Stoffwechsel kommt es zu einem erhöhten Sauerstoffbedarf.
- **Oligurie:** Fieber geht mit vermehrtem Schwitzen einher, es kommt zur Vasodilatation, um die Temperatur auszugleichen bzw. Wärme abzugeben. Die Folge ist eine vermehrte Flüssigkeitsabgabe über die Haut und eine entsprechend geringere über die Nieren. Der Urin wird hochkonzentriert und dunkel.
- **Schwitzen:** Infolge der Temperaturerhöhung produzieren die Schweißdrüsen mehr Schweiß, um den Körper äußerlich zu kühlen.
- **Appetitlosigkeit:** Die Patienten fühlen sich meistens sehr krank und sind geschwächt durch die erhöhte Stoffwechselleistung.
- **glänzende Augen und Lichtempfindlichkeit:** Die Ursache hierfür ist nicht bekannt.

Weitere Faktoren könnten sein:
- **Durst:** Durch das Schwitzen, d. h. den Verlust von Flüssigkeit, kommt es zum erhöhten Flüssigkeitsbedarf.
- **Kopf- und Gliederschmerzen:** Diese entstehen durch die Wirkung der Bakterientoxine.
- **gerötete Haut** durch die Gefäßweitstellung zur Wärmeabgabe.
- **allgemeine Unruhe** durch die Stoffwechselerhöhung.

1.16 Lösung E

Dekubitusprophylaxe → Druckentlastung durch Mobilisation und Umlagerung.
Pneumonieprophylaxe → Durch atmungserleichternde Lagerungen wird für eine ausreichende Belüftung der Lunge gesorgt.
Kontrakturenprophylaxe → Gelenke sind zur Entlastung von Muskeln, Sehnen und Bändern in der physiologischen Mittelstellung zu lagern, die Beweglichkeit der Gelenke wird durch die Mobilisation erhalten.
Thromboseprophylaxe → Die Extremitäten werden leicht erhöht gelagert, um den venösen Rückstrom zu fördern, durch Mobilisation wird die Muskelpumpe aktiviert.

1.17 Lösung C (s. auch Frage 1.43)

Hautpflege → Die Haut ist gespannt und gedehnt und muss folglich sorgfältig gepflegt werden, um Risse, Verletzungen etc. zu vermeiden.
Flüssigkeitszufuhr einschränken → Die Zunahme des Ödems soll verhindert werden.
Flüssigkeitsbilanz – Minusbilanz angestrebt → Die Menge der zugeführten Flüssigkeit sollte niedriger sein als die Menge der ausgeschiedenen Flüssigkeit. Das „Mehr" an Ausscheidung wird durch das Ausschwemmen der Ödeme durch Medikamente erreicht.
Gewichtskontrollen → Diese erfolgen zur Überprüfung, ob der Patient weiter Flüssigkeit einlagert (Gewichtszunahme). Bei Gewichtsabnahme wurde Flüssigkeit ausgeschieden (Ödeme bilden sich zurück).

1.18 Lösung C

Anfallende Gewebselemente und Toxine werden vom Körper durch eine Stoffwechselerhöhung **verarbeitet,** diese bringt gleichzeitig eine Temperaturerhöhung mit sich. Beim Resorptionsfieber wird eine Temperatur von 38,5 °C nicht überschritten und dauert nicht länger als 5 Tage.

1.19 Lösung B

Bestrahlte Hautareale sind sehr empfindlich. Sie müssen während und bis zu 6 Wochen nach Bestrahlungsende geschont werden. In dieser Phase sind Waschen, Kratzen, Reiben, Bürsten sowie **Sonnenbestrahlung** zu **unterlassen**, da es sonst zu schwerwiegenden Strahlenulzera kommen kann. Zur Pflege des Strahlenfeldes wird die Haut **3- bis 4-mal täglich** mit einem speziell für die bestrahlte Haut entwickelten Puder behandelt.

1.20

- **Lagerung bei +4 bis −2 °C** → Durch die Konservierung der Blutkonserve bei diesen Temperaturen ist der Stoffwechsel der Erythrozyten maximal herabgesetzt, folglich auch der Sauerstoffverbrauch drastisch reduziert. Hierdurch kommt es zu einer längeren Haltbarkeit der Erythrozyten in der Konserve.
- **Ununterbrochene Kühlkette** → Wärme kann ein Wachstum von Bakterien, die sich gegebenfalls noch in der Konserve befinden können, begünstigen. Größere Temperaturschwankungen können zur Hämolyse des Blutes führen, dies erhöht den Kaliumgehalt der Konserve auf für den Empfänger gefährliche Werte.
- **Lagerung im erschütterungsfreien Kühlschrank** → Diese ist notwendig, weil die sonstige Zerstörung der empfindlichen Erythrozyten eine lebensgefährliche Kaliumkonzentrationserhöhung in der Konserve bewirken würde.

1.21 Lösung D

Das Aufwärmen der Blutkonserve bei Zimmertemperatur ist nicht zwingend notwendig, allerdings wird eine angewärmte Transfusion vom Patienten als angenehmer empfunden. Vorsicht: Die Blutkonserve hält sich bei Zimmertemperatur nur 24 Stunden!
Vergleichen der Konservennummer mit dem Konservenbegleitschein erfolgt, um sicherzustellen, dass der Patient auch die für ihn ausgetestete Konserve erhält (d. h. richtige Blutgruppe und Rh-Faktor).
Das Richten und Anhängen der Transfusion sind rein ärztliche Aufgaben.

1.22 Lösung A

Postoperatives Erbrechen → Kopftieflage/manuelle Ausräumung des Mundes: Eine Aspiration des Erbrochenen soll hierdurch verhindert werden.
Dyspnoe durch Überhang von Muskelrelaxanzien → zum tiefen Durchatmen auffordern: Der resultierende Anstieg der Sauerstoffkonzentration im Blut schwächt die Wirkung der Muskelrelaxanzien und Opiate ab. Diese Maßnahme sollte allerdings medikamentös vom Narkosearzt unterstützt werden durch Cholinesterasehemmer wie Prostigmin®.
Dyspnoe durch Zurückfallen des Zungengrundes → Reklination/Esmarch-Handgriff: Ein Zurücksinken der Zunge wird durch Überstrecken des Kopfes Richtung Nacken verhindert.

1.23 Lösung B

Eine reichliche Flüssigkeitszufuhr ist notwendig, um das durch Schwitzen verursachte Flüssigkeitsdefizit auszugleichen. Der Ausgleich ist wichtig, damit der Organismus einerseits zur Temperaturregulierung mehr schwitzen kann (s. Kommentar zu Frage 1.15), andererseits eine Exsikkose und somit eine zusätzliche Kreislaufbelastung vermieden wird.
Kohlenhydratreiche, eiweiß- und fettarme Kost: Kohlenhydrate, die mit der Nahrung aufgenommen werden, dienen dem Körper in erster Linie als Energielieferanten. Die Energie ist schnell verfügbar, nicht so bei Eiweißen und Fetten. Bei Fieberpatienten sind aufgrund der erhöhten Stoffwechsellage schnell verfügbare Energie zur Unterstützung des Organismus und Bekämpfung der fieberauslösenden Stoffe notwendig.

1.24 Lösung C

Sie gilt als die **komplikationsärmste** aller i.m. Techniken, da sich die Injektionsstelle (Abb. 1.24) in dem nerven- und gefäßarmen Muskelgewebe **des M. glutaeus medius** befindet. Die **exakte Feststellung** der **Spina iliaca anterior (vord. oberer Darmbeinstachel) superior**, der **Eminentia cristae (Punkte am Beckenkamm)** und des **Trochanter major (Großer Rollhügel)** ist unerlässlich, um die richtige Injektionsstelle lokalisieren zu können (Injektionsort maximal entfernt vom Nervenzug des Nervus ischiadicus).

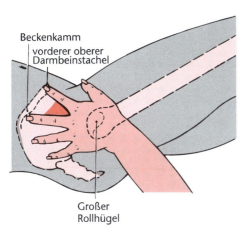

Abb. 1.24: Auffinden der Einstichstelle

1.25 Lösung C

Beim Anstieg der Körpertemperatur bei Fieber findet zuerst eine Sollwert-Verstellung statt, auf die der Körper dann mit temperatursteigernden Maßnahmen reagiert (z. B. Schüttelfrost). Dem entsprechen die Vorgänge bei Fieberabfall: Nach der Rückstellung der Soll-Temperatur auf physiologische Werte wird die tatsächliche Temperatur als „zu warm" registriert, und der Körper beginnt mit kühlenden Maßnahmen – z. B. Schwitzen.

1.26 Lösung D

Bei der Pflege eines tracheotomierten Patienten ist es notwendig, das Sekret auch aus den **unteren Luftwegen** abzusaugen. Damit können eventuelle Sekretansammlung und eine potentielle Infektionsquelle verhindert werden. Durch die **Inhalation** mit erwärmter und angefeuchteter Luft wird die fehlende Funktion des oberen Respirationstraktes (Erwärmung und Befeuchtung der Luft durch die Nasenschleimhaut) imitiert. Die **Anfeuchtung der Zimmerluft** hat diesbezüglich unterstützende Funktion. Ein Patient, bei dem diese wichtigen Maßnahmen unterlassen werden, entwickelt sehr schnell „Borken" aus getrockneter Schleimhaut in der Trachealkanüle (Abb.1.26) – eine erschwerte Atmung wäre die Folge.
In unmittelbarer Nähe des Patienten müssen **Ersatzkanülen** liegen, weil beim Abhusten des Patienten ein Schleimpfropf die Kanüle verstopfen kann und somit ein Ein- und Ausatmen unmöglich macht. Die Kanüle ist sofort zu wechseln, um für eine genügende Luftzufuhr zu sorgen und um ein Zusammenziehen des Tracheostomas zu verhindern.

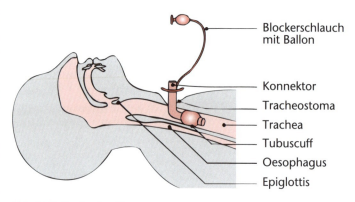

Abb. 1.26: Trachealkanüle

1.27

- **instabiler Thorax, Wirbelsäulenverletzungen, Rippenfrakturen** → Hier kann es durch die Erschütterung des Abklopfens zu Fragmentverschiebungen kommen.
- **Patienten mit Kopfverletzungen wie Schädel-Hirn-Trauma (SHT)** → Durch die zusätzliche Erschütterung kann das Krankheitsgeschehen verstärkt werden, z. B. intrakranielle Drucksteigerung.
- **Osteoporose** → Das Abklopfen könnte eine Spontanfraktur auslösen.
- **Herzinfarkt** → Ursache eines Herzinfarktes kann die Thrombose eines Herzkranzgefäßes sein. Durch die Erschütterung des Abklopfens könnte sich der Thrombus lösen.
- **Lungenembolie** → Durch das Abklopfen könnte sich der Thrombus lösen und weitere Schäden verursachen.

1.28 Lösung D

Die Einteilung der Dekubitalgeschwüre wird in jedem Examen verlangt und gehört auch sicherlich zum Grundwissen des gesamten medizinischen Personals.
Gradeinteilung nach Tiefenausdehnung:
I° – umschriebene Rötung mit Ödembildung; ohne Hautdefekt
II° – Hautdefekt oberflächlich, ohne Tiefenwirkung; Muskeln, Sehnen und Bänder sind noch nicht betroffen
III° – Hautdefekt reicht bis auf Periost; Muskeln, Bänder, Sehnen sind betroffen
IV° – Gewebszerfall mit Nekrose und evtl. Knochenbeteiligung

1.29 Lösung D

Knie-Ellenbogen-Lage → hoher Einlauf (Abb. 1.29.1)
Steinschnittlage → gynäkologische Lagerung (Abb. 1.29.2)
Trendelenburg-Lage → Schocklagerung (Abb. 1.29.3)
Quincke-Lagerung → Pneumonieprophylaxe (Abb. 1.29.4)

a)
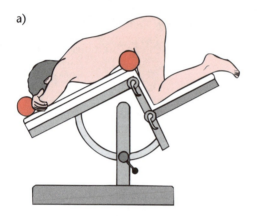
b)
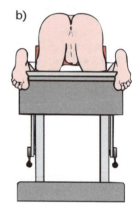

Abb. 1.29.1: Knie-Ellenbogen-Lage

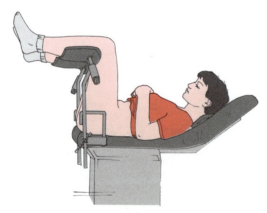

Abb. 1.29.2: Steinschnittlage

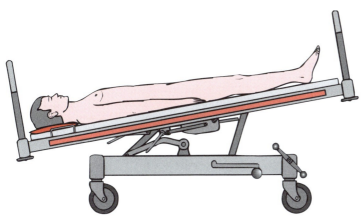

Abb. 1.29.3: Trendelenburg-Lage

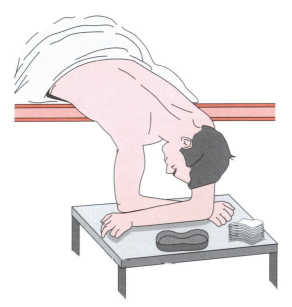

Abb. 1.29.4: Quincke-Lagerung

1.30 Lösung D

S. Kommentar zu Frage 1.19

1.31 Lösung E

Somnolenz bedeutet Benommenheit mit abnormer Schläfrigkeit. Es handelt sich um eine krankhafte leichtgradige Bewusstseinseintrübung. Der Patient **ist** allerdings **durch äußere Reize,** wie z. B. Ansprechen, Kneifen jederzeit **erweckbar.** Ursachen der Somnolenz können Medikamente, hohes Fieber und Bakteriengifte sein.

Tab. 1.31: Grade der Bewusstseinsstörung

Bewusstsein	Klinik
bewusstseinsklar	zeitlich, zur eigenen Person und örtlich voll orientiert
somnolent	zeitlich, zur eigenen Person und örtlich voll orientiert/ schläft häufig, ist aber durch Ansprache leicht erweckbar
soporös	nicht mehr durch Ansprache weckbar/nur stärkste Reize lösen noch gerichtete Reaktionen aus
komatös	bewusstlos, nicht mehr auf Schmerzreize reagierend (Glasgow-Coma-Scale)

1.32 Lösung A

Wadenwickel werden eingesetzt, um die Körpertemperatur zu senken. Dies bedeutet für den Organismus eine Belastung und kann mit Kreislaufproblemen wie Blutdruckabfall einhergehen. Das Gleiche gilt für fiebersenkende Medikamente. Die **Kombination Wadenwickel/fiebersenkende Medikamente** können eine Krisis auslösen, die einen **Kreislaufzusammenbruch** zur Folge haben kann. Die **Beobachtung** der **Harnkonzentration** gibt sowohl Aufschluss über die **Nierenfunktion** als auch über die **Blutvolumen-Verhältnisse.** Ein geringes zirkulierendes Blutvolumen bewirkt auch **eine verminderte Flüssigkeitsausscheidung** über die Niere. Die Menge der **harnpflichtigen Substanzen** bleibt aber gleich. Somit entsteht ein **hochkonzentrierter, oligurischer, dunkler Urin.** Ursachen sind z. B. **Flüssigkeitsverlust durch Schwitzen** (Fieber) oder **gastrointestinale Irritationen** (Erbrechen, Diarrhö).

Wird dieses Flüssigkeitsdefizit nicht ausgeglichen, kann es zu einer Nierenschädigung und Kreislauf- wie auch Bewusstseinsstörungen kommen.

1.33 Lösung B

S. Kommentar zu Frage 1.9

1.34

Um einen korrekten Wert bei der zentralen Venendruckmessung zu ermitteln, ist es notwendig, dass der zentrale Zugang richtig liegt (Abb. 1.34.1) und die Messtechnik ordnungsgemäß durchgeführt wird (Abb. 1.34.2).
Bei der ZVD-Messung wird der Blutdruck in den herznah gelegenen Venen gemessen. Somit sind Rückschlüsse auf den Füllungsdruck des rechten Vorhofs möglich.
Voraussetzung zur Messung ist, dass der Patient einen funktionstüchtigen und richtig positionierten zentralen Venenkatheter hat und **der Nullpunkt beim flachliegenden Patienten** korrekt bestimmt wird. **Der Nullpunkt entspricht der Höhe des rechten Vorhofs** und kann mit der Thoraxschublehre (Abb. 1.34.3) bestimmt werden. Um einen genauen Wert zu ermitteln, sollte der Patient **ca. 30 Minuten zuvor keiner Belastung ausgesetzt** werden.
Das ZVD-Messbesteck wird **mit 0,9%iger NaCl-Lösung** gefüllt.
Während des Messvorgangs wird die NaCl-Lösung in die obere Hohlvene infundiert.
Auf einer gewissen Höhe bleibt der Flüssigkeitsspiegel im Schenkel des Venendruck-Messsystems, der an einer Messskala befestigt ist, über der Hohlvene stehen. In diesem Moment ist der Gegendruck, der in der Vene herrscht, genauso groß wie das Gewicht der Flüssigkeitssäule.
Da der Blutdruck in den intrathorakalen Venen gemessen wird, treten bei der Messung **atemabhängige Schwankungen** auf, die beim Ablesen des Wertes zu berücksichtigen sind.

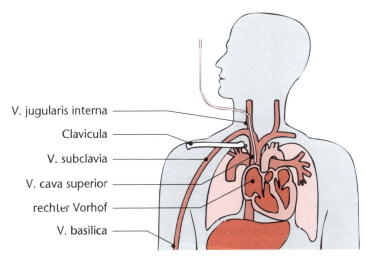

Abb. 1.34.1: Zentrale Zugänge

142

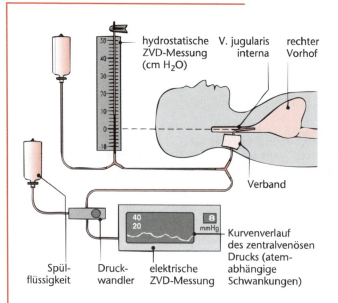

Abb. 1.34.2: Messmöglichkeiten des ZVD

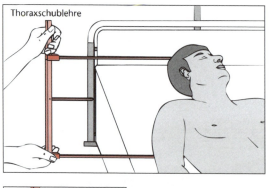

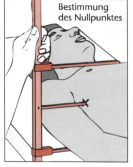

Abb. 1.34.3 a + b: Bestimmung des Nullpunktes

1.35 Lösung E

S. Kommentar zu Frage 1.1

1.36 Lösung C

Beinhochlagerung (Abb. 1.36.1) → **Förderung des venösen Rückflusses**
Durch die Lagerung wird entsprechend der Schwerkraft der venöse Rückfluss beschleunigt.
Beintieflagerung (Abb. 1.36.2) → **Förderung der arteriellen Durchblutung**
(s. Kommentar zu Frage 1.2).
Oberkörperhochlagerung (Abb. 1.36.3) → **Atemerleichternde Lagerung**
Bei dieser Lagerung wird der Brustkorb erweitert, besonders dann, wenn die Arme so gelagert sind, dass der Schultergürtel angehoben ist.
Seitenlagerung (Abb. 1.36.4 a + b) → **Dekubitusprophylaxe**
Bei der Seitenlage werden gefährdete Körperstellen von Druck entlastet (gemeint ist eine 30-Grad-Seitenlagerung, nicht 90-Grad-Lagerung).
Trendelenburg-Lagerung (Abb. 1.29.3) → **Schock**
In dieser Kopftieflage können die lebenswichtigen Organe des Körpers besser durchblutet werden.
Douglas-Lagerung (Abb. 1.36.5) → **eitrige Peritonitis**
In dieser Lage sammelt sich das entzündliche Exsudat am tiefsten Punkt, die Bauchdecken werden entlastet.

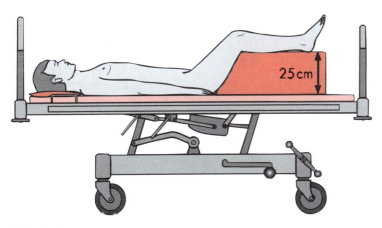

Abb. 1.36.1: Beinhochlagerung

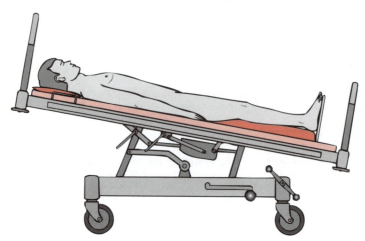

Abb. 1.36.2: Beintieflagerung

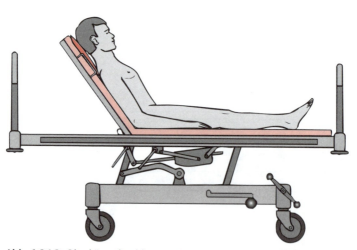

Abb. 1.36.3: Oberkörperhochlagerung

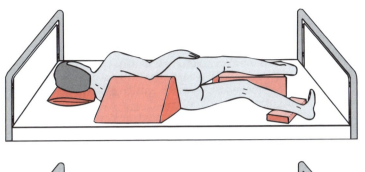

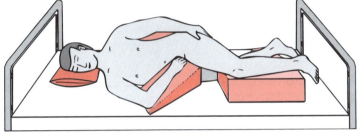

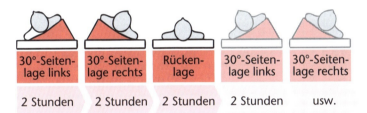

30°-Seitenlage links	30°-Seitenlage rechts	Rückenlage	30°-Seitenlage links	30°-Seitenlage rechts
2 Stunden	2 Stunden	2 Stunden	2 Stunden	usw.

Abb. 1.36.4 a + b: Seitenlagerung

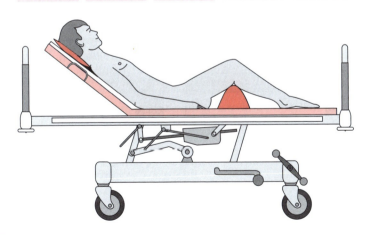

Abb. 1.36.5: Douglas-Lagerung

1.37

- **Druck, Zeit der Druckeinwirkung, Disposition des Patienten** →
Bei einem Auflagedruck, der größer als 30 mmHg ist, werden die Blutgefäße komprimiert mit der Folge, dass die Durchblutung und damit die Versorgung des umliegenden Gewebes mit Sauerstoff und Nährstoffen und ebenso der Abtransport der Schlackenstoffe unterbrochen ist. Dadurch entstehen irreversible Gewebsschädigungen und ggf. Nekrosen.
Je kürzer die Einwirkzeit des Drucks, desto geringer sind die o. g. Auswirkungen.
Zur Disposition (Veranlagung) des Patienten gehören: Immobilität, schlechter Allgemeinzustand, Durchblutungsstörungen, Stoffwechselstörungen, Inkontinenz, Kachexie, Adipositas.

1.38 Lösung C

S. Kommentar zu Frage 1.34

1.39 Lösung D

Gefäßkontraktion → Bei einem Kältereiz am menschlichen Organismus bewirkt der Sympathikus eine Verengung der Blutgefäße.
Temperatursenkung → Der Wärmetransport erfolgt über das Blutgefäßsystem. Man kann zwei Arten von Kälteanwendungen zur Temperatursenkung unterscheiden:
1. Feuchte Kälte (z. B. Wadenwickel): Die Temperatursenkung wird durch die Verdunstung erzielt, d.h. Wasser benötigt zum Verdunsten Wärme. Diese wird den Gefäßen, die unter der Haut liegen, entzogen.
2. Trockene Kälte (z. B. Kühlelemente): Werden Kältequellen auf Körperbereiche, wo große Arterien oberflächlich verlaufen (z. B. Achselhöhle, Nacken, Hals, Herzregion, Kniekehle, Ellenbeuge, Leistenbeuge) gelegt, sinkt die Temperatur, da der Wärmetransport über das Blutgefäßsystem erfolgt.

Eine Beschleunigung des Stoffwechsels und eine Vasodilatation werden durch Wärme, eine Ödemreduzierung durch Beseitigung der Ursache erreicht.

1.40 Lösung B

Eine „Bilanz" ist definiert als die Differenz zwischen Flüssigkeitszufuhr und Flüssigkeitsausscheidung.
Ist die **Flüssigkeitszufuhr höher als der Verlust**, spricht man von einer **Plusbilanz** oder positiven Bilanz.
Ist die **Flüssigkeitszufuhr geringer als der Verlust**, spricht man von einer **Minusbilanz** oder negativen Bilanz.
Von einer **ausgeglichenen Bilanz** spricht man, wenn die **Flüssigkeitszufuhr** und der -verlust gleich hoch sind („Einfuhr = Ausfuhr").
Bei einer **effektiven Bilanz** sollte daran gedacht werden, dass der Flüssigkeitsverlust über Lunge, Haut, Darm und der Flüssigkeitsgewinn durch das Oxidationswasser mitberechnet (mit-„kalkuliert") wird.

1.41 Lösung C

Die **Hochlagerung** des betroffenen Beins bewirkt eine Verbesserung des venösen Rückflusses. Hierdurch wird der für die Thrombose häufig verantwortliche orthostatische Druck (Venendruck im Stehen oder bei Beintieflagerung) vermindert, und das venöse Blut muss nicht gegen die Schwerkraft arbeiten – das Blut kann schneller und ungehinderter über Kollateralen anfließen.
Bei einer tiefen Beinvenenthrombose besteht ein hohes Risiko, dass sich der Thrombus löst und eine Embolie auslöst. Um dies zu vermeiden, soll ein Pressen beim Stuhlgang und ein damit verbundener erhöhter Druck im Bauchraum vermieden werden. Daher ist für **weichen Stuhlgang** zu sorgen.
Bei einer Beinvenenthrombose kommt es durch venöse Abflussstörungen zu Ödemen. Mit kühlenden **Alkoholdunstverbänden** (20- bis 30%iger Alkohol) kann ein Abschwellen und eine Schmerzlinderung erreicht werden.

1.42 Lösung A

Das **Wasserschloss** dient vor allem dem Schutz vor Raumlufteintritt und dem Nachweis für eine effektive Verbindung zwischen Pleurahöhle und Drainage, d. h. das System ist durchgängig. Deutlich wird dies durch ein Heben und Senken des Wasserschlosses bei In- und Exspiration. Des Weiteren ist das Wasserschloss ein Maßstab für den intrapleuralen Druck.
Manipulationen sind nur mit **abgeklemmtem Drain** durchzuführen, z. B. Wechseln des Drainagesystems, um einen Lufteintritt in den Pleuraspalt zu verhindern und damit einem Spannungspneumothorax vorzubeugen.
Unter normalen Bedingungen werden die beiden Pleurablätter durch einen Unterdruck im Pleuraspalt zusammengehalten. Dringt nun Flüssigkeit oder Luft in den Pleuraspalt, so wird der Unterdruck unterbrochen, die Lunge kollabiert. Im Allgemeinen gilt ein Saugdruck von **15 bis 20 cmH$_2$O**. Bei höherer Saugleistung kann eine Schädigung durch z. B. Ansaugen des empfindlichen Lungengewebes eintreten. Eine niedrigere Saugleistung kann die Lunge an ihrer vollen Entfaltung behindern (s. Abb. 3.2.2).

1.43 Lösung C

S. Kommentar zu Frage 1.19 und 1.30

1.44 Lösung D

Bei Patienten, die mit unklaren Bauchschmerzen im Krankenhaus aufgenommen werden, können verschiedene Verdachtsdiagnosen wie z. B. Ileus, Appendizitis, Magenulkus vorliegen. Da u. U. eine sofortige Laparotomie indiziert sein kann oder Untersuchungen, für die der Patient nüchtern sein muss, darf der Patient in der o. g. Situation **nichts essen und trinken**.

1.45 Lösung B

Die **Säuberung** der Haut im Umfeld des Stomas **erfolgt** wie bei septischen Wunden zum Stoma hin, damit Stuhlsekret nicht weiter in die nähere Hautumgebung verbreitet wird.
Zur Reinigung benötigt man **warmes Wasser** und eine nicht reizende, **unparfümierte Seife**.

1.46 Lösung D

Nach einer Tonsillektomie besteht in der Regel bis zum ersten postoperativen Tag eine Nachblutungsgefahr.
Um bei einer Nachblutung eine Aspiration zu vermeiden, ist eine **Oberkörperhochlage** indiziert.

1.47 Lösung B

Beim Gewinnen von Sputum zu diagnostischen Zwecken soll der Patient **nüchtern**, vor dem Zähneputzen Sputum abgeben.
Damit ist gewährleistet, dass das Untersuchungsmaterial durch Speichel, Essens- oder Zahncremereste nicht verfälscht wird.
Mit der Sputumuntersuchung sollen primär Erkrankungen der Bronchien diagnostiziert werden. Daher soll das **Sputum** auch **aus den Bronchien** und nicht aus dem Rachenraum abgehustet werden.

1.48

Bei Patienten, die keinen Urin oder zu geringe Urinmengen produzieren, können zum einen die harnpflichtigen Substanzen (z. B. Harnstoff, Harnsäure) nicht ausgeschieden werden, zum anderen kann der Säure-Basen-Haushalt entgleisen.
Zu den pflegerischen Aufgaben bei diesen Patienten gehören:
- **Berechnung der Bilanz und die ZVD-Kontrolle**, um eine Überwässerung des Patienten zu verhindern.
- **parenterale Ernährung:** Patienten mit Nierenversagen befinden sich in einer katabolen Stoffwechsellage. Der erhöhte Eiweißabbau und der Eiweißverlust über die Nieren bedingen einen erhöhten Kalorienbedarf, der bei Vorliegen weiterer typischer Symptome (Bewusstseinseintrübung, Übelkeit und Erbrechen) oft nur noch parenteral gedeckt werden kann.
- **Bewusstseinskontrolle:** Durch den Anstieg der harnpflichtigen Substanzen im Blut kann es zu einer Bewusstseinseintrübung kommen.
- **Sorgfältige Körperpflege, Dekubitusprophylaxe:** Da es sich um ein schweres Krankheitsbild handelt, ist der Patient in der Regel nicht mehr in der Lage, selbstständig seine Körperpflege durchzuführen. Aufgrund seiner Immobilität ist er dekubitusgefährdet.
- **Zentraler Venenkatheter:** Hat der Patient einen ZVK, sind alle damit verbundenen Regeln zu beachten.

1.49 Lösung C

Schmerz ist ein wichtiges **Warnsymptom,** das anzeigt, dass im somatischen/ psychischen Bereich eines Menschen eine „Bedrohung" stattfindet. Eine sofortige Therapie ist nur dann indiziert, wenn dem Arzt/der Ärztin die Ursache des Schmerzes bekannt ist. Sollte z. B. ein Patient/eine Patientin mit unklaren Bauchschmerzen analgesiert werden, so reduziert sich die Schmerzsymptomatik und beispielsweise könnte eine vorliegende Appendizitis verkannt werden.

1.50 Lösung C

Bei großflächigen Verbrennungen treten neben örtlichen Schädigungen (offene Wunden, Brandblasen, Nekrosen) auch Allgemeinstörungen auf, die bedingt sind durch Flüssigkeits-, Eiweiß- und Elektrolytverlust. Die Haut als Schutzorgan fällt aus. Das bedeutet, Krankheitserreger können ungehindert in den Organismus eindringen. Körperflüssigkeiten und andere lebensnotwendige Stoffe wie Eiweiß und Elektrolyte gehen über die zerstörte Haut verloren. Die Menge der Exsudation kann das Blutvolumen weit übertreffen, d. h. 10 % und mehr des Körpergewichtes betragen.
Die Niere wird bei schweren Verbrennungen stark belastet. Ihre stündliche Funktionskontrolle mit Hilfe eines **Blasenkatheters** ist von enormer Bedeutung. Die Belastung der Niere erklärt sich aus der Hypovolämie, die durch die hohe Exsudation entsteht und kann sich in Oligurie und Anurie ausdrücken. Zudem kann es, bedingt durch Verbrennungstoxine im Blut, zum akuten Nierenversagen im Rahmen eines Schocks kommen.
Der Gebrauch von **steriler Wäsche** wird zur Infektionsprophylaxe eingesetzt, da die Haut ihre natürliche Schutzfunktion verloren hat.

1.51

Da die Nachblutungsgefahr i. d. R. bis zum ersten postoperativen Tag besteht und die Operationswunde geschont werden muss, soll bei der Auswahl der Speisen und Getränke auf die **Temperatur** (nicht zu heiß, sonst Vasodilatation und Blutungsgefahr), auf die **Konsistenz** (weich) und die „**Schärfe**" (Alkohol, Pfeffer etc.) geachtet werden.
Folgende Nahrungsmittel sind zu vermeiden:
Getränke: Kaffee, Tee, Kakao, Brühe, alle alkoholischen Getränke
Speisen: Nüsse, knuspriges Brot, Schokolade, paniertes Fleisch, Obst
Gut ist kühlende und weiche Nahrung, die Hunger und Durst gleichzeitig stillt, wie z. B. Eis.

1.52 Lösung E

Bei psychisch Kranken soll die **Eigeninitiative** in allen genannten Bereichen gefördert werden. Um eine Entwicklung feststellen zu können, ist eine sorgfältige Beobachtung notwendig.

1.53 Lösung C

Die **Reinigung von Gebissprothesen** unter fließendem Wasser erschwert eine Keimbesiedlung. Sollte die Prothese im Reinigungsvorgang aus der Hand gleiten, so verhindert der stehende Wasserspiegel im Becken größeren Schaden.
Aus hygienischen Gründen sollten Handschuhe getragen werden, nicht nur zum Eigenschutz, sondern auch zum Schutz der Patienten vor fremden Keimen.
Der Prothesenträger besitzt eine empfindliche Zahnfleisch- und Kieferknochenstruktur. Eine optimale Anpassung der Prothese an die anatomischen Gegebenheiten bedingt den einwandfreien Prothesensitz. Das längere Auslassen dieses Hilfsmittels führt zu einer Zahnfleisch- bis Knochenveränderung, so dass der Prothesensitz danach nicht mehr gewährleistet ist. **Aus diesem Grunde ist eine Prothese möglichst unmittelbar nach Reinigung wieder einzusetzen.**

1.54 Lösung D

Als Alternative zu elastischen Strümpfen eignen sich auch elastische Binden zur Thromboseprophylaxe. Besonders immobile und adipöse Patienten, bei denen die elastischen Strümpfe sich gerne in den Kniekehlen aufwickeln, sollten mit elastischen Binden versorgt werden. Richtig angelegt bewirken beide Systeme eine Kompression der Gefäße und regen eine Durchblutungsförderung an. Weiterhin erhöht sich die Durchblutungsgeschwindigkeit bei komprimierten Gefäßen, so dass die Gefahr einer Thrombose durch Stase in den Venen effektiv verringert wird. Entscheidend ist, das Blut in den Gefäßen entlang der Fließrichtung des venösen Blutes auszustreichen, also immer von unten nach oben (distal nach proximal) wickeln.
Die Wickel müssen festhaltend gleichmäßig angelegt werden, um einer Schwellungsneigung des Gewebes ober- und unterhalb der Binde vorzubeugen. Neben aufsteigenden Wickeltouren, bei denen die vorhergehende Tour zur gleichmäßigen Druckkontinuität bis zur Hälfte bedeckt sein muss, bietet sich an den Arealen mit wenig Weichteil (Knöchel, Gelenke) das Wickeln von Achtertouren an. Bei der richtigen Anlage des Verbandes steht der Fuß im rechten Winkel zum Unterschenkel.

 Beine mit arteriellen Durchblutungsstörungen niemals wickeln!

1.55 Lösung C

Bei der AML handelt es sich um eine unkontrollierte, bösartige Wucherung der weißen Blutkörperchen (Leukozyten). Während die andere akute Leukämieform, die ALL, häufig bei Kindern vorkommt, tritt die akute myeloische Leukämie überwiegend im Erwachsenenalter auf. Die Patienten leiden im Rahmen der Erkrankung unter gehäuften Infektionen, bei denen es schnell zum Vollbild einer Sepsis kommen kann. Die ohnehin krankheitsbedingt geschwächte Abwehrsituation des Organismus wird zusätzlich durch eine erforderliche Zytostatikatherapie angegriffen. Um den Patienten vor zusätzlichen Infektionen zu schützen, muss dieser unbedingt isoliert werden. In diesen Fällen spricht man von einer so genannten Umkehrisolierung oder protektiven Isolierung. Der Patient soll vor den Keimen seiner Umgebung geschützt werden. Die notwendigen pflegerischen Maßnahmen stellen eine hohe Anforderung an eine pflegerische Einheit dar.

1.56 Lösung C

Während der onkologischen Behandlung mit ionisierenden Strahlen leiden auch gesunde Körperzellen des Patienten. Insbesondere die bestrahlte Haut ist sehr empfindlich und neigt zu Rötungen und Schwellungen. Um Hautgeschwüre (Ulzera) wie auch sonstige Läsionen zu vermeiden, darf die bestrahlte Haut auf keinen Fall gebürstet oder gekratzt werden. Es ist zu beachten, dass jegliche Wunde eine potentielle Eintrittspforte für Erreger ist. Um eine entsprechend angepasste Hautpflege zu ermöglichen, bietet sich das mehrmals tägliche Einpudern mit einem neutralen, unparfümierten Puder an. Die ohnehin trockene Haut darf auf keinen Fall einer zusätzlichen Sonnenbestrahlung ausgesetzt werden, da sie noch Wochen später unter der Bestrahlung leidet und keine natürliche Schutzfunktion mehr besitzt. Die Patienten sind besonders anfällig für den „Sonnenbrand". Eine solche Verletzung der Haut kann wegen des gestörten Reparaturmechanismus der Haut schwerwiegende, sogar tödliche Folgen nach sich ziehen.

1.57 Lösung B

Ressourcen sind die Fähigkeiten eines Patienten, die zu seiner Gesundung beitragen. Das Ziel der Pflege besteht nicht nur im Erkennen des Gebrechens, sondern besonders in der Wahrnehmung der Fähigkeiten, die ein Patient für sich noch nutzen kann. Bei jedem Pflegeproblem stellt sich also die Frage: Wie kann ich helfen, wie kann sich der Patient helfen (Selbstpflege)? Die noch vorhandenen Fähigkeiten des Patienten (Ressourcen) sind unbedingt zu unterstützen. Als Beispiel reichen die Pflegenden einem Hemiplegiker (Halbseitengelähmter) nicht einfach die Nahrung, weil es schneller geht, sondern sie unterstützen seine noch vorhandenen motorischen Fähigkeiten mit geeignetem Besteck und lassen ihm ausreichend Zeit zur selbsttätigen Nahrungsaufnahme.
Leider wird von manchen Patienten und Angehörigen diese Form der Pflegeproblembewältigung nicht akzeptiert. Schnell entsteht der Vorwurf, dass die Pflegenden sich nicht um die Patienten kümmern möchten. Aus diesem Grunde sollten die Pflegenden mit den Patienten immer über die Wichtigkeit der Förderung ihrer Ressourcen für ihren Genesungsprozess sprechen.

1.58 Lösung C

Bei Anlage eines suprapubischen Katheters wird der Katheter über die Bauchdecke in die gefüllte Blase eingeführt und als langdauernde künstliche Harnableitung fixiert. Gegenüber der noch häufig angewandten transurethralen Methode (Harnableitung über die Harnröhre) bietet der suprapubische Katheter die Vorteile der leichteren Pflege und der geringeren Infektionsgefahr. Zudem bleiben die häufig vorkommenden mechanischen Verletzungen der Harnröhre aus. Da sich die Anlage eines suprapubischen Katheters in der Anlage etwas aufwendiger gestaltet, werden vornehmlich Patienten damit versorgt, bei denen die künstliche Harnableitung über einen längeren Zeitraum erwogen wird. Denken Sie daran, die Infektion der ableitenden Harnwege durch künstliche Harnableitung ist immer noch die Nummer eins unter den iatrogenen Infektionen (durch medizinisches Personal herbeigeführt).

1.59 Lösung D

Durch anhaltenden Druck auf ein bestimmtes Hautareal neigt die betreffende Stelle zur Dekubitusentwicklung (Druckgeschwür). Decubiti können durch schlecht liegende Lagerungsmittel oder Falten in der Bettwäsche ausgelöst werden und entstehen bevorzugt über Knochenvorsprüngen. Die lokale Druckeinwirkung verursacht eine reduzierte Durchblutung und somit eine unzureichende Sauerstoffversorgung. Das Zugrundegehen der Zellen ist abhängig von der Dauer der Druckeinwirkung. Nach einer Druckbelastung von ca. zwei Stunden sterben die ersten Zellen ab, es folgt die Nekrose (Gewebstod). Besonders gefährdet sind Patienten mit reduziertem Schmerzempfinden oder immobile Patienten, da sie die Schmerzen nicht wahrnehmen oder nicht selbstständig für eine ausreichende Druckentlastung sorgen können.

Besondere Risikofaktoren lassen eine Zellschädigung bereits deutlich unter einem Zeitraum von zwei Stunden entstehen und verlangen einen individuellen Lagerungsplan: Fieber, feuchtes Milieu, Kachexie, Adipositas, intravasaler Volumenmangel und Diabetes mellitus.

1.60 Lösung B

Das Kondom-Urinal wird über den Penis gestülpt und ist über einen Schlauch mit einem Harnauffangbeutel verbunden, um den unwillkürlichem Harnabgang (Inkontinenz) zu beherrschen. Es ist innenseitig mit einer leichten Klebeschicht behaftet und kann somit direkt auf die Penishaut geklebt werden. Zu diesem Zweck sollte vorher die Schambehaarung des Mannes entfernt werden, um beim täglichen Wechsel des Urinals (2) keine Schambehaarung herauszureißen und es sicher abzudichten. Um auftretende Druck- und Schnürstellen im Vorfeld zu vermeiden, sollte das Kondom-Urinal vollständig abgerollt werden. Da bei dieser Methode kein Fremdkörper (Katheterschlauch) in die Harnröhre geschoben wird, ist das Infektionsrisiko als gering anzusehen. Allerdings setzen ein täglicher Wechsel und gute hygienische Bedingungen einen komplikationslosen Verlauf beim Umgang mit dem Kondom-Urinal voraus. Zu beachten sind Hautreaktionen auf Material- und Klebefläche.

1.61 Lösung D

Beim Erysipel (A) handelt es sich um eine so genannte Wundrose, bei der Bakterien (meist Streptokokken) schon über Minimalverletzungen für Entzündungen sorgen. Bezeichnend sind die klassischen Entzündungszeichen wie starke Rötung, Überwärmung und Ödembildung. Das Erysipel ist infektiös und erfordert deshalb die strenge Einhaltung der Hygienevorschriften (3). Die medizinische Behandlung besteht vorwiegend in gezielter Antibiotikatherapie.

Perichondritis (B) bedeutet Knorpelhautentzündung; im engeren Sinne ist meist eine Entzündung der Ohrmuschel-Knorpelhaut gemeint. Diese tritt u.a. durch eine Verletzung oder postoperativ auf. Da es sich hier ebenfalls um eine bakterielle Infektion handelt, wird diese auch hier antibiotisch behandelt. Prophylaktisch sollten Verletzungen und Operationswunden an der Ohrmuschel gut gepflegt und behandelt werden. Bleibt eine Infektion unbehandelt, kann es als Komplikation zu einer dauerhaften Verdickung der Ohrmuschel kommen (Ringerohr).

Bei Entzündungen des Gehörganges (C) handelt es sich in der Regel ebenfalls um eine bakterielle Infektion. Begünstigt wird diese Form der Entzündung durch Staub, schmutziges Badewasser oder mechanische Manipulationen mit Wattestäbchen. Der betroffene Gehörgang sollte vorsichtig gereinigt werden, anschließend erfolgt die Einlage von salbengetränkten Gazestreifen und Infrarotbestrahlung.

1.62 Lösung E

Während die Schmerzschwelle („ab wann verspüre ich Schmerzen") bei allen Menschen ungefähr gleich ist, verhält sich die Schmerztoleranz jedes einzelnen Menschen unterschiedlich. Durch die unterschiedlichen Erkrankungen weiß man, wann die Schmerzschwelle bei einem Menschen erreicht ist.

Die Schmerztoleranz dagegen ist u. a. abhängig von der Erziehung und den subjektiven Erfahrungen eines Patienten. Unterschiedliche Kulturen haben unterschiedliche Erziehungs- und Äußerungsformen bei Schmerzempfindung. Gleiches gilt für das erlernte Maß an Selbstbeherrschung. Menschen mit chronisch schmerzhaften Erkrankungen tolerieren oft mehr Schmerzen; würde man einem Gesunden einen gleich intensiven Schmerz zufügen, wäre ein deutlicher Unterschied in der Schmerztoleranz zu bemerken. Andauernde und häufige Schmerzen (z. B. Krebsleiden) verändern die Verhaltensweisen von Menschen. Folgekrankheiten wie Depressionen oder Magengeschwüre kennzeichnen den psychosomatischen Einfluss des Schmerzes auf unser Wohlbefinden.

Patienten mit einem hohen Bedarf an Schmerzmitteln müssen nicht unbedingt Schmerzen haben, es kann auch eine Medikamentenabhängigkeit vorliegen. Ein auffällig erhöhter Bedarf an Schmerzmitteln ist deswegen unbedingt einem Arzt mitzuteilen!

1.63 Lösung: Verdunstungskälte

Bei der Anlage von feucht-kalten Wickeln wird dem Körper Wärme entzogen. Leider ist diese Behandlung erhöhter Temperatur zugunsten der medikamentösen Behandlung in den Hintergrund gedrängt worden. Die Anlage feucht-kalter Wadenwickel bei einem Fiebernden kann erheblich zur Normalisierung der Körpertemperatur beitragen. Die Wickel sollten freiliegend bleiben; bei Abdecken kann erstens keine Verdunstung stattfinden, zweitens kommt es nach Angleichen von Körper- und Wickeltemperatur zum Wärmestau.
Feucht-kalte Wickel dienen zudem der Schmerzlinderung bei verletzungsbedingten Schwellungen (verstauchter Knöchel).

1. 64 Lösung E

Patienten mit einem Hörsturz (Tinnitus aurium) klagen über rauschende, pfeifende oder klingelnde Geräusche im Ohr. Dies stellt eine starke Belastung für den Betreffenden dar. Eine zu starke Lärmexposition in Beruf oder Freizeit wird häufig als Ursache angenommen. Aber auch Stress ist ein nicht zu vernachlässigender Faktor. In vielen Fällen kann der Grund für einen Hörsturz jedoch nicht eindeutig gefunden werden. Schlafstörungen und vegetative Dysregulationen (Kopfschmerz u. Ä.) begleiten das Krankheitsbild. Die Therapie besteht in der frühzeitigen Gabe von durchblutungsfördernden Infusionen und dem Weglassen der vermutlich auslösenden Faktoren. Ein zusätzlicher Schwindel kann für Durchblutungsstörungen als Ursache sprechen.

1.65 offizielle Lösung D (meiner Meinung nach A)

Die Zystoskopie (Blasenspiegelung) ermöglicht die Betrachtung und Beurteilung der Harnblase von innen. Weitere Bereiche, die mit Hilfe der Zystoskopie beurteilt werden können, sind Form und Lage der Harnleitermündungen sowie das Vorliegen von Raumforderungen.
Um die Schleimhaut der Blase beurteilen zu können, sollte diese weitgehend entfaltet sein. Außerdem ist das Vorschieben des Zystoskops in eine gefüllte Blase ungefährlicher. Die Harnblase wird während der Untersuchung über eine Leitung am Endoskop mit sterilen Lösungen gespült.
Für den Fall, dass unvorhergesehene Komplikationen auftreten, welche eine Intubation und Vollnarkose erforderlich machen, sollte der Patient grundsätzlich ohne Zahnprothese zur Untersuchung kommen. Das Enfernen von Schmuck geschieht vorsorglich, falls eine Blutstillung mittles Thermokauter erfolgt, sonst könnten hier Verbrennungen auftreten.
Wenn die Durchführung weiterer Maßnahmen geplant ist (z. B. die retrograde Darstellung von Harnleitern und Nierenbecken mit Kontrastmittel), sind abführende Maßnahmen am Vortag ebenfalls angezeigt.

1.66

Kosmetika wie Nagellack, Lippenstift u. a. verdecken die Körperpartien, an denen Hautverfärbungen zuerst wahrgenommen werden können. Zyanose (Blaufärbung) bei Sauerstoffmangel ist an Lippen, Fingernägeln und z. B. Ohrläppchen, Blässe bei Blutarmut an mehreren Hautpartien schnell zu erkennen. Zudem spielt die Hygiene eine wichtige Rolle. Im kosmetisch bedeckten Bereich ist eine Desinfektion nicht möglich.

HERZ-, LUNGEN- UND KREISLAUF-ERKRANKUNGEN

2.1 Lösung E

- **Blutdruckabfall** ist ein Anzeichen für eine beginnende bzw. sich verschlimmernde Herzinsuffizienz.
- **Herzrhythmusstörungen** nach Herzinfarkt entstehen entweder durch Störungen der Reizbildung (z. B. bei Schädigung des Sinusknotens) oder durch Störungen der Erregungsleitung (Umwandlung von zerstörten Herzmuskelzellen in Narbengewebe). Die Schädigung des Sinusknotens äußert sich als Bradykardie.
- **Atemnot** ist als Hinweis auf eine körperliche Überanstrengung oder eine beginnende Herzinsuffizienz zu bewerten.
- Bei erneut auftretender **Körpertemperaturerhöhung** sollte als Ursache an eine Perikarditis gedacht werden, aber auch an das Resorptionsfieber, das ca. 12 Stunden nach einem Herzinfarkt auftreten kann. Mit einer Temperaturerhöhung steigt die Pulsfrequenz. Dies bedeutet eine vermehrte Herzarbeit/-leistung.

Alle genannten Antworten sind Symptome, die auf beginnende Komplikationen nach einem Herzinfarkt hinweisen können.

2.2 Lösung C

Azidose → Die Kussmaul-Atmung ist durch eine sehr tiefe, regelmäßige Atmung gekennzeichnet. Zu Beginn ist die Atemfrequenz häufig verlangsamt und im späteren Verlauf gesteigert.
Vorzufinden ist dieser Atemtyp bei Stoffwechselerkrankungen, die mit einer Azidose (Übersäuerung des Blutes) einhergehen, wie z. B. bei einem diabetischen Koma.
Eine Verringerung der Übersäuerung des Blutes wird teilweise durch die Ausatmung erreicht. Ferner ist die Ausatmungsluft durch einen obstartigen Geruch charakterisiert (Abb. 2.2).

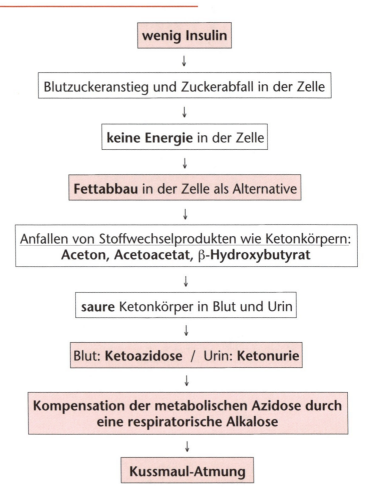

Abb. 2.2: Entstehung einer metabolischen Azidose am Beispiel eines Diabetikers

2.3 Lösung C

Oberkörper tief lagern, Bein hoch lagern → Schocklagerung. Diese Lagerungsart dient der Auffüllung des zentralen Blutvolumens. Der Blutrückstrom zum rechten Herzen wird gefördert, ein Versacken von Blut in den unteren Extremitäten wird vermieden.

2.4 Lösung C

Die Mobilisation wird stufenweise gesteigert → In der Herzinfarktbehandlung hat sich eine stufenweise Mobilisation des Patienten bewährt. Maßgebend für die Mobilisation sind die Schwere, der Verlauf des Infarktes und der individuelle Zustand des Patienten. Die Mobilisationsstufen müssen regelmäßig individuell für den Patienten vom Arzt festgelegt werden.
Grundsätzlich lässt sich die Mobilisation in drei Schritte einteilen:
1. Der Patient hat Bettruhe.
2. Der Patient darf in den Lehnstuhl.
3. Der Patient erhält eine Gehschule.

In den ersten Stunden ist strengste Bettruhe angezeigt → Die Behandlung eines Herzinfarktpatienten erfolgt zuerst auf einer Intensivstation, da es sich hier um eine lebensbedrohliche Erkrankung handelt, die häufig mit Komplikationen wie Herzrhythmusstörungen einhergeht. Vorrangiges Ziel ist es in den ersten Stunden, die Infarktgröße zu begrenzen und Komplikationen zu vermeiden. Die Bettruhe dient der Entlastung des Herzens (s. Kommentar zu Frage 2.1).

2.5 Lösung B

Oberkörperhochlagerung bei Asthma, um eine bessere Belüftung der Lungen und den Einsatz der Atemhilfsmuskulatur zu ermöglichen → Beim Asthma bronchiale kommt es zu anfallsweise eintretender Atemnot, die durch eine Kontraktion der Bronchialmuskulatur, eine gestörte Schleimsekretion und eine Schwellung der Schleimhaut verursacht wird. Insbesonders ist die Ausatmung erschwert. Durch die Oberkörperhochlagerung ist eine bessere Belüftung zu erreichen, da die Atemluft leichter einfließen kann. Durch die Erweiterung des Brustkorbes und mit Hilfe der Atemhilfsmuskulatur wird die Ausatmung unterstützt.

2.6 Lösung B

Die Herzinsuffizienz wird als das Unvermögen des Herzens, ein bestimmtes Herzschlagvolumen/Herzminutenvolumen aufzubauen, definiert.
In der Frage wird eine Herzinsuffizienz mit drohendem Lungenödem beschrieben, demnach handelt es sich wahrscheinlich um eine Linksherzinsuffizienz. Hier nämlich staut sich das Blut vor dem linken Herzen, also primär in die Lunge. Durch den erhöhten pulmonalarteriellen Druck = PAD (erhöhter Blutdruck in den Lungengefäßen) kommt es zu einem vermehrten druckbedingten Austritt von Flüssigkeit in das Lungengewebe, es entsteht ein Lungenödem.
Die **halbsitzende Lagerung, Beine tief,** bewirkt, dass das linke Herz nicht noch gegen einen erhöhten Widerstand in der Aorta anpumpen muss, es wird entlastet. Zusätzlich werden diese Patienten digitalisiert (s. Kommentar zu Frage 2.9) und mit Diuretika behandelt.

2.7 Lösung D

Wattepackung wird locker angewickelt → Dies dient zur Warmhaltung bzw. als Wärmespender der betroffenen Extremität und verhindert Druckstellen an der Auflagefläche.

Zur kurzen Wiederholung noch einmal die vier Stadien der AVK nach Fontaine-Ratschow:
I. Beschwerdefreiheit
II. Belastungsschmerz = Claudicatio intermittens
a) Gehstrecke > 200 Meter
b) Gehstrecke < 200 Meter
III. Ischämischer Ruheschmerz
IV. Nekrose/Gangrän

2.8 Lösung C

Der Patient sollte möglichst am OP-Abend an die Bettkante gesetzt werden → Diese Antwort ist nur bedingt richtig. Der Patient sollte am OP-Abend aufstehen und ein paar Schritte laufen, um den venösen Rückfluss durch Aktivierung der Muskelpumpe zu fördern. Setzt man den Patienten an die Bettkante, kommt es im Bereich der Hüfte und des Knies zu einer Abknickung, was eine Minderdurchblutung der Beine/des betroffenen Beines bedeutet. Wichtig ist, dass der Patient bei der Mobilisation einen Kompressionsverband an den Beinen trägt.

2.9

- **Bradykardie, Arrhythmie, Farbsehen, Bigeminus, Ohrensausen, Übelkeit, Erbrechen** → Digitalispräparate werden zur Behandlung der Herzinsuffizienz oder von Herzrhythmusstörungen eingesetzt. Sie besitzen nur eine geringe „therapeutische Breite". Hiermit ist gemeint, dass die Blutkonzentration, die eine gute Wirkung ohne Nebenwirkung aufweist und jene, bei der sich Vergiftungserscheinungen bemerkbar machen, eng nebeneinander liegen. Herzglykoside sind pflanzlicher Herkunft. Sie werden aus dem Fingerhut, der Meerzwiebel oder dem Maiglöckchen gewonnen.
Die oben genannten Symptome geben alle Hinweis auf eine Überdosierung.

Besonders gefährlich für den Patienten sind die Arrhythmien, da diese in ein lebensbedrohliches Kammerflimmern übergehen können.

2.10 Lösung D

Ein akut einsetzender arterieller Gefäßverschluss wird häufig durch einen Embolus, der über den Blutstrom in die Peripherie gelangt, ausgelöst. Die Patienten geben **einen plötzlich einsetzenden, an Intensität zunehmenden Schmerz an**, der durch die Hypoxie der betroffenen Extremität ausgelöst wird, d.h. unterhalb des Verschlusses kommt es zu einer Mangelversorgung der Extremität mit Blut und Sauerstoff. **Die Extremität wird weiß, blass und kühl, später zyanotisch**, und es ist **distal des Verschlusses kein Puls mehr tastbar**.

2.11 Lösung B

Schaffen einer Atmosphäre der Sicherheit, um Angst und Unruhe des Patienten zu verringern → Asthma ist eine Erkrankung, die anfallsartig eine Atemnot auslöst. Es kommt zu einer Einschränkung der Atmung, wobei die Ausatmung erschwert ist. Die betroffenen Patienten leiden unter der Angst, zu ersticken und werden unruhig. Aufgabe der Pflegenden ist es, diese Angst durch Zuspruche, Beruhigung und Unterstützung durch eine Lagerung (Oberkörper hoch, Arme aufstützen in Höhe des Gesäßes) zu mildern.
Anfeuchten der Luft mittels Luftbefeuchter → Auslöser eines Asthmaanfalles ist die Kontraktion der ringförmigen Bronchialmuskulatur, z. B. durch allergische Reaktionen. Mit der eintretenden Schleimhautschwellung kommt es zur Produktion eines zähen, glasigen Schleimes. Das Anfeuchten der Luft dient der Schleimhautverflüssigung, um leichter abhusten zu können.

 Ein akuter Asthmaanfall endet oft mit dem Abhusten des zähen Schleimes.

Atemgymnastik → Die Atemgymnastik dient der besseren Durchlüftung der Lungen sowie der Sekretlockerung und Sekretentleerung. Hilfreich für den Patienten ist das Einüben einer zweckmäßigen Atemtechnik, z. B. der Lippenbremse (s. Kommentar zu Frage 2.5).

2.12 Lösung C

Oberkörperhochlagerung → Durch diese Lagerung erhält die Lunge eine große Atemfläche. Beim Lungenödem handelt es sich um ein akutes Krankheitsgeschehen, das mit Angst, Unruhe und Atemnot einhergeht. Seröse Flüssigkeit sammelt sich aufgrund eines Rückstaus vor dem linken Herzen in den Alveolen. Die Folge ist eine Störung des Gasaustausches. Sinnvoll ist in diesem Falle auch die Tieflagerung der Beine. Dadurch wird ein „Versacken" des Blutes erzielt, das Blutvolumen vor der Lunge nimmt ab und die Begleiterscheinungen können gemildert werden.

2.13 Lösung C

Bettruhe → Diese dient der Schonung des Herzens und der Unterstützung des Kräftezustandes des Patienten.
Flüssigkeitsbilanzierung → Aufgrund der Herzleistungsschwäche (Pumpunvermögen) kann es zu einem Rückstau der Blutflüssigkeit kommen. Es besteht die Gefahr eines Lungenödems. Angestrebt wird bei diesen Patienten eine Minusbilanz (s. Kommentar zu Frage 1.40) zur Entlastung des Herzens und Ausschwemmung von Ödemen.

2.14 Lösung E

Leichte natriumarme Kost: Natrium hat die Eigenschaft, Wasser an sich zu binden. Die Folge ist die Zunahme des Blutvolumens. Dieses Mehrangebot kann einen Bluthochdruck verursachen, der wiederum eine zusätzliche Belastung für das schon „geschädigte" Herz darstellt.

2.15 Lösung C

Sie lagern den Oberkörper des Patienten möglichst hoch, dabei stützen Sie je nach Größe des Patienten die Beine ab → Durch die Emphysem-Bronchitis ist der Gasaustausch verringert. Zusätzlich zur Oberkörperhochlagerung sollte der Patient die Arme neben dem Gesäß aufstützen. Der Brustkorb erhält hierdurch eine zusätzliche Dehnung, die Atemhilfsmuskulatur kann zur Unterstützung der Ein- und Ausatmung besser ausgenutzt werden.
Sie meiden bei dem Patienten blähende Speisen und große Mengen → Bedingt durch die Emphysem-Bronchitis hat der Patient abgeflachte Zwerchfellkuppeln, das bedeutet, der Bauchraum ist verkleinert. Nimmt der Patient blähende Speisen und eine große Nahrungsmenge zu sich, bedeutet dies eine Zunahme des Bauchraumes bei gleichzeitiger Verkleinerung des Lungenvolumens, was eine Luftnot auslösen kann.
Der Patient sollte beim Bettenmachen möglichst passiv bleiben, um Anstrengungen zu vermeiden → Jede körperliche Anstrengung bedeutet einen Mehrverbrauch an Sauerstoff. Der Patient versucht, den erhöhten Sauerstoffbedarf durch vermehrte Atemarbeit zu kompensieren. Die vermehrte Atemarbeit kann eine Erschöpfung verursachen und eine Luftnot begünstigen.

2.16 Lösung C

Nykturie bei Patienten mit Herzinsuffizienz → Das tagsüber eingelagerte Wasser (Ödeme), in der Regel in den unteren Extremitäten, wird nachts als Folge der auftretenden Verbesserung der Herzfunktion durch die Ruhe rückresorbiert und dann ausgeschieden.

2.17 Lösung B

S. Kommentar zu Frage 2.11

2.18 Lösung C

Lungenödem/dünnflüssiges, seröses, hellrotes, schaumiges Sputum → Durch den Blutrückstau in den Lungengefäßen kommt es zu interstitiellen Ödemen (Ödeme in den Alveolarwänden). Tritt diese Flüssigkeit in den Alveolarraum über, vermischt sie sich mit Luft und erscheint beim Abhusten als dünnflüssiges, hellrotes schaumiges Sputum.
Asthma bronchiale/zähes, glasiges Sputum → Grund ist eine gestörte Schleimsekretion (Dyskrinie) in den Schleimdrüsen des Bronchialbaumes. Die Drüsen bilden vermehrt zähen, glasigen Schleim.
Bronchiektasen/dreischichtiges Sputum → Bei Patienten mit chronischer Bronchitis kann es zur sack- bzw. zylinderförmigen irreversiblen Aufweitung der Bronchien kommen. Folge ist u. a. das Unvermögen, Bronchialsekret ausreichend abzuhusten. Hiermit sind alle Voraussetzungen für eine bakterielle Besiedlung des Sekretes mit anschließender Infektion geschaffen. Aufgrund verminderter Hustenaktivität in der Nacht sammelt sich hier das Sekret, welches dann i. d. R. aus Eiter, Blutbeimengungen und ausgeschwitzter Flüssigkeit besteht. Am Morgen wird dieses Sputum abgehustet. Aufgrund der großen Menge nennt man es auch „maulvolles Expektorans". Durch die unterschiedlichen Dichten der Flüssigkeiten erkennt man drei Schichten des Sputums:
– unten die Eitermengen
– in der Mitte gelbliche, trübe Flüssigkeit
– oben eine schaumige Masse

2.19 Lösung B

Sofortmaßnahmen bei Lungenembolie:
Hochlagerung des Oberkörpers
S. Kommentar zu Frage 2.12
Gabe von Sauerstoff → Dies dient der besseren O_2-Sättigung des Blutes und somit der Bekämpfung der Atemnot.
Den Arzt benachrichtigen → Es handelt sich um eine lebensbedrohliche Situation, die ein sofortiges therapeutisches Vorgehen des Arztes bedarf. Wenn eine Gerinnungsuntersuchung durchgeführt wird, dann interessiert vornehmlich die PTT (partielle Thromboplastinzeit) und nicht der Quick-Wert. Der Quick-Wert (Normalbereich: 70–120 %) dient der Beurteilung des „Extrinsic-Systems", welches besonders auf Vitamin-K-Antagonisten reagiert (Marcumar®). Die PTT (Normalbereich: 28 bis 40) misst u. a. die Gerinnung, die durch Heparin® und eine Lysetherapie (Streptokinase®/Urokinase®) beeinflusst wird, (s. auch Band 1, „Anatomie, Physiologie, Biologie", Kommentar zu Frage 4.6).

2.20 Lösung C

Perforation/plötzlicher, punktförmiger Schmerz → Dieser akut einsetzende Schmerz löst Flucht- und Abwehrreaktionen aus. Er ist gut lokalisierbar und weist auf ein Geschehen hin, das einer sofortigen Handlung bedarf, z. B. Perforation eines Magenulkus, Appendixperforation.
Herzinfarkt/Vernichtungsschmerz im Thorax, retrosternaler Schmerz → Dieser wird ausgelöst durch einen Sauerstoffmangel im Gewebe. Begleitet wird dieser Schmerz häufig durch ein Engegefühl in der Brust mit Atemnot und Todesangst. Ein Herzinfarkt kann je nach Lokalisation auch Schmerzen im Bauch, linken Arm, Rücken und Unterkiefer auslösen.
Von einem inneren Organ ausgehender Eingeweideschmerz/viszeraler Schmerz (viszeral; die Eingeweide betreffend) → Auslösend sind Dehnung, Krämpfe oder Sauerstoffdefizit an den Organen. Der Schmerz wird häufig als bohrend und dumpf empfunden. Er tritt in der Regel rhythmisch auf und geht mit vegetativen Symptomen wie Übelkeit, Erbrechen und Schweißausbrüchen einher.

2.21 Lösung B

Es ist wichtig, die Hautfarbe beider Beine regelmäßig zu beobachten → Die Hautbeobachtung lässt Rückschlüsse auf die Durchblutung der Extremität zu. **Die arteriellen Pulse sollten im Bereich beider Beine regelmäßig palpiert werden** → Eine Seitendifferenz in der Pulsqualität kann auf arterielle Durchblutungsstörungen hinweisen. Ein weiterer Grund ist die frühzeitige Erkennung eines Verschlusses. In diesem Fall würde im Bereich distal des Verschlusses ein fehlender Puls auffallen.
Es ist festzustellen, ob ein lokaler Temperaturabfall im Bereich der betroffenen Extremität besteht → Ein Temperaturabfall lässt auf eine mangelnde Durchblutung schließen. Die Haut erscheint weiß, marmoriert und zum Teil auch zyanotisch.

2.22 Lösung D

Pneumonieprophylaxe → Ursachen für die Entstehung einer Pneumonie kann eine ungenügende Durchlüftung der Lungen sein. Folge einer Linksherzinsuffizienz ist ein gestörter Gasaustausch in der Lunge, da sich das Blut in die Lungengefäße zurückstaut. Diese Störung äußert sich in Form einer Dyspnoe.

2.23 Lösung E

Die Patientin klagt über Appetitlosigkeit, Übelkeit und zeitweises Erbrechen
→ Bei der Rechtsherzinsuffizienz kommt es zur Druckerhöhung in den zentralen Venen. Appetitlosigkeit, Übelkeit und zeitweises Erbrechen lassen auf eine venöse Stauung im Bereich des Magen-Darm-Kanals schließen.
Die Patientin gibt an, nachts kaum schlafen zu können, da sie häufig Wasser lassen muss → Ein charakteristisches Zeichen der Rechtsherzinsuffizienz ist das Auftreten der Beinödeme. Dieses tagsüber eingelagerte Wasser (Ödeme) wird nachts vermehrt mobilisiert und entsprechend auch vermehrt ausgeschieden (s. Kommentar zu Frage 2.16).
Die Patientin hat ausgeprägte Ödeme im Bereich der unteren Extremitäten
→ Durch die Pumpschwäche des rechten Herzen gelangt zuwenig Blut in den Lungenkreislauf. Es bleibt somit vor dem rechten Herzen und verursacht Rückstauungen im Körperkreislauf. Der osmotische Druck reicht nicht mehr aus, die anfallende Gewebeflüssigkeit in die Blutbahn zurückzuholen. Resultat ist, dass immer mehr Flüssigkeit im Gewebe verbleibt, es entstehen Ödeme. Aufgrund der Schwerkraft äußern sich die Ödeme im Bereich der unteren Extremitäten. Bei einem liegenden Patienten sind diese Ödeme im Bereich des Rückens vorzufinden.

2.24 Lösung B

Stufe I: Bettruhe/Der Patient führt Teilwäsche im Bett aus.
Stufe II: Lehnstuhl/Der Patient darf mit pflegerischer Unterstützung das Bett verlassen.
Stufe III: Gehen/Der Patient darf selbstständig zur Toilette gehen.
Stufe IV: Treppensteigen/Der Patient darf sich selbstständig im Krankenhaus bewegen.

Aufgrund des entstandenen Narbengewebes kommt es zu einer verminderten Herzleistung, die langsam den entsprechenden Bedürfnissen angepasst werden soll. Zur Behandlung des Herzinfarktes hat sich in den letzten Jahren das Stufenprogramm der Frühmobilisation bewährt. Wichtig sind hierbei die Berücksichtigung des Schweregrades, der Verlauf und der individuelle Zustand des Patienten. Die individuelle Stufe muss täglich vom behandelnden Arzt neu festgelegt werden. Diese Mobilisationsart verringert die Wahrscheinlichkeit möglicher Komplikationen.

Ziele der Frühmobilisation sind:
Pneumonie-, Thrombose-, Obstipationsprophylaxe, Erhaltung körperlicher Leistungsfähigkeit und Stabilisierung der psychischen Situation des Patienten.

2.25 Lösung D

Bei einer akuten Phlebothrombose muss man ...
... **das betroffene Bein hoch lagern** → Mit dieser Lagerung soll einer Druckerhöhung im Gefäßsystem vorgebeugt werden. Folge dieser Druckerhöhung könnte das Lösen des Thrombus sein. Zum anderen geht die Thrombose mit einer Schwellung des Beines einher, die durch eine Ödembildung infolge einer Abflussbehinderung ausgelöst wird.
Das Hochlagern dient somit auch als abschwellende Maßnahme.
... **erschütterungsarm betten, bei der Darmentleerung nicht pressen lassen** → Anstrengung löst einen erhöhten Muskeltonus aus, dieser führt zu einer erhöhten Venenkompression mit der Gefahr der Thrombuslösung (Embolieentstehung).

2.26 Lösung C

Sorge für eine ruhige Umgebung → Der Herzinfarkt ist eine lebensbedrohliche Situation. Jede physische und psychische Belastung führt zu einer vermehrten Beanspruchung des Herz-Kreislauf-Systems. Diese Belastung kann eine Verschlechterung des Zustands des Patienten hervorrufen.
Wichtig ist, Sicherheit und Ruhe zu gewährleisten und dem Patienten zu vermitteln, dass er nicht alleine ist.
Überwachung des Patienten → Um Komplikationen wie Herzrhythmusstörungen, akute Herzinsuffizienz, kardiogenen Schock, Perforation oder Klappenabriss frühzeitig zu erkennen.
Zu ergänzen ist, dass die Antwort 4 „Verabreichen von Analgetika" auch richtig ist, da ein Patient mit Herzinfarkt unter sehr starken Schmerzen leiden kann (Vernichtungsschmerz). Dies allerdings ist nicht eine „primär" pflegerische Maßnahme, sondern bedarf ärztlicher Anweisung.

2.27 Lösung E

Bei Pflege eines Patienten mit Linksherzinsuffizienz ist zu beachten, dass ...
... **der Patient im hohem Maße pneumoniegefährdet ist** → Bedingt durch die Linksherzinsuffizienz staut sich das Blut zurück in das interstitielle Lungengewebe und später in die Alveolen (Lungenödem). Die Flüssigkeit in der Lunge begünstigt ein Bakterienwachstum (Feuchtigkeit und Wärme) und hemmt den natürlichen Gasaustausch, was wiederum ein Kriterium für die Pneumonieentstehung ist.
... **alles Pflegematerial für eine O_2-Verabreichung vorzubereiten ist** → Kommt es aufgrund der Linksherzinsuffizienz zu einem Lungenödem, hat dies einen verringerten Gasaustausch, d. h. eine verringerte Sauerstoffsättigung des Blutes zur Folge.
Es entsteht eine akute Luftnot, erkennbar durch Zyanose. Eine sofortige O_2-Gabe zur Kompensation des Sauerstoffmangels und der Milderung der Luftnot des Patienten mit der daraus resultierenden Angst ist notwendig.
... **besonders im akuten Zustand eine Flüssigkeitsbeschränkung angezeigt ist** → Das durch die Linksherzinsuffizienz verursachte Lungenödem würde durch eine noch größere Volumenbelastung (Flüssigkeitszufuhr) verstärkt. Besonders bei diesen Patienten ist eine genaue Flüssigkeitsbilanzierung anzustreben.
Die Oberkörperhochlagerung entlastet zum einen das linke Herz, da es nun nicht mehr gegen einen so starken Gegendruck in der Aorta anzupumpen hat. Andererseits gibt sie dem Patienten das subjektive Gefühl, besser durchatmen zu können.

2.28 Lösung D

Lagerung: Oberkörper halbhoch, bevorzugt auf der gesunden Seite: Nach einer Lobektomie (Lappenresektion, Abb. 2.28) ist eine atemerleichternde Lagerung indiziert. Der Patient sollte im zweistündigen Takt entweder auf dem Rücken oder auf der gesunden Seite gelagert werden. Nur so kann sich die operierte Seite wieder richtig entfalten.
Der Organismus soll sich allmählich auf die verminderte O_2-Aufnahme einstellen, da durch die Lobektomie (Entfernung eines Lungenlappens) die Fläche für die O_2-Aufnahme fehlt. Bei einer Lobektomie kann dies bis zu 30 % der Lungenfunktion in der postoperativen Phase bedeuten.

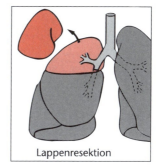

Abb. 2.28: Lappenresektion

2.29

- tastbarer Femoralis-, Karotispuls, messbarer Blutdruck, spontane Bewegung, positive Hautfarbenveränderung, Pupillenreaktion, Einsetzen der Spontanatmung, zurückkehrendes Bewusstsein

2.30 Lösung B

Von einem Pulsdefizit spricht man, wenn ...
... die über dem Herzen gezählte Pulsfrequenz höher ist als die in der Peripherie → Ursache ist eine frühzeitig ausgelöste Herzaktion z. B. durch Herzrhythmusstörungen. Der Ventrikel hat sich noch nicht mit einer ausreichenden Menge an Blut füllen können, somit gelangt weniger Blut in die Peripherie, und es ist keine Pulswelle tastbar.

 Festgestellt wird ein Pulsdefizit durch Herzauskultation mit Stethoskop und gleichzeitiger peripherer Pulsmessung.

2.31 Lösung D

→ s. Kommentar zu Frage 2.23 (auch ein Aszites kann im Rahmen einer chronischen schweren Rechtsherzinsuffizienz auftreten).

2.32

Rötlich schaumiger Auswurf, rasselnde Atemgeräusche, Atemnot mit Zyanose → Gekennzeichnet ist das Lungenödem durch das Eindringen von seröser Flüssigkeit aus den Lungenkapillaren in die Alveolen. Eindeutiges Symptom ist rötlich schaumiger Auswurf, der durch eine Vermischung von Ödemflüssigkeit und Luft entsteht.
Rasselnde Atemgeräusche sind bedingt durch die unphysiologische Flüssigkeitsansammlung in der Lunge. Durch das Lungenödem kommt es zur Verschlechterung des pulmonalen Gasaustausches. Dieser führt zu einer erniedrigten Sauerstoffsättigung (Hypoxämie) und CO_2-Anreicherung (Hyperkapnie) des Blutes. Die Folge ist Atemnot mit Zyanose.

2.33   Lösung E

Das Entstehen einer Pneumonie wird begünstigt durch ...
... **Erkrankungen und Operationen im Thorax und Oberbauch** → Der Grund kann hier eine schlechte und ungenügende Durchlüftung der Lunge sein. Diese resultiert häufig aus einer Schonatmung, die die Patienten aufgrund von Schmerzen einnehmen.
... **eine bestehende Immobilität** → Auch hier ist der Grund die schlechte bzw. unzureichende Durchlüftung der Lungen.
... **ein Koma** → Durch das Koma wird bei einem Patienten der natürliche Hustenreiz herabgesetzt. Folge ist somit eine Ansammlung des Sekretes in den Luftwegen, was ein Bakterienwachstum begünstigt.
... **Behandlung mit Immunsuppressiva** → Die natürliche Immunabwehr ist bei diesen Patienten herabgesetzt. Sie sind besonders infektionsgefährdet. Die Körperöffnungen stellen gefährliche Eintrittsöffnungen für Erreger dar, beispielsweie gelangen bei der Nahrungsaufnahme Keime in den Mund-Rachen-Raum, die sich auf feuchtwarmen Schleimhäuten schnell vermehren können.

2.34   Lösung B

Cheyne-Stokes-Atmung (Abb. 2.34) → Gekennzeichnet ist diese Atemform durch ein periodisches An- und Abschwellen der Atemtiefe mit Atempausen. Sie ist Ausdruck einer schweren Schädigung des Atemzentrums. Der Atemrhythmus beginnt mit flachen kleinen Atemzügen, die dann in tiefere, keuchende Atemzüge übergehen. Die Atemzüge werden daraufhin immer kleiner, soweit bis der pCO_2-Gehalt im Blut nicht mehr ausreicht, um einen Atemreiz auszulösen. Dadurch setzt eine Atempause ein, die anhält, bis der CO_2-Spiegel angestiegen ist. Das Atemzentrum setzt, ausgelöst durch diesen Reiz, wieder mit kleinen, flachen Atemzügen ein. Dieser Atemrhythmus ist bei Erkrankungen des Gehirns, Vergiftungszuständen und vielfach als ein Anzeichen für das Herannahen des Todes zu beobachten.

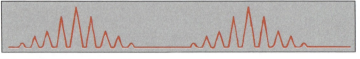

Abb. 2.34: Cheyne-Stokes-Atmung

2.35

Marcumar ist ein Vitamin-K-Antagonist und hemmt die Bildung bestimmter Gerinnungsfaktoren. Ziel ist die Herabsetzung der Gerinnungsfähigkeit des Blutes, insbesondere als Langzeittherapie bei bestimmten thrombosegefährdenden Erkrankungen. Näheres entnehmen Sie bitte dem Band 4 oder Ihrem Lehrbuch.
Da Marcumarpatienten eine künstliche Blutungsneigung haben, sind bestimmte Richtlinien erstellt worden:

- **Keine i.m. Injektionen durchführen**: Bei intramuskulären Injektionen besteht die Gefahr, dass in der Tiefe des Muskels ein verletztes Gefäß eine Blutung verursacht. Die resultierenden Hämatome können enorme Ausmaße annehmen und hypovolämische Krisen herbeiführen.
- **Marcumar-Ausweis führen**: Der Marcumarausweis dient der Dokumentation der Quick-Wert-Einstellung für den Arzt, welcher die Therapie mit diesem Medikament überwacht. Ein Marcumarpatient sollte unbedingt mit Hilfe seines Marcumarausweises alle weiteren behandelnden Ärzte und auch Zahnärzte auf die Blutungsneigung aufmerksam machen. In Notfallsituationen kann ein solcher Ausweis Leben retten.
- **Regelmäßige Medikamenten-Einnahme**: Um möglichst gleichbleibende Wirkspiegel im Blut zu erzielen, sollte die Tabletteneinnahme immer zur gleichen Tageszeit stattfinden. Des Weiteren wird eine an den Tagesrhythmus gebundene Tabletteneinnahme selten vergessen.
- **Verletzungen, Blutungen, blaue Flecke genau beobachten** und ärztlich kontrollieren lassen.
- **Marcumargegenspieler Konakion (Vitamin K) bei sich führen**: Hiermit kann in Blutungssituationen die Wirkung des Marcumars eingeschränkt werden (die Wirkung tritt leider erst nach 6–10 Stunden ein).
- **Untersuchungstermine und Blutabnahmetermine genau einhalten**: Quickwerte im Blut können schwanken, Dosisanpassungen sind häufig notwendig.
- **Bewusst essen**: Der Verzehr von bestimmten Lebensmitteln (z. B. Kohlsorten) bewirkt eine vermehrte Aufnahme von Vitamin K. Die Wirkung von Marcumar wird hierdurch eingeschränkt, aus diesem Grund ist eine sorgfältige Patientenschulung notwendig.
- **Wechselwirkungen mit anderen Medikamenten beachten**: Marcumar ist ein Medikament, welches mit einer Vielzahl anderer Medikamente in Wechselwirkung tritt (meist wird die Wirkung beider Medikamente verstärkt!). Bei Marcumarpatienten sollte deshalb vor der Einnahme *jedes* neuen Medikaments grundsätzlich die Möglichkeit von Wechselwirkungen abgeklärt werden, um ggf. die Gerinnungskontrollen zu intensivieren und Dosisanpassungen rechtzeitig vornehmen zu können.

3

CHIRURGISCHE ERKRANKUNGEN

3.1 Lösung B

Kontrolle von Blutdruck, Puls und Hautfarbe → Nachblutungen in den Körper hinein machen sich durch Blutdruckabfall, Tachykardie und Blässe der Haut bemerkbar. Im Hoch- und Niederdrucksystem kommt es durch den Blutverlust zu einem Druckabfall, kompensatorisch nimmt die Pumpleistung des Herzens zu (Tachykardie). Die Folge ist eine Zentralisation, d.h. es erfolgt eine Vasokonstriktion in den weniger wichtigen Gebieten wie z. B. der Haut, um die Funktion der lebensnotwendigen Organe wie Herz und Gehirn aufrechtzuerhalten.
Die Temperaturkontrolle ist indiziert, um beispielsweise eine Entzündungsreaktion zu erkennen.

3.2 Lösung C

Ein **T-Drain** (Abb. 3.2.1) → **Gallengangdrainage** wird bei der Eröffnung des Ductus choledochus eingelegt. Sinn ist eine vorübergehende Gallenableitung bei papillennaher Abflussbehinderung, bedingt durch eine postoperative Schleimhautschwellung.
Bülau-Drain (Abb. 3.2.2) → **Absaugung von Blut, Ergussflüssigkeit, Luft aus dem Pleuraspalt:** Die Thoraxdrainage (Bülau-Drainage) ist eine Drainage mit kontrolliertem Sog. Größere Ansammlungen von Flüssigkeiten (Pleuraerguss) oder Luft (Pneumothorax) in der Pleurahöhle verhindern die Entfaltung der Lunge bei der Inspiration, der Gasaustausch wird somit beeinträchtigt.
Penrose-Drain: Wunddrainage ohne Ableitungssystem → Hierbei handelt es sich um einen kunststoffummantelten Mulldocht, der das Sekret durch kapilläre Saugwirkung ableitet. Er findet seine Anwendung in der Darmchirurgie, die Einlage erfolgt subfaszial oder subkutan.
Redon-Drainage (Abb. 3.2.3) → **Wunddrainage mit Sog:** Die Redon-Drainage ist eine Gewebedrainage mit unkontrolliertem Sog und dient der Ableitung von Wundsekret und der Adaption der Wundränder. Anwendungsgebiete sind die Weichteil-, Knochen- und die plastische Chirurgie.

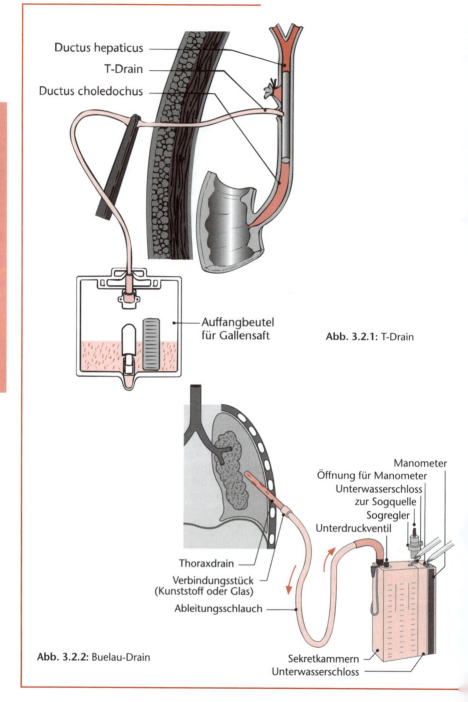

Abb. 3.2.1: T-Drain

Abb. 3.2.2: Buelau-Drain

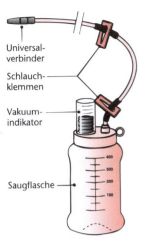

Abb. 3.2.3: offene Redon-Drainage

3.3 Lösung D

Die **Reinigung von innen nach außen** muss erfolgen, damit die Keime von der umliegenden Haut nicht auf die Wunde gebracht werden.
Die **Händedesinfektion** dient der Infektionsprophylaxe.

3.4 Lösung C

Appendektomie ist die Entfernung des Wurmfortsatzes.
Die **Frühmobilisation** ist indiziert, um unterschiedliche Komplikationen wie z. B. Thrombose, Dekubitus oder Pneumonie zu verhindern.
Infusionen und/oder Tee bis zum Einsetzen der ersten Darmtätigkeit sind indiziert, wenn es sich um eine „komplizierte" Appendizitis handelt. Die komplizierte Appendizitis beschreibt ein Krankheitsbild, wo der Appendix schon perforiert ist oder Begleitentzündungen verursacht hat. Aufgrund intraoperativer Manipulationen am Darm (Abszessausräumung, Teilresektion, Spülung u. Ä.) kann eine reflektorische Magen-Darm-Atonie ausgelöst werden, die postoperative Komplikationen (Subileus u. Ä.) bewirkt. Aus diesem Grund bleibt die Ernährung zunächst für die ersten drei bis vier Tage auf Tee und Infusionen beschränkt. Sollte bis dahin noch keine Darmtätigkeit eingesetzt haben, so kann man medikamentös mit Prostigmin® oder Tacus® nachhelfen.
Das Ziehen der Fäden erfolgt je nach operativem Zugang (Größe des Schnitts) am 5.–10. postoperativen Tag.

3.5 Lösung C

Die orthograde Magen-Darm-Spülung bedeutet Reinigung des Magen-Darm-Traktes mittels Spüllösung über eine Magen- bzw. Duodenalsonde zur Vorbereitung auf eine Darmoperation.
Je nach Arztanordnung werden **10 bis 12 Liter körperwarme physiologische Kochsalzlösung** in 3 bis 4 Stunden verabreicht, bis über den Darm eine wässrige klare Flüssigkeit ausgeschieden wird.
Die hohe Flüssigkeitsmenge in der relativ kurzen Zeit bedeutet eine **große Kreislaufbelastung** für den Organismus und Bedarf somit einer intensiven Kreislaufüberwachung.
Ziel der orthograden Magen-Darm-Spülung ist es, eine Bakterienverschleppung intraoperativ zu vermeiden und die Dauer der Darmatonie postoperativ zu verkürzen.

3.6 Lösung A

Das **Aufstehen am Abend** der Operation dient der Frühmobilisation, um Folgeschäden wie Thrombosen, Dekubitus, Kreislaufprobleme etc. vorzubeugen.
Stuhlfarbe zeigt die Passage des Gallensaftes an, d. h. der Stuhl wird acholisch (tonfarben). Die Farbe entsteht durch die fehlenden Gallenfarbstoffe, da die Galle direkt über das T-Drain nach außen abgeleitet wird.
Ableitung des Gallensaftes über das T-Drain: Postoperativ ist durch die intraoperative Manipulation mit einem Ödem an der Papilla Vateri zu rechnen. Dies kann eine Abflussbehinderung von Gallensaft zur Folge haben.
Die aufgefangene Gallensaftmenge wird mit in die Flüssigkeitsbilanz eingerechnet: Die von der Leber gebildete Galle wird nicht mehr in der Gallenblase eingedickt, d. h. es wird keine Flüssigkeit entzogen, die dem Organismus dann zu anderen Zwecken zur Verfügung steht. Die über das T-Drain aus dem Körper geleitete Galle muss aus diesem Grunde in der Bilanzierung berücksichtigt werden.

3.7 Lösung A

Extendierte Lagerung → Ziel ist das Auftreten von Gelenkkontrakturen, hauptsächlich die Beugefehlstellung der Hüfte, zu verhindern. Ein weiterer Grund für eine extendierte Lagerung ist, den Weichteilmantel am Stumpfende zu konisieren und somit eine passgenaue und für den Knochenstumpf optimal deckende Prothesenauflage zu erreichen.
Wickeln des Stumpfes in konischer Form → Dies bezweckt zum einen die Förderung des venösen Rückflusses und die Verhütung von Schwellung und Ödemen. Zum anderen ist eine konische Form für das Tragen von Prothesen wichtig, d. h. die Prothese lässt sich besser anmodellieren und Folgeschäden durch einen schlechten Sitz der Prothese werden vermieden.
Phantomschmerz → Der Betroffene empfindet den Schmerz in einem nicht mehr vorhandenen Körperteil. Auslösend dafür ist die Reizung der Nervenstümpfe, die vom Gehirn auf das nicht mehr vorhandene Körperteil projiziert wird.

3.8 Lösung E

Eine scharfe Abknickung zwischen Rumpf und Beinen wird vermieden, um den venösen Rückstrom ungehindert zu gewährleisten.
Das Passivverhalten beim Bewegen und Vermeiden von ruckartigen Bewegungen: soll ein Loslösen des Thrombus in der Vene verhindern.
Patient bekommt **keine blähende Kost, Obstipation verhindern:** Durch eine zu starke Bauchpresse kann sich der Thrombus lösen und eine Lungenembolie verursachen.
Regelmäßige Temperatur- und Pulskontrollen: Eine Thrombose geht mit einer leichten Temperatur- und Pulserhöhung einher, die engmaschige Kontrolle ist notwendig, um Veränderungen frühzeitig zu erkennen.

3.9 Lösung A

Wirbelfraktur → flache Lagerung → Bei Abknickung der Wirbelsäule besteht die Gefahr, dass das Rückenmark verletzt wird.
Varizen-OP → Erhöhung des Fußendes → um den venösen Rückfluss zu fördern.
Strumektomie → Oberkörper-Hochlagerung → Wundödem und -sekret können besser abfließen, ferner wird eine atemerleichternde Lagerung erzielt.
Arterielle Verschlusskrankheit → Tieflagerung der Beine → s. Kommentar zu Frage 1.2

3.10 Lösung D

Auffallende Blässe und kleiner schneller Puls: Der Organismus versucht, gegen die drohenden Folgen (Blutdruckabfall, Sauerstoff-Unterversorgung) anzukämpfen. Dies geschieht durch die Steigerung der Herzarbeit (schneller Puls). Gleichzeitig verengen sich die Gefäße, um den lebensnotwendigen Organen mehr Blut zukommen zu lassen.
Zunehmender Bauchumfang: Dieser ist ein Zeichen für eine intraabdominelle Blutung. Durch das Blut wird eine Peritonealreizung ausgelöst, die sich in einer Abwehrspannung der Bauchdecke mit Zunahme des Bauchumfangs äußert.

3.11 Lösung D

Nur kleine Mahlzeiten zu sich zu nehmen und die Speisen gut zu kauen: Dies dient der Vermeidung von Verdauungsstörungen, wie z. B. Druck- und Völlegefühl oder Appetitmangel, die durch eine Magenoperation auftreten können.

3.12 Lösung A

S. Kommentar zu Frage 3.7

3.13 Lösung A

Die Hochlagerung der betroffenen Extremität geschieht, um eine Anschwellung der Extremität zu vermeiden.
Schmerzäußerungen, Hinweise auf entstehende Druckgeschwüre: Kommt es zur Schwellung der betroffenen Extremität, so ist der Gips nicht in der Lage, sich auszudehnen und kann somit Druckgeschwüre auslösen. Erste Signale sind Spannungen, d. h. Engegefühl und Schmerzen.
Melden einer eventuell auftretenden Gefühllosigkeit: Aufgrund der zunehmenden Weichteilschwellung kann es vor allem in den ersten Stunden nach Gipsanlage zu Durchblutungsstörungen und Nervenschädigungen kommen.

Der Patient hat immer Recht!
Wenn ein Patient mit Gipsanlage Schmerzen angibt, so sind diese immer ernst zu nehmen. Eine Gipseröffnung kann eine eventuelle Thrombose oder eine Nekrose ausschließen. Die Bagatellisierung von Schmerzen durch medizinisches Personal kann massive Komplikationen, wenn nicht sogar lebensbedrohliche Folgen nach sich ziehen.

3.14 Lösung C

Da es nach Gefäßoperationen zu Gefäßverschlüssen kommen kann, ist es notwendig, das betroffene **Bein auf Durchblutung, Sensibilität und Beweglichkeit hin** zu **prüfen.**
Das arterielle Blutangebot wird durch die Gefäßprothese vergrößert, jedoch ist das venöse System noch nicht in der Lage, dieser veränderten Situation gerecht zu werden. Es kommt zu einer Schwellung im Bereich des Fußes und Unterschenkels. Komprimierende Verbände dürfen nicht angelegt werden. Das Bein muss flach gelagert werden, um den Blutstrom nicht herunterzusetzen durch eine Abknickung im Bereich des Beckens. Die Schaumstoffschiene ist wegen der Gefahr der Druckstellenbildung nicht mehr indiziert.

3.15 Lösung C

Bei jeder Wirbelsäulenfraktur bedarf es einer besonderen Beobachtung im Genesungsverlauf. Bei einer Lendenwirbelkörper (LWK)-Fraktur können Nervenbahnen und Rückenmark, die im Wirbelkanal verlaufen, irritiert oder geschädigt werden. **Motorik und Sensibilität der unteren Extremitäten werden gesteuert durch Nerven, die in Höhe der Lendenwirbelsäule austreten,** so dass eine Schädigung entsprechende Fehlfunktionen nach sich ziehen würde.
Auch die Innervation des Dünn- und Dickdarms wird nach dem Plexus myentericus (Darm) über das Rückenmark (Lendenwirbelsäule) in das zentrale Nervensystem weitergeleitet. Eine Irritation oder Störung kann eine Darmlähmung nach sich ziehen, es resultiert ein paralytischer Ileus. **So ist auf eine funktionierende Verdauung bei diesen Patienten unbedingt zu achten!** Gleiche Störungen können auch die Blase betreffen, so dass man hier auf Inkontinenz bzw. Harnverhalt achten sollte.
Die Patienten mit einer LWK-Fraktur bedürfen einer intensiven und einfühlsamen Hilfe der Pflegenden. Behutsame Lagerung, Hilfe bei den Dingen des täglichen Lebens, Geduld und eine emotionale Hilfestellung sind hier für die Genesung sehr wichtig.

3.16 Lösung B

Man unterscheidet Ileostoma- von Colostomapatienten. Bei Ersteren wird der letzte Dünndarmanteil (Ileum) als künstlicher Darmausgang vorwiegend im rechten Mittel- bis Unterbauch ausgeleitet. Colostomapatienten (Dickdarmausgang) besitzen den Anus praeter zumeist im linken Unterbauch. **Bei einer Gasansammlung im Stomabeutel wird diese durch Verschlussöffnung abgelassen.** Klammerbeutel mit Filterventil können auch eingesetzt werden, dies reduziert die Geruchsentwicklung. In Antwort C wird die Anlage eines geschlossenen Beutels empfohlen, ein Stuhlablass ist so nur umständlich durch den Wechsel des gesamten Systems möglich.
Grundsätzlich sollte ein Stomapatient seine Stomaversorgung selbstständig durchführen. Die geduldige und fachkompetente Unterrichtung der Stomapflege und die behutsame Anleitung unter Berücksichtigung der Patientenpsyche sind wichtige pflegerische Aufgaben. Es gilt Ängste abzubauen und dem Patienten im Umgang mit seinem Stoma eine gewisse Selbstverständlichkeit zu vermitteln. Für diese Tätigkeit sollte sich die betreffende Pflegeperson auf jeden Fall genügend Zeit nehmen!
Hinzuweisen wäre noch auf das Weglassen blähender Nahrungsmittel wie Hülsenfrüchte, Kohlarten, Zwiebeln u. Ä. Eine Diätberatung sollte unbedingt erfolgen.

3.17

Hämorrhoiden sind krampfaderartige, knotige venöse Gefäßerweiterungen im Analkanal. Bindegewebsschwäche, Leberkrankheiten oder chronische Obstipation zählen zu den häufigen Ursachen des Hämorrhoidalleidens. Bleibt der Erfolg konservativer Behandlungsverfahren (Regulierung des Stuhlgangs, sorgfältige Analhygiene, Schmerzlinderung mit Salben oder Zäpfchen) aus, so ist die operative Hämorrhoidektomie indiziert.

Postoperativ sollte in der Krankenbeobachtung auf mögliche **Nachblutungen** geachtet werden, die in manchen Fällen sogar eine notfallmäßige Operation erfordern. Insbesondere mit den neuen Verfahren der Stapler-Hämorrhoidektomie kann es leicht zu Blutungen kommen.

Nach jeder Stuhlentleerung ist aus hygienischen Gründen eine **Bidetanwendung** oder **Sitzbadanwendung** notwendig.

Das Wundgebiet mit einem **Salbentupfer** (Vaseline oder Panthenol) versorgen, der nach jedem Sitzbad oder dem Toilettengang frisch ausgewechselt wird. Insbesondere bei den herkömmlichen operativen Verfahren bleiben im Analkanal offene und schmerzhafte Wunden.

Weicher Stuhlgang ist eine Grundvoraussetzung für die schmerzfreie Genesung des Patienten.

3.18   Lösung D

Die präoperative Rasur ist ausschließlich aus hygienischen Gesichtspunkten notwendig. Der Rand der Rasur sollte einen ausreichenden Abstand vom Schnittgebiet aufweisen, dies ist auf entsprechenden Schemata nachzulesen. Eine glatte Hautoberfläche lässt eine gründliche Hautdesinfektion zu, da Haare Keimträger sind und durch Abwaschen allein keine erforderliche Keimfreiheit für das Operationsfeld gewährleistet werden kann.

Die Trockenrasur hat den entscheidenden Vorteil, dass der Rasierende erkennt, wo er rasiert. Bei Nassrasuren ist das Rasurfeld von Schaum bedeckt und somit können Hautunebenheiten verletzt werden.

Des Weiteren ist der postoperative Verbandswechsel auf rasiertem Untergrund weniger schmerzhaft als auf behaartem Grund. Gerade männliche Patienten werden den Pflegenden hier für vorausschauendes Verhalten sehr dankbar sein.

GASTRO-ENTEROLOGISCHE ERKRANKUNGEN

4.1 Lösung C

Bei der retrograden Darmspülung wird die Spüllösung mittels eines Darmrohrs mit angehängtem Schlauchsystem vom Rektum her in den Darm eingebracht. Der Patient befindet sich dabei in Linksseitenlage (s. a. Kommentar zu Frage 3.5).

4.2 Lösung B

Kontinuierliches Absaugen von Magensaft: Die Sekretion der Bauchspeicheldrüse wird zum einen durch den Nervus vagus und zum anderen durch die Hormone Sekretin und Cholezystokinin-Pankreozymin gesteuert. Beim Übertritt von saurem Mageninhalt bzw. Magensaft in das Duodenum wird die Freisetzung dieser Hormone stimuliert und hierdurch die Pankreassekretion in Gang gesetzt. Durch die Umstellung auf eine parenterale Ernährung wird therapeutisch eine größtmögliche Schonung des Pankreas angestrebt. Den Erfolg der Therapie spiegeln die Enzyme Amylase und Lipase sowie der Kalzium-Spiegel wider. Eine Erhöhung der Lipase zeigt vornehmlich an, dass eine Pankreatitis besteht, der Abfall des Kalziums den Schweregrad der Pankreatitis (Nekrosen ziehen Kalzium aus dem Blut).
Regelmäßige Nasenpflege zur Vermeidung eines Nasendekubitus aufgrund der längeren Verweildauer der Magensonde (Abb. 4.2). Sie bleibt liegen, bis sich die Pankreasenzyme wieder normalisiert haben.

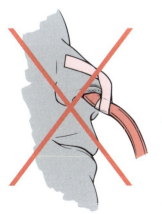
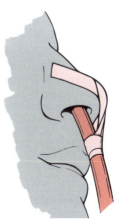

Abb. 4.2: Befestigung der Magenverweilsonde

a falsch   **b** richtig

4.3 Lösung B

Magenatonie → ist die Lähmung der motorischen Funktion der Magenmuskulatur, eine Komplikation, die nach einer Magenresektion auftreten kann. Prophylaktisch wird postoperativ eine Magenverweilsonde (s. Abb. 4.2) gelegt. Der Grund hierfür ist einmal, ein Überlauferbrechen von Galle-, Magen- und Darmsekretion zu verhindern und andererseits die Anastomosennaht zu entlasten. In den ersten zwei postoperativen Tagen ist eine Magenatonie normal. Grund hierfür sind die Folgen die Anästhesie und der Schutz des Magens gegen die außergewöhnliche Manipulation. Danach kann die Magenatonie ein Zeichen für einen Ileus oder aber einer Anastomosenschwellung sein. Besteht die Magen-Darm-Atonie fort, so wäre eine motorische Anregung durch Medikamente wie Ubretid® o. Ä. zu erreichen.

4.4 Lösung A

Die Obstipationsprophylaxe beinhaltet Maßnahmen, die die Tätigkeit der Stuhlpassage fördern:
ausgeglichene ballaststoffreiche Ernährung → Unter ballaststoffreich ist eine zellulosehaltige (schlackenreiche) Ernährung zu verstehen. Zellulose besitzt die Eigenschaft, die Verdauungstätigkeit im Dickdarm durch den Abbau der eingeschlossenen Stärke (in der Zellulose) anzuregen. Der Abbau bewirkt eine Erhöhung des osmotischen Drucks im Darm, wodurch ein vermehrtes Einströmen von Wasser erzielt wird. Die Folge ist eine Zunahme des Stuhlgewichts und daraus resultierend eine verstärkte Darmperistaltik.
gymnastische Übungen und Spaziergänge → Generell gilt: Bewegung fördert die Darmperistaltik/-entleerung.

4.5

- **Darmrohr** → Zum Ableiten der Darmgase
- **Fenchel-, Anis- und Kümmeltee, feuchte Wärme** → Diese besitzen eine entblähende Wirkung.

4.6 Lösung A

Gefahr des Bluterbrechens → Diese besteht infolge der Probeexzision. Es wird ein Gewebestück aus der Magenschleimhaut entfernt, die Entnahmestelle kann nach der Koagulation erneut anfangen zu bluten.
Nahrungskarenz für vier Stunden → Ein Grund ist die Prämedikation vor der Untersuchung, ein weiterer ist die Schonung der Exzisionsstelle.
Kreislaufüberwachung für drei bis vier Stunden → Diese dient der frühzeitigen Erkennung von Komplikationen, wie z. B. Auftreten einer Blutung.

4.7 Lösung = Alkoholverbot

Grund sind bereits vorliegende Leberzellschäden. Alkohol wird in den Leberzellen abgebaut. Dabei entstehen toxische Stoffwechselprodukte, Leberzellen werden zerstört, eine Fettleber entsteht. Würde weiter Alkohol bei bereits bestehenden Leberzellschäden konsumiert, kann als letzte Konsequenz eine Leberzirrhose entstehen, d. h. ein Einstellen der Leberfunktion.

4.8 Lösung B

Überprüfung der korrekten Lage der Sonde, z. B. durch Aspiration von Magensaft und Lackmuspapierkontrolle → Sondenkost darf erst verabreicht werden, wenn die korrekte Lage der Magensonde überprüft wurde; bei einer falschen Lage besteht die Gefahr der Aspiration von Sondenkost in die Atemwege. Die Überprüfung erfolgt über die Aspiration von Magensaft, der mit einem Lackmuspapierstreifen kontrolliert wird. Heute werden pH-Indikatorstreifen verwandt. Taucht man das Lackmuspapier in den Magensaft, so verfärbt sich dieser rot. Mit Hilfe des o. g. Indikatorstreifens kann man den pH-Wert ermitteln (pH-Wert des Magensaftes liegt bei 1,0 bis 1,5). Des Weiteren kann durch Einblasen von Luft (z. B. mit Blasenspritze) in die Magensonde ein „blubberndes Geräusch" über dem Magen auskultiert werden.

4.9 Lösung A

Für Nahrungskarenz sorgen → Dies dient der Operationsvorbereitung, aber auch der Entlastung des Magen-Darm-Traktes. Durch den Darmverschluss wird Darminhalt zurückgestaut.
Magen- oder Duodenalsonde legen → Dies dient dem Absaugen des gestauten Magen-Darm-Inhalts.
Den Patienten zur Operation vorbereiten → Bei einem mechanischen Ileus handelt es sich um ein akutes Krankheitsbild. Es bedarf der sofortigen OP, um die Ursachen des Darmverschlusses zu beseitigen. Ursachen können sein: Briden (Verwachsungen), Tumoren, Gallensteine, Wurmkonvolute oder ein Strangulationsverschluss mit Abschnürung der Mesenterialgefäße.

4.10 Lösung B und/oder E

Ösophagusvarizenblutung (B) und ein **blutendes Magenulkus** (E) → Man spricht von kaffeesatzartigem Blut (schwarz/braun), wenn dieses mit Magensaft in Berührung gekommen ist. Dies ist bedingt durch die Magensäure, die das Hämoglobin abbaut.
Bei der Ösophagusvarizenblutung gelangt neben dem plötzlich auftretenden Bluterbrechen auch eine Blutmenge in den Magen, die dann kaffeesatzartiges Aussehen bekommt. Aus diesem Grund ist auch Lösung B zulässig.

4.11

- **Erkennen einer Nachblutung** → Größere hellrote Blutverluste über die Magensonde geben einen Hinweis für eine Blutung aus der Anastomosennaht.
- **Entlastung des Restmagens** → Dies bedeutet Verhütung einer Magenüberfüllung mit Luft, Magensaft oder Dünndarmsekret, damit durch eine Magenüberdehnung nicht die Anastomosennaht gefährdet wird.
- **Erkennen einer Magenatonie** → Eine Magenatonie lässt sich durch die Nichtabnahme der Sekretmenge erkennen (s. Kommentar zu Frage 4.3).

4.12 Lösung A

Überwachung des konstanten Druckes im Ösophagusballon → Der Ballon dient der Komprimierung der blutenden Ösophagusvarizen. Nimmt der Druck ab, so besteht die Gefahr eines erneuten Blutungsbeginns, ein zu hoher Druck kann Nekrosen an den Schleimhäuten auslösen. Eine regelmäßige, kontrollierte Druckentlastung ist wegen der sonst bestehenden Nekrosegefahr unbedingt erforderlich.
Verhütung eines Nasenflügeldekubitus → Die Sonde wird durch die Nase in den Magen geschoben, sie ist dicklumig und kann aus diesem Grunde Druckulzera an den Schleimhäuten auslösen.
Kontinuierliche Vitalzeichenkontrolle → Eine Ösophagusvarizenblutung (Indikation für die Einlage einer Sengstaken-Blakemore-Sonde) ist eine lebensbedrohliche Situation für einen Patienten und geht vielfach mit einer Schocksymptomatik aufgrund der hohen Blutverluste einher.

4.13 Lösung D

Parenterale Ernährung → Der obere Verdauungstrakt soll „stillgelegt" werden. Nahrung übt einen Reiz auf die Pankreassaftproduktion aus, im Falle einer akuten Pankreatitis würde dies zur Selbstandauung des Organes führen (s. auch Kommentar zu Frage 4.2).

4.14 Lösung A

1 BE = 12 Gramm verdauliche Kohlenhydrate → Diese Zahl wurde von der Ernährungswissenschaft für die Berechnung der Kohlenhydratmenge im Rahmen der Diabetes-Diät festgelegt.

4.15

- **Es könnten Kreislaufprobleme auftreten** durch hohen Blutverlust.
- **Auftreten erneuter Blutung bei Drucknachlass:** Die Zeit der Komprimierung war nicht genügend lang.
- **Hautirritation an den Nasenflügeln** können durch die Sonde ausgelöst werden.
- **Druckulzera** können im Bereich der Nase und durch zu hohen Druck des Ösophagusballons im Bereich der Ösophagusschleimhaut ausgelöst werden.
- **Lageveränderung der Sonde:** Bei ungenügender Blockung im Bereich des Magenballons kann es zu einem Verschluss des Larynx (drohender Erstickungszustand) durch eine Verschiebung des Ösophagusballons kommen.
- **Aspiration/-pneumonie:** Speichel sollte beim Bewusstlosen aus dem Pharynx abgesaugt werden, um eine Aspiration zu verhindern. Ansprechbare Patienten sollten regelmäßig zum Schlucken angehalten werden, damit das Sekret nicht in die Trachea gelangen kann (Aspiration) und durch die Ansammlung in der Lunge eine Pneumonie auslöst.

4.16 Lösung B

Überwachung der Absaugung des Darmsekretes über die Duodenalsonde erfolgt auf Menge und Aussehen.
Über Stoma ausgeschiedene Flüssigkeit wird in die Bilanz eingerechnet: Normalerweise wird die Flüssigkeit über die Dickdarmschleimhaut resorbiert und geht dem Körper nicht verloren. Bei der Anlage eines Ileostoma ist dies nicht mehr möglich. Die verloren gegangene Flüssigkeit muss eventuell wieder substituiert werden.

4.17 Lösung B

Anregung der Darmtätigkeit am 3. postoperativen Tag → Der Organismus schaltet den Magen-Darm-Trakt ruhig (ca. zwei Tage). Dies ist eine Schutzfunktion des Körpers gegen die operative Manipulation. Um Komplikationen vorzubeugen, kann ab dem 3. postoperativen Tag die Darmtätigkeit angeregt werden (Tacus®, Prostigmin®, Ubretid®, u. a.), damit die Ruhigstellung nicht in eine Darmatonie übergeht.
Kontrolle des über die Magensonde ablaufenden Magensaftes auf Menge und Aussehen → Dies geschieht zur Beurteilung und Feststellung von Komplikationen wie Atonie oder Blutung.

4.18 Lösung E

S. Kommentar zu Frage 4.2 und 4.13

4.19 Lösung D

Lebererkrankungen können verschiedene Ursachen haben. Hierzu gehören chronische Intoxation (Alkohol u. Ä.), Infektionen (Hepatitis-Viren u. Ä.), Zu- oder Abflussstörungen.
Die Manifestation einer Hepatitis durchschreitet bei der symptomatischen Verlaufsform drei Stadien, welche vor allem bei infektiöser Genese beobachtet werden:
Präikterisches Stadium/Fett-, Alkohol-, Nikotinintoleranz, Erhöhung der Körpertemperatur, Mattigkeit, Leistungsminderung: Dieses Stadium wird auch Prodromalstadium bzw. Vorläuferstadium genannt. Die Leber ist druckempfindlich und evtl. vergrößert.
Ikterisches Stadium/starker Bilirubinanstieg im Serum nachweisbar, Patient fühlt sich subjektiv besser → Erkennbar ist dieses Stadium als Erstes an dem Sklerenikterus, die subjektiven Symptome lassen nach. Die Leber ist druckschmerzhaft und vergrößert, gelegentlich ist auch eine Milzschwellung vorhanden. Das Bilirubin erreicht im ikterischen Stadium seinen Höhepunkt, die Transaminasen im Blut steigen an, die Cholinesterase sinkt.
Postikterisches Stadium/Hautkolorit normalisiert sich, Stuhl- und Urinfarbe normal → Reparationsphase, die Gelbsucht (Ikterus) ist abgeklungen, die Laborwerte sinken langsam. Die Leber und Milz sind noch vergrößert, aber weniger schmerzhaft bei Druck.

4.20 Lösung E

Wünsche des Patienten: Die Anlage eines Stomas ist für die betroffene Person häufig mit schweren psychischen Belastungen, Angst vor der Beeinträchtigung gesellschaftlicher Beziehungen, Angst vor Rezidiven etc. verbunden. Es ist wichtig, die Wünsche eines Patienten zu berücksichtigen, damit er das Stoma akzeptiert und mit ihm leben und umgehen kann.
Chirurgische Technik der Anlage, Lokalisation der Stoma-Anlage richten sich nach der zugrunde liegenden Erkrankung. Das Gleiche gilt für die **Stuhlkonsistenz** (endständiges Kolostoma → fester Stuhl; Ileostoma → flüssiger Stuhl) → Nach diesen Kriterien werden die Beutel ausgewählt.
Hauttyp bzw. Allergiedisposition: Hier ist es wichtig, die Haut zu beobachten und gegebenenfalls die Materialien zu wechseln, da nicht jeder Patient mit dem gleichen Material zurecht kommt.

4.21 Lösung C

Die Patientin soll zu jeder Mahlzeit Obst und/oder Gemüse essen, möglichst roh. Diese enthalten viele Ballaststoffe.
Die Patientin soll viel Flüssigkeit zu sich nehmen, möglichst oft Obst- und Gemüsesäfte. Dies dient zum Aufquellen des Stuhles (s. auch Kommentar zu Frage 4.4).

4.22

- **Ösophagusvarizenblutung** → Innerhalb der Leber kommt es durch zirrhotischen Umbau zur Behinderung des Blutdurchflusses. Vor der Leber entsteht ein Bluthochdruck (Pfortaderhochdruck). Daher sucht sich der Blutfluss von der Pfortader Kollateralen. Diese führen zu den zarten Ösophagusvenen mit der Konsequenz der Varizenbildung. Gefahr ist das „Platzen" der sehr zarten Varizen, die eine lebensbedrohliche Blutung auslösen können. Andere Kollateralen werden durch Rektalvenen (Hämorrhoiden) und Umbilikalvenen rund um den Bauchnabel (Caput medusae) gebildet.
- **Aszites** → Durch den Pfortaderhochdruck kommt es zum Abpressen der flüssigen Blutbestandteile in den Bauchraum. Je nach Schwere der Leberzirrhose kann diese Flüssigkeit bis zu 20 Liter betragen.
- **Coma hepaticum** → Hierbei handelt es sich um ein hirnorganisches Syndrom als Folge der zunehmenden Leberinsuffizienz. Aus der Leberinsuffizienz resultiert eine Vergiftung, da die Leber ihre Aufgabe als Entgiftungsorgan nicht mehr wahrnehmen kann. Im Blut ist ein erhöhter Ammoniakspiegel nachweisbar, der eine Enzephalopathie mit Bewusstseinsstörungen bis hin zum Koma auslösen kann.
- **Gerinnungsstörungen** → Von der Leber werden neben Prothrombin und Fibrinogen viele der Gerinnungsfaktoren gebildet, die der Aufrechterhaltung des Gerinnungssystems dienen. Liegen schwere Leberzellschäden vor, wie das bei der Leberzirrhose der Fall ist, kommt es zu einer ungenügenden Eiweißsynthese und somit zu Störungen in der Blutgerinnung, d.h. die Blutungsneigung nimmt zu.
- **Splenomegalie** → Durch den Rückstau des Blutes in die Pfortader werden auch die zuführenden Venen mitbetroffen. Eine der zuführenden Venen ist die Vena lienalis (Milzvene), so dass der Rückstau eine Milzvergrößerung (Splenomegalie) verursacht.

 Die Pfortader wird gebildet aus den Darmvenen (Vv. mesentericae) und der Milzvene (V. lienalis).

4.23 Lösung B

absolute Nahrungs- und Flüssigkeitskarenz → Es wird eine sofortige OP bzw. Sklerosierung durchgeführt.
engmaschige Kreislaufkontrolle → Je nach Ausmaß der Blutung kann es zu einem Schock kommen. Die engmaschige Kreislaufkontrolle dient der frühzeitigen Erkennung von Blutdruckabfall und Pulsfrequenzanstieg.

4.24 Lösung C

Schleimansammlungen im Nasen-Rachen-Raum erschweren das Einführen der Magensonde.
Nach Einführen der Magensonde wird sie **beim Schluckakt des Patienten über die Speiseröhre in den Magen vorgeschoben.** Hierzu sollte der Kopf des Patienten im Schluckvorgang auf seiner Brust liegen, der Patient die halbsitzende Position einnehmen!
In manchen Fällen kann das Vorschieben einer Magensonde einen Würgereiz hervorrufen, der von Erbrechen bis zu Aspiration viele Komplikationen hervorrufen kann. Im Rahmen der dann eingeleiteten Maßnahmen würde eine **Zahnprothese massiv stören, so dass diese unbedingt vorher zu entfernen ist.**
Die Inspektion des Rachenraumes durch den Mund nach jedem Legen einer Magensonde soll die korrekte Lage zeigen. **Bei aufgerollter Sonde ist diese zu ziehen und erneut zu legen.** Der richtige Sitz wird durch Luftinsufflation durch die Magensonde in den Magen bei gleichzeitiger Auskultation (Abhören) überprüft.

4.25 Lösung B

Sodbrennen wird verursacht durch den gastroösophagealen Reflux. Zwerchfellhernien, Adipositas, Stress oder Störungen des unteren Speiseröhrenschließmuskels lassen die saure Magensäure in die Speiseröhre zurücklaufen. Es folgt das typische Brennen in der Speiseröhre.
Langes Durchkauen der reizarmen und nicht scharfen Nahrung bewirkt eine Vorverdauung und beugt diesen Beschwerden vor. Viele kleine Mahlzeiten über den Tag verteilt sollen den Magen weniger belasten und dehnen. Weiterhin wird hierdurch eine geringere Menge an Magensäure gebildet.
Sodbrennen und Magenschmerzen, die länger als sechs Wochen trotz Behandlung bestehen, müssen gastroskopisch abgeklärt werden!

4.26 Lösung B

Die Colitis ulcerosa ist eine chronische Dickdarmentzündung, welche meist im Rektum beginnt, sich von anal nach oral („von unten nach oben") ausbreitet und später den ganzen Dickdarm betreffen kann. Das Typische an dieser Erkrankung im Vergleich zum Morbus Crohn sind die kontinuierliche Ausbreitung und das vergleichsweise seltenere Auftreten von begleitenden Krankheitserscheinungen an anderen Organen. Die Patienten leiden unter häufigen, schleimig-blutigen Durchfällen. Wegen der hohen Stuhlfrequenzen ist es wichtig, die Toilettengänge zu zählen, um die Schwere des Schubs und den eventuellen Blutverlust abschätzen zu können. Im Entzündungsstadium ist die Körpertemperatur stetig erhöht. Eine genaue Fieberkurvendokumentation zeigt den Erfolg der Therapie an. Die anhaltenden Durchfälle können z. B. durch Kaliumverlust zu Elektrolytverschiebungen und zu Gewichtsverlust führen. Deswegen sind Labor- und Gewichtskontrollen bei diesen Patienten notwendig.
Ausführlich werden die Krankheitsbilder der Colitis ulcerosa und des Morbus Crohn in Band 3 und 4 erläutert. Diese Krankheiten sind übrigens gerne Bestandteil mündlicher Prüfungen.

4.27

Hier ist der Hiatus oesophageus gemeint. Dieser bezeichnet die Durchtrittsstelle der Speiseröhre vom Brustraum in den Bauchraum durch das Zwerchfell. Eine Hernie (Bruch) besteht, wenn die Durchtrittsöffnung durch das Zwerchfell erweitert ist und sich Magenanteile in den Brustraum verlagern (Abb. 4.27). Im Bereich der Hiatushernie werden die axiale Gleithernie, die paraösophageale Hernie und der Thoraxmagen (Upside-down-Magen) unterschieden. Eine genaue Erläuterung finden Sie in Band 3 im Kapitel Allgemein- und Viszeralchirurgie.

Resultat der Hernien ist, dass der untere Ösophagussphinkter nicht mehr richtig schließt. Hierdurch können Speisen aus dem Magen, die mit Salzsäure angereichert sind, in die Speiseröhre zurück fließen. Erste klinische Merkmale sind Sodbrennen, Aufstoßen u. Ä.

Folgende Ratschläge sollten dem Patienten bei konservativer (nicht operativer) Behandlung gegeben werden:
1. nach dem Essen keine flache Lagerung, am besten 30° Oberkörper-Hochlage
2. keine blähenden Speisen
3. keine großen voluminösen Mahlzeiten, sondern mehrere kleine Mahlzeiten
4. keine zu enge Kleidung (Mieder o. Ä.) tragen, da diese den Bauchinnendruck erhöht und die Refluxneigung verstärkt

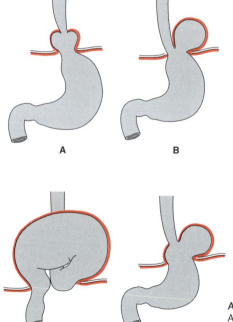

Abb. 4.27: Formen der Hiatushernien: A) axiale Gleithernie, B) paraösophageale Hernie, C) Upside-down-Magen (Thoraxmagen), D) Mischhernie.

PSYCHISCHE UND NEUROLOGISCHE ERKRANKUNGEN

5.1 Lösung B

Ein **katatoner Stupor** kann zum Erscheinungsbild der Schizophrenie gehören. Dabei sind Motorik und Antrieb gestört, und der Patient bewegt sich kaum bzw. überhaupt nicht mehr. Er ist in dieser Phase der Bewegungs- und Sprachlosigkeit bewusstseinsklar, auch wenn er u. U. seine Augen geschlossen hält; ebenso ist er besonders empfindlich und beeindruckbar. Pflegende und Ärzte müssen daher große Feinfühligkeit und Umsicht im Umgang mit diesen Patienten zeigen.

5.2 Lösung A

Das Delirium tremens kommt bei Alkoholkranken durch den Entzug des „Giftes" vor. Zu den Entzugserscheinungen gehören u. a. vegetative Symptome mit Tachykardie, Hypertonus, Unruhe, Zittern, starkes Schwitzen. Bei der Pflege ist daher **eine exakte Beobachtung** in Bezug auf Vitalzeichen, Bewusstsein, Verhalten notwendig. Da zu den o. g. Entzugserscheinungen auch delirantes Verhalten hinzukommen kann, gehört zu den Maßnahmen ebenso **Dämpfung der starken motorischen Unruhe, vor Lärm und Licht schützen** (s. auch Kommentar zu Frage 5.9).

5.3 Lösung A

Patienten ernst nehmen, aktives Zuhören → Für den Patienten ist es hilfreich, wenn die Pflegenden ihm signalisieren, dass sie ihn mit seiner Krankheit, mit der großen Traurigkeit und inneren Leere akzeptieren. Der Patient soll spüren, dass jemand da ist, der die Krankheit als solche ernst nimmt.
Das Stellen von Fragen, die sein Gefühlsleben ansprechen → Depressive Patienten sind häufig Menschen, die sich im Alltag schlecht wehren können und Emotionen eher für sich behalten. Mit Fragen, die das Gefühlsleben des Patienten betreffen, kann man u. U. auslösen, dass der Patient seine Gefühle wahrnimmt und formuliert. Voraussetzung ist, dass hinter den Fragen echtes Interesse der fragenden Person steht.

5.4 Lösung B

Sie sprechen den Patienten sehr oft mit seinem Namen an und geben Hilfen zur Orientierung → Das Durchgangssyndrom ist eine Erscheinungsform der symptomatischen Psychosen. Es ist reversibel und dauert Stunden bis Tage. Dabei ergeben sich bei dem Patienten Gedächtnisstörungen, Störungen des Antriebs und der Affektivität. Ebenso kann er unter Wahneinfällen und Trugwahrnehmungen leiden.
In der Pflege des Patienten mit Durchgangssyndrom ist es wichtig, den Patienten Hilfen zur Orientierung zu geben. Einmal Hilfen zur persönlichen Orientierung, indem man ihn mit Namen anredet, aber auch durch Wiederholungen der Zeit, des Tages und der Örtlichkeit.
Sie sorgen dafür, dass der Patient möglichst von der gleichen Bezugsperson gepflegt wird → Um das Durchgangssyndrom und die Verwirrung des Patienten durch ohnehin sehr viele verschiedene Menschen an seinem Bett (Ärzte, Physiotherapeuten etc.) nicht noch weiter zu verstärken, sollte der Patient von einer Bezugsperson versorgt werden. Da dies aufgrund des Dreischichtendienstes in der Regel nicht möglich ist, sollte für diese Zeit der Dienst möglichst immer von der gleichen Pflegeperson innerhalb einer Schicht übernommen werden.
Sie geben Informationen mit einfachen Worten und nicht gehäuft → Die Informationen sollten kurz (Hauptsätze), präzise und einfach formuliert werden. Sprachlich komplizierte und grammatikalisch schwierige Satzgefüge sollten vermieden werden, da der Patient dem Gedankengang nicht mehr folgen kann.

5.5 Lösung A

Sie bleiben bei dem Patienten bis der Anfall beendet ist → Der Anfall dauert i. d. R. ein bis zwei Minuten. Anschließend verfällt der Patient in einen sog. Terminalschlaf, der Minuten bis Stunden dauern kann. Beim Erwachen ist der Patient müde und fühlt sich zerschlagen, evtl. hat er eingenässt, so dass pflegerische Hilfestellung nötig sein kann.
Sofern der Patient nicht in einen Status epilepticus fällt, besteht keine lebensbedrohliche Situation.
Sie lassen den Patienten liegen und entfernen Gegenstände, an denen er sich verletzen könnte → Bei einem generalisierten Krampfanfall stürzt der Patient zu Boden. Die Augen bleiben meist geöffnet, die Augäpfel sind nach oben oder zur Seite gedreht. Zunächst streckt sich der Körper des Patienten, die Beine sind gestreckt, die Arme können auch gebeugt sein. Das Gesicht ist zyanotisch (Apnoe). Nach einigen Sekunden kommt es zu rhythmischen, klonischen Zuckungen.
Gummikeil → Früher wurde dieser stets bereitgehalten und es wurde empfohlen, diesen dem Patienten zum Schutz vor einem Zungenbiss zwischen die Zähne zu stecken. Wegen der damit verbundenen Verletzungsgefahr für Mund-Rachenraum und Zähne wird dieses Vorgehen mittlerweile nicht mehr empfohlen.

5.6 Lösung C

S. Kommentar zu Frage 5.5

5.7 Lösung B

Im Stadium des Entzuges müssen die pflegerischen Maßnahmen der Stärke der Entzugserscheinungen angepasst sein. Patienten, die an einer Suchtkrankheit leiden, haben im Stadium des Entzugs je nach Substanz mehr oder weniger ausgeprägt vegetative Symptome wie z. B. Schlaflosigkeit, Tremor, Erbrechen, Durchfall, starkes Schwitzen. Sie leiden unter Unruhe und Angst. Nach Ausprägung dieser Erscheinungen richtet sich die Höhe des Pflegebedarfs. **Besucher muss man besonders aufmerksam beobachten.** Da die Therapie der Sucht die Abstinenz ist, muss darauf geachtet werden, dass die Suchtkranken von ihren Besuchern keinerlei Drogen erhalten, da sonst ein Rückfall unvermeidbar ist. **Aufgrund der vorhandenen Appetitstörungen müssen regelmäßige Gewichtskontrollen durchgeführt werden.** Somit ist frühzeitig eine drohende Mangel- oder Unterernährung zu erkennen und mit einer entsprechenden Diät oder gegebenenfalls medikamentösen Therapie entgegenzuwirken.

5.8 Lösung C

In der postoperativen Phase kann es bei Alkoholabhängigen zu einem Entzugsdelir kommen. Daher muss auf **tachykarde, hypertone Kreislaufwerte in Kombination mit Schweißausbrüchen und Unruhe** geachtet werden. Diese Symptome gehören zum Erscheinungsbild eines Delirs.

5.9 Lösung D

Die Schizophrenie ist eine Erkrankung, die die gesamte Persönlichkeit erfasst. Zu den Symptomen gehören:
- Störungen des Denkens, zusammenhangloses und alogisches Denken, eine Zerfahrenheit im Denken, ebenso ein Gedankenabreißen und das Unvermögen, einen Gedanken zu beenden.
- Störungen der Affektivität und des Antriebs
- Ambivalenz
- Autismus
- Wahn und Halluzinationen
- katatone Störungen

Beim Umgang mit schizophrenen Patienten **kann es aufgrund von Geruchs- und Geschmackshalluzinationen zur Nahrungsverweigerung kommen.** Schizophrene Patienten leiden oft unter Halluzinationen. Dabei sind die akustischen Halluzinationen mit dem Hören unterschiedlicher Geräusche und Stimmenhören am häufigsten. Im Zusammenhang mit einem Verfolgungswahn kommt es oft auch zu Geruchs- und Geschmackshalluzinationen. Dabei befürchten die Patienten, dass sie vergiftet werden sollen und lehnen die Mahlzeiten ab. **Gefühlsausbrüche sind ohne erkennbaren Grund zu erwarten.** Bei Schizophrenen ist die Stimmungslage instabil und kann von Weinerlichkeit zu Freundlichkeit oder Aggressivität wechseln. Es kann zu gehobenen Stimmungslagen kommen, wobei die Patienten oft enthemmt, laut und ausgelassen wirken. Häufiger sind depressive Verstimmungen als Ausdruck der Ängste, Ratlosigkeit und Hilflosigkeit. Die depressiven Verstimmungen Schizophrener sind unter Umständen von der Umwelt beeinflussbar, ein Versuch der Ablenkung kann dem Patienten Erleichterung verschaffen.

Das Pflegepersonal sollte Gespräche behutsam von krankhaften Gedanken weg zu anderen Themen lenken, die mit seiner Krankheit wenig zu tun haben. Damit wird versucht, den Patienten weg von seinen Wahnideen in die Alltagswelt zu führen, z. B. mit Gesprächen über ein Fernsehstück oder über Freizeitaktivitäten, an denen der Patient teilnimmt.

5.10

- **Tägliche Gewichtskontrolle durch den Patienten selbst** (mit leerer Blase): Die Maßnahme ist mit dem Patienten abgesprochen. Es gehört zum Therapieplan, dass der Patient lernt, sich an Absprachen zu halten.
- **Patienten zur Toilette begleiten,** damit das Pflegepersonal die Kontrolle darüber hat, ob der Patient evtl. die gerade zu sich genommene Nahrung wieder erbricht.
- **Gewichtskontrolle,** um den Verlauf der Krankheit zu beobachten und lebensbedrohliche Situationen durch die Unterernährung mit Verschiebungen im Elektrolythaushalt frühzeitig zu erkennen.
- **Hyperkalorische Kost,** um rasch eine Mangel- und Unterernährung zu bekämpfen.
- **Besuchsverbot bis zum Erreichen eines bestimmten Minimalgewichts** kann ein Anreiz für die Patienten sein, sich an die Therapie bezüglich der Gewichtszunahme zu halten.

5.11   Lösung D

Das Delirium tremens gehört zu den häufigsten metalkoholischen Psychosen (meta nach, zwischen). Es tritt nach längerer chronischer Alkoholintoxikation auf. Das Delir kommt auf der Höhe ununterbrochenen Trinkens vor oder wird hervorgerufen durch Infekte, körperlich-seelische Belastungen oder nach abruptem Alkoholentzug. Die Pathogenese ist unbekannt. Mögliche Ursachen der folgenden Symptome wie: **mehr oder minder ausgeprägte Störung der Orientiertheit und Verkennung der gegebenen Situation, Wahrnehmung von real nicht vorhandenen Gegebenheiten, Bewegungsunruhe (Nesteln, Zittern)** können eine Störung der Entgiftungsfunktion der Leber sein oder Störungen im intermediären Stoffwechsel oder der Homöostase, zu der es beim adaptierten Trinken kommt, wenn der Alkohol entzogen wird. Eine Alkoholhalluzination geht mit Sinnestäuschungen, z. B. Stimmenhören einher, weniger mit optischen oder haptischen Halluzinationen (haptisch: den Tastsinn betreffend). Zwischen Alkoholhalluzinationen und dem Delirium tremens gibt es fließende Übergänge. Daher werden beide Psychosen als akute, reversible Alkoholpsychosen zusammengefasst. Die Pathogenese der Alkoholhalluzinationen ist ebenfalls noch unbekannt.

5.12   Lösung B

S. Kommentar zu Frage 5.34

5.13   Lösung D

Zu den pflegerischen Maßnahmen bei einem Patienten nach Commotio cerebri gehören: **mehrtägige Bettruhe, kurzfristge Nahrungskarenz.** Zu den Sympto-

men der Commotio cerebri gehören: Bewusstlosigkeit (häufig), retrograde Amnesie und vestibuläre Symptome mit Schwindel, Erbrechen und Nystagmus. Nach dem Ereignis treten unspezifische Zeichen auf wie: Kopfschmerz, allgemeine Leistungsschwäche, Lichtscheu, Kreislauflabilität und Alkoholintoleranz. Um den Patienten mit seiner allgemeinen Leistungsschwäche zu schonen, ist eine mehrtägige Bettruhe angezeigt.
Die kurzfristige Nahrungskarenz empfiehlt sich, da der Patient durch die vestibuläre Symptomatik oft erbricht.

5.14 Lösung A

Das Bemühen, Fehlverhalten abzubauen und erwünschtes Verhalten aufzubauen; das Aufdecken von Konflikten und Problemen des Patienten und ihre Deutung: Dies sind die grundsätzlichen Regeln im Umgang mit psychisch Kranken, an die sich das gesamte therapeutische Team halten soll.

5.15 Lösung C

Ein manischer Patient befindet sich in gehobener Stimmung mit Antriebssteigerung und Denkstörungen (Ideenflucht). Die Patienten zeigen einen sehr starken Bewegungsdrang und scheinen in ihrer Aktivität unermüdlich zu sein. Für eine Beschäftigung dieser Patienten sind Tätigkeiten geeignet, die diesem großen Bewegungsdrang Rechnung tragen. In diesem Fall: **großflächiges Malen** und **mit der Krankenschwester im Garten Ball spielen.**

5.16 Lösung C

Eine akute Schlafmittelvergiftung kann eine lebensbedrohliche Situation darstellen. Die Symptomatik bei einer Schlafmittelvergiftung ist von der Menge des eingenommenen Mittels und vom Stadium abhängig. Zum Erscheinungbild gehören:
– Müdigkeit, Somnolenz, Schlaf, Bewusstlosigkeit, Koma
– Atemstörungen
– evtl. Krämpfe
– evtl. Erbrechen mit Gefahr der Aspiration.
Die Beobachtung der Atemwege → u. U. müssen die Atemwege gereinigt und frei gehalten werden.
Bei einer Schlafmittelintoxikation wirken die Substanzen auf den Kreislauf und führen zu einer Vasomotorenlähmung. Es kommt zum Blutdruckabfall. Sie führen weiterhin zu einer Depression des ZNS mit Bewusstseinsstörungen, Areflexie, Hypoventilation, Hypothermie. Daher ist **die Kontrolle der Vitalwerte** notwendig.
Kontrolle der Ausscheidung → Die Nieren werden bei einer akuten Vergiftung indirekt durch die Kreislaufbeeinträchtigung (Minderperfusion) mitbetroffen. Es ist besonders auf die Urinausscheidung pro Stunde zu achten. Zur sekundären Giftentfernung wird bei Schlafmitteln, die nierengängig sind, eine forcierte Diurese mit Bilanzierung durchgeführt. Zu den therapeutischen Maßnahmen gehört die Magenspülung, um das Gift aus dem Körper zu eliminieren. Pflegerische Aufgabe ist, **Hilfestellung bei der Magenspülung** zu leisten.

5.17 Lösung D

Vorsichtig Zweifel an seinem Wahn zu säen → Wahnkranken sollte man nicht versuchen, die Wahnideen auszureden, aber man sollte auch nicht Glauben an diese Wahnideen vorheucheln. Je nach Situation kann man dem Patienten vorsichtig vermitteln, wie schwierig es für ihn sein muss, dass nur er seine „Wirklichkeit" wahrnehmen kann.
In dieser für den Patienten schwierigen Situation hilft dem Patienten, wenn die Pflegenden **persönliches Interesse zeigen und einen Halt bieten** und den Schilderungen aufmerksam zuhören.

5.18 Lösung C

S. Kommentar zu Frage 5.4

5.19 Lösung A

Arbeits-, teilarbeits- und noch nicht arbeitsfähige psychisch Kranke → Viele Patienten, die längere Zeit, evtl. sogar Jahre in einer psychiatrischen Klinik behandelt wurden und nun die Pflege und Behandlung nicht mehr in vollem Umfang benötigen, können in einem Übergangswohnheim untergebracht werden. Übergangswohnheime gehören zu den psychiatrischen Einrichtungen, die den Bewohnern vorübergehend (maximal zwei Jahre) eine Wohnung bieten.
Neben Schlafräumen gibt es Speise- und Aufenthaltsräume. Die Bewohner gehen am Tag ihrem Beruf oder einer Ausbildung nach.
Die Übergangswohnheime haben die sog. Nachkliniken abgelöst. Sie sind wohnungsähnlich gegliedert. Ziel ist es, Abnabelungs- und Autoritätsprobleme zu bearbeiten, zu einem Erwachsenendasein zu finden und Unabhängigkeit von Fremdhilfe zu erzielen.

5.20 Lösung B

Die medikamentöse Behandlung eines Patienten mit Alkoholdelir, der eine hohe Erregbarkeit oder delirante Unruhe zeigt, kann mit Distraneurin® durchgeführt werden. Dabei sind eine **genaue Überwachung und Dosierung von Clomethiazol (Diatraneurin®)** notwendig, da es durch eine Überdosierung zu Blutdruckabfall und Atemdepression kommen kann. Die **regelmäßige Kontrolle von Atmung, Puls** und Blutdruck ist also angezeigt.

5.21 Lösung C

Die Lagerung eines Hemiplegikers soll den Muskeltonus herabsetzen bzw. regulieren und damit die Spastizität hemmen. Dabei ist zu beachten:
Füße nie gegen harte, sondern gegen nachgiebige Unterlagen abstützen →
Bei einem Druck auf den Fußballen wird der positive Stützreflex ausgelöst. Dabei kommt es bei lang ausgeübtem Druck zu einer Streckung von Hüfte, Knie und oberem Sprunggelenk.
Schulter und Becken der betroffenen Seite unterstützen (in der Rückenlage) → Bei einem hemiplegischen Patienten ist der Tonus der Rumpfmuskulatur nicht vollständig verloren, da sie über beide Seiten des Gehirns innerviert wird. Trotzdem tendiert der Patient dazu, sich auf die betroffene Seite zu neigen. Dies kann man mit einem flachen, kleinen Kissen, das unter Schulter und Becken geschoben wird, ausgleichen.
Knierotation aufheben → Mit der Lagerung des Beckens in der Symmetrie ist gleichzeitig die Knierotation aufzuheben.

5.22 Lösung C

Bei alten Menschen kann es zu psychischen Erkrankungen kommen, die verstärkt werden durch zunehmende Vereinsamung, wenn Freunde, Bekannte oder Ehepartner versterben. Durch den eingeschränkten sozialen Kontakt gerät der alte Mensch in die Isolierung. Die Symptomatik der psychischen Erkrankung kann ausgelöst werden, wenn die gewohnte Umgebung verlassen werden muss (Entwurzelung) und ein Umzug in ein Altersheim ansteht. Ursache der psychischen Alterskrankheiten ist ein hirnorganischer Abbauprozess mit **Unsicherheit, Angst, Depressionen, Verwirrtheitszuständen, Erinnerungsstörungen.**

5.23 Lösung D

Die Selbstmordabsichten eines depressiven Patienten sind sehr ernst zu nehmen. Alle an der Behandlung Beteiligten einschließlich Angehörige sind zu informieren, alle sollten ihren Kontakt zu dem Patienten intensivieren und Äußerungen und Handlungen des Patienten genau beobachten (s. auch Kommentar zu Frage 5.3).

5.24 Lösung A

Bei Mobilisation eines Patienten mit M. Parkinson berücksichtigen Sie, dass der Patient ...
... mit kurzen schleifenden Schritten geht; nur schwer in Bewegung kommt:
Die Parkinson-Erkrankung zeigt drei wesentliche Symptome: Akinese, Rigor und Tremor.
Die Akinese (Bewegungsarmut) äußert sich bei Parkinson-Patienten in der Schwierigkeit, eine Bewegung in Gang zu setzen bzw. sie zu beenden. Charakteristisch ist eine stark vornübergebeugte, etwas hängende Körperhaltung (Abb. 5.26).

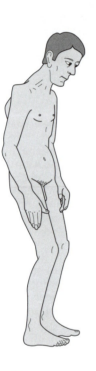

Der Gang ist kleinschrittig und schlurfend, Arme und Hände sind adduziert und im Ellenbogengelenk und in den Fingergelenken gebeugt. Ursache der o. g. Symptome sind Läsionen in den Stammganglien. Beim M. Parkinson kommt es zu Veränderungen in den motorischen Kerngebieten des Hirnstamms. Die Veränderungen liegen darin, dass die Neurone das Dopamin nicht mehr oder unzureichend produzieren. Dopamin ist ein Neurotransmitter, der die Aufgabe hat, einerseits emotional-geistige Reaktionen zu steuern, aber auch Bewegungsentwürfe zu erstellen. Es gibt eine Unterbrechung der Impulse von den prämotorischen Feldern der Hirnrinde über die Substantia nigra zum Vorderhorn des Rückenmarks. Der Akinese liegt ein Dopaminmangel zugrunde. Rigor und Tremor sind auf ein Übergewicht cholinerger Mechanismen des Striatums durch Dopaminmangel zurückzuführen.

Abb. 5.26: Typische Körperhaltung beim Parkinson-Syndrom

5.25

S. Kommentar zu Frage 5.7 (die für andere Substanzabhängige geltenden Regeln sind auch auf Alkoholabhängige anwendbar).

5.26 Lösung C

S. Kommentar zu Frage 5.18

5.27

Die Überwachung eines Patienten nach Krampfanfall erfolgt, bis er bewusstseinsklar ist.
Die Überwachung eines Patienten nach einem Krampfanfall muss solange erfolgen, bis er bewusstseinsklar ist. Nach einem generalisierten Krampfanfall, der mit dem Terminalschlaf endet, ist der Patient zwar müde und erschöpft, aber wach und ansprechbar. Im Verlauf eines Krampfanfalls kann es zu einem Status epilepticus kommen. Dabei folgen die Krampfanfälle so häufig aufeinander, dass der Patient dazwischen nicht mehr zu Bewusstsein kommt. Der Status epilepticus ist lebensbedrohlich, entsprechende Maßnahmen sind einzuleiten.

5.28 Lösung A

Hirnorganisches Psychosyndrom/Orientierungs- und Gedächtnisstörungen
→ Das hirnorganische Psychosyndrom tritt auf bei einer Hirnschädigung, z. B. bei Arteriosklerose, Embolie, Syphilis, Traumen. Bei einem akuten Verlauf kommt es neben den oben genannten Symptomen zu Ratlosigkeit, fehlender Kritik- und Urteilsfähigkeit.
Manie/Antriebssteigerung und Größenideen → Bei einer Manie kommt es zu einer Steigerung aller psychischen Funktionen.
Paranoid-halluzinatorische Schizophrenie/akustische Halluzinationen in Form von „das Tun kommentierende Stimme" → s. Kommentar zu Frage 5.10.
Depression/Schlafstörungen und Niedergeschlagenheit → s. Kommentar zu Frage 5.3.
Phobische Neurose/Angst in geschlossenen Räumen → Neurosen sind seelische Störungen, bei denen die Persönlichkeit nicht primär mitbetroffen ist und die Wahrnehmung der Realität nicht verloren geht. Zu den verschiedenen Formen der Neurosen gehört die phobische oder Angstneurose. Dabei besteht eine unüberwindbare Angst, die sich auf bestimmte Objekte und Situationen bezieht. Eine dieser Situationen kann die Angst vor geschlossenen Räumen sein, z. B. die Angst, sich im Fahrstuhl aufzuhalten.

5.29 Lösung B

Bei einer Zwangsneurose drängen sich Denkinhalte oder Handlungsimpulse auf. Sie können nicht verdrängt oder unterdrückt werden. **Die Betroffenen empfinden ihre Gedanken/Handlungen als unsinnig/quälend, können sie aber nicht abstellen.**

5.30 Lösung B

Eine TIA ist eine neurologische Störung, die in der Regel 2 bis 15 Minuten dauert, weniger häufig bis zu 24 Stunden. Ursachen sind kurzandauernde Ischämien, z. B. ausgehend von Stenosen. Symptome sind: **Kraftlosigkeit einer Extremität (z. B. Arm), leichte Sprach- und Sehstörungen.**
Eine TIA wird in ihrer Bedeutung leicht unterschätzt, da **die neurologische Symptomatik sich innerhalb von 24 Stunden zurückbildet.** Sie gilt häufig als Vorbote einer Apoplexie.

5.31 Lösung E

Unter seniler Demenz versteht man einen altersbedingten Persönlichkeitsabbau durch eine fortschreitende Hirnatrophie. Beobachtet werden folgende Veränderungen:
- **unkontrollierte Nahrungsaufnahme: zuviel oder gar nichts**
- **vernachlässigtes Äußeres: z. B. werden Kleider falsch angezogen**
- **wechselhafte, eingeschränkte Wahrnehmung**
- **gestörte Orientierung: Zeit, Ort, Person**

Weitere Veränderungen sind zu erkennen bei den motorischen Fähigkeiten, der Sprache, bei der Aufmerksamkeit, beim Gedächtnis und beim Denken.

5.32 Lösung B

Bei der senilen Demenz kann durch medikamentöse oder andere Therapien keine Heilung oder Besserung erzielt werden. Umso wichtiger ist, die **restlichen Fähigkeiten zu fördern, um die Selbstständigkeit zu erhalten.**

5.33 Lösung D

S. Kommentar zu Frage 5.11

5.34 Lösung B

Bei der Pflege eines suizidgefährdeten depressiven Patienten ist zu beachten, dass **in der abklingenden Phase einer Depression Gefühle der Schuld oder Wertlosigkeit ungehemmt durchbrechen und sich im Suizidversuch entladen können.** Zum Krankheitsbild der Depression gehören Symptome, die das Erleben des Patienten beeinträchtigen. Der Patient ist unglücklich, niedergeschlagen, hoffnungslos, ängstlich und entmutigt. Hinzu kommen Symptome wie: Appetitlosigkeit mit Gewichtsverlust, Schlafschwierigkeiten, Müdigkeit, Energielosigkeit, Klagen über verminderte Denkleistung, Konzentrationsstörungen, Todes- und Suizidgedanken, Interessenverlust, Selbstvorwürfe. Wichtig zu wissen ist, dass es keine andere Krankheit gibt, bei der das Selbstmordrisiko so groß ist wie bei der Depression. Die Patienten leiden sehr unter ihrer Krankheit und meinen, dass sie allen zur Last fallen. Als Ausweg für ihre Situation sehen sie häufig nur noch den Tod. Die Phase, in der Suizidgedanken umgesetzt werden, liegt meist in der abklingenden Phase der Krankheit, wenn die akute Phase mit Antidepressiva oder anderweitig behandelt wurde. Die körperlich-seelische Gehemmtheit und Angespanntheit sind abgebaut, Schuld- und Minderwertigkeitsgefühle sind aber noch vorhanden. In dieser Phase bedarf der Patient einer sehr genauen Beobachtung, in der das gesamte Team und gegebenenfalls die Familienangehörigen einbezogen werden.

 Nicht immer äußert der Patient seine Selbstmordabsichten.

5.35

Halluzinationen – abgeleitet von lat. alucinatio = gedankenloses Reden – sind Sinnestäuschungen, die jeden Sinn betreffen können.
Man unterscheidet:
- **Akustische Halluzinationen,** z. B. Stimmen hören.
- **Optische Halluzinationen,** z. B. Tiere sehen.
- **Taktile oder haptische Halluzinationen** (taktil oder haptisch: den Tastsinn betreffend), z. B. beschreibt der Patient, elektrisch oder magnetisch zu sein.
- **Kinästhetische Halluzinationen,** z. B. ein Gefühl, dass der Boden schwankt.
- **Geschmackshalluzinationen,** z. B. beim Essen den Geschmack von Giften wahrzunehmen.
- **Geruchshalluzinationen,** z. B. Gasgeruch wahrnehmen.

Sie sind Symptome bei allen endogenen und exogenen Psychosen, kommen jedoch vor allem bei der Schizophrenie vor.

5.36 Lösung A

Eine Therapieform bei psychischen Erkrankungen ist neben der Psychopharmaka- und der Psychotherapie die Sozial- und Milieutherapie. Bei der letzten Therapieform versucht man, die psychischen Krankheiten im sozialen Umfeld und in den sozialen Bezügen des Patienten zu verstehen und zu behandeln. In der Milieutherapie wird der Patient dabei unterstützt, seinen Alltag zu bewältigen. In diesem Zusammenhang ist die Unterbringung in **wohnlichen Ein- oder Zweibettzimmern** zu sehen. Der Patient wird dabei unterstützt, Entscheidungen zu treffen und für sich und sein Handeln Verantwortung zu übernehmen. Dazu gehört auch, dass der Patient lernt, **auf** sich, seinen Körper und **sein Äußeres** zu **achten** und auch damit eine Integration in die Gesellschaft zu erlangen. Ein weiterer Schwerpunkt in der Milieutherapie ist die Beziehungsarbeit. Dies bedeutet u. a., den Patienten als Individuum mit eigenen Bedürfnissen zu respektieren. Ressourcen fördern heißt in diesem Zusammenhang auch, den Patienten zu fordern. Voraussetzung hier ist der **partnerschaftliche Umgang** zwischen Patienten und Milieutherapeuten.

5.37 Lösung B

Vermehrter Speichelfluss, Neigung zu stärkerem Schwitzen, verstärkte Talgsekretion → Dies sind vegetative Begleitsymptome, wobei das stärkere Schwitzen seltener zu beobachten ist. Die starke Absonderung der Talgdrüsen führt zu dem sog. Salbengesicht, welches durch die Amimie (mimische Unbewegtheit) noch verstärkt wird.
Der vermehrte Speichelfluss ist zwar ein vegetatives Symptom, jedoch kann der Speichel durch die Bewegungsarmut der Gesichts- und Halsmuskulatur nur verzögert geschluckt werden und so eine vermehrte Speichelsekretion vortäuschen.

5.38 Lösung A

Die Pflegenden sind meist die ersten Personen, die der Patient nach dem Erwachen wahrnimmt und damit eine entscheidende Rolle in der nachfolgenden Zeit einnehmen. Zu den Hilfestellungen, die sie dem Patienten bieten können, gehört, **dem Patienten sein Handeln nicht zum Vorwurf zu machen,** sondern bereit zu sein, dem Patienten zuzuhören. Die Pflegenden sollten **wissen, dass der Suizidversuch in einem nicht bewältigten Lebensproblem begründet sein kann.** Sie sollten die Probleme des Patienten annehmen und nicht bagatellisieren oder „gute Ratschläge" erteilen.

5.39 Lösung B

Bei einem Patienten mit Multipler Sklerose (MS) kommt es zu einer herdförmigen Zerstörung der Markscheiden im ZNS. Dadurch wird die Weiterleitung von Erregungsimpulsen in den betroffenen Nervenfasern verlangsamt oder vollständig unterbrochen. Je nach Lokalisation der Entmarkungsherde können unterschiedliche Symptome, z. B. Sehstörungen, Sensibilitätsstörungen, Lähmungen, Störungen der Bewegungsabläufe und Gleichgewichtsstörungen auftreten. Bei der Pflege eines bereits bettlägerigen MS-Patienten ist zu achten auf **Blasenstörungen mit aufsteigender Infektionsgefahr sowie Harnträufeln und Inkontinenz.** Die Blasenstörungen treten häufig auf. Man beobachtet eine Retention oder Dranginkontinenz. Bei Restharnbildung infolge Retention ist die Gefahr einer Harnwegsinfektion gegeben.
Durchführung der Prophylaxen → Aufgrund der Immobilität ist auf Einhaltung der Prophylaxen, besonders der Dekubitus- und Kontrakturenprophylaxe, zu achten.
Ballaststoffreiche Kost → Es kann zu einer Darmentleerungsstörung kommen mit willkürlichem Drang bzw. unwillkürlicher Entleerung. Die Einhaltung von Stuhlentleerungszeiten ist hier von pflegerischer Bedeutung. Ansonsten gelten alle Maßnahmen zur Obstipationsprophylaxe.

5.40 Lösung D

häufig gründliche Gehörgangreinigung; weitgehende Schonung vor Aufregung und Anstrengung → Bei einer Schädelbasisfraktur kann es zu Komplikationen kommen, wenn die Hohlräume, die unter der Schädelbasis liegen, geöffnet sind. Zu den Hohlräumen gehören die Siebbeinzellen und die Keilbeinhöhle mit dem Zugang zur Nase und zum Rachen. Liquor kann über diese Wege (Liquorfistel) abfließen. Die Gefahr besteht, dass es zu einer aufsteigenden Infektion kommt. Daher bedarf dieser Patient **einer Beobachtung speziell auf Meningitiszeichen,** wie z. B. heftige Kopfschmerzen, Lichtempfindlichkeit, Nackensteifigkeit bis Opisthotonus, Bradykardie, Erbrechen, Hyperpathie der Haut.

5.41 Lösung C

In akuten Situationen und wenn die Gefahr der Wiederholung des Selbstmordversuchs droht, ist sicher eine psychiatrische stationäre Behandlung sinnvoll. Der Patient **sollte auf einer geschlossenen Station untergebracht werden**. Um eine Wiederholung des Selbstmordversuchs zu verhindern, **gehen Pflegende sehr häufig in das Zimmer des Patienten** und **bleiben bei akuter Suizidgefahr bei dem Patienten**. Die „Überwachung" des Patienten ist allerdings nur ein Notbehelf. Entscheidend ist, eine Vertrauensbeziehung zu dem Patienten herzustellen, in der sich der Patient verstanden fühlt, und **gesprächsbereit zu sein, ohne sich aufzudrängen** (s. auch Kommentar zu Frage 5.38).

5.42 Lösung A

Eine totale Aphasie (Aphasie: zentrale Sprachstörung; syn. globale Aphasie) gehört zu den schwersten Aphasieformen. Bei dieser Form ist das Sprechen für den Patienten sehr anstrengend, der Redefluss ist stockend und häufig reduziert sich die Spontansprache auf z. T. sinnlose Floskeln oder Automatismen. Die Wortfindung ist meist schwer gestört, oft werden Einzelwörter ohne Sinn aneinandergereiht. Einzellaute können nachgesprochen werden (Tendenz zur Echolalie). Das Sprachverständnis ist beeinträchtigt, z. T. werden aber einfache Aufforderungen verstanden.
Die Schwere der Sprachstörung ist abhängig vom Ausmaß der Hirnschädigung. Daraus ergeben sich für den Umgang einige Regeln: **Sie sprechen langsam in kurzen, einfachen Sätzen und begleiten ihre Sätze mit Gesten.** Dabei ist wichtig, dass sich die Pflegekraft im Blickfeld des Patienten befindet.
Sie vermeiden Überanstrengungen, denn bei Erschöpfung und emotionaler Belastung verschlimmert sich die Aphasie. Man soll nie therapeutische Fortschritte, die der Patient im Hinblick auf das Sprechen vorweisen kann, vorführen lassen, z. B. beim Besuch von Angehörigen oder bei der Arztvisite.

5.43 Lösung A

Um eine gute Ausgangslage für die Therapie bei depressiven Patienten zu haben, ist es wichtig, dass **der depressive Patient sich in der Behandlungssituation wohlfühlt** und **dass man dem Patienten zeigt, dass seine Traurigkeit und Leere von den Pflegenden ernst genommen werden** (s. auch Kommentar zu Frage 5.4).

5.44 Lösung A

„Verwirrter Patient", das ist ein weit dehnbarer Begriff – die Ursachen können alters- oder psychisch bedingt sein. Bei diesen Patienten ist viel Geduld gefragt. Gerade bei dementen alten Menschen ist das Kurzzeit-Gedächtnis oft überproportional stark beeinträchtigt. Deshalb ist es sinnvoll, z. B. die Namen der Pflegenden und des Krankenhauses immer wieder dem Patienten gegenüber zu erwähnen. Erfolgserlebnisse bei der Orientierung werden manchmal erst nach Tagen sichtbar. Auch für geistig gesunde Menschen ist ein **Lob für die richtig erbrachte Leistung** wichtig.

5.45 Lösung E

Die spezielle Bobath-Lagerung hat folgende Ziele:
Hemmung der Spastizität, Vermeiden von abnormen Haltungsmustern (hier: spastische Haltungsmuster) → Der primitiven Reflexaktivität, die nach einem Schlaganfall ausgelöst wird, kann mit der Bobath-Lagerung entgegengewirkt werden.
Vorbeugung gegen Haltungsschmerz (vorwiegend Schulterschmerz) → Um den Schulterschmerz und vor allem eine Luxation der Schulter zu vermeiden, soll nie an der Schulter, am Ellenbogengelenk oder an der Hand gezogen werden. Das Schultergelenk muss vorsichtig mobilisiert werden. Ist der Patient in der Rückenlage, wird das Schulterblatt flächig von der Achselhöhle aus umfasst und vorsichtig vorgezogen, d. h. weg von der Wirbelsäule. Dabei wird mit der anderen Hand am Sternum ein Gegendruck ausgeübt.
Bessere Orientierung am eigenen Körper → Bei der Lagerung auf der betroffenen Seite wird ein Druck auf diese Seite als taktile Stimulation ausgeübt, der Patient „spürt seine Seite".
In der Rückenlage wird der Kopf des Patienten zur gelähmten Seite hin gelegt. Dies hat u. a. den Vorteil, dass der Patient diese Seite wahrnimmt.
Der Patient lernt, seine Spastizität selber zu kontrollieren → Ist der Patient über den Sinn der einzelnen Lagen und Bewegungsabläufe informiert und kann er nach einer Übungsphase sich selbst in die verschiedenen Positionen bringen, hat er die Möglichkeit, seine Spastizität zu kontrollieren.

5.46 Lösung: klare Bewusstseinslage

S. Kommentar zu Frage 5.1

5.47 Lösung B

S. Kommentar 5.34

5.48 Lösung A

Die **Lagerung** und Mobilisation hemiplegischer Patienten **sind von entscheidender Bedeutung.** Viele Seiten mit Abbildungen finden Sie dazu in Ihrem Lehrbuch. Man unterscheidet die Früh- von der Spätphase.
In der Frühphase ist der Tonus zumeist herabgesetzt (schlaff). Die therapeutische Lagerung sollte sofort nach dem akuten Geschehen einsetzen, die Umlagerung 2–3-stündlich erfolgen. Hierdurch werden abnorme Haltungsmuster, Schulterschmerzen und Kontrakturen vermieden.
In der Spätphase ist der Tonus meist erhöht, es haben sich spastische Muster entwickelt. Der Patient muss lernen, seine Spastizität selber zu kontrollieren und diese Kontrolle daheim auch weiterzuführen.
Hier eine Übersicht der Lagerungsmöglichkeiten mit Vor- und Nachteilen:

1. Lagerung auf der gesunden Seite:

Vorteil	Nachteil
• gezielte Lagerung des hemiplegischen Arms möglich • Sensorik der gesunden Seite fördern	• gesunde Seite ist blockiert • Lagerung der Schulter ist nicht günstig

2. Lagerung auf der hemiplegischen Seite:

Vorteil	Nachteil
• Stimulation der Wahrnehmung • Kontakt mit der gelähmten Seite, da der Arm im Gesichtsfeld liegt • Bewegungsfreiheit der gesunden Seite Angstabbau, auf der gelähmten Seite zu liegen	• Gewöhnung, auf betroffener Seite zu liegen • ungünstig bei Handschwellung • Vorsicht: Bei Lagerung zu nah an der Bettkante kann die gelähmte Extremität herausfallen!

5.49 Lösung E

Die Multiple Sklerose (MS) ist eine chronisch-entzündliche Erkrankung des zentralen Nervensystems, deren genaue Ursache bis heute nicht geklärt werden konnte. Erbliche Veranlagung und geographische Faktoren scheinen eine Rolle zu spielen, in neuerer Zeit wurden außerdem Infektionserreger als Verursacher dieser Erkrankung im Sinne einer Autoimmunerkrankung vermutet. Während der in der Mehrzahl der Fälle schubförmigen Verläufe kommt es zu neurologischen Ausfällen wie Sensibilitäts-, Seh- und motorischen Störungen. Blasen- und Darmfunktionsstörungen, Kleinhirnsymptome und Schwäche der Skelettmuskulatur bis hin zu spastischen und schlaffen Lähmungen beschreiben den Verlauf der schweren Erkrankung, auch psychische Veränderungen treten im Verlauf auf. Die MS ist nicht kausal therapierbar, kann aber während der Krankheitsschübe medikamentös eingedämmt werden.
Es sollte versucht werden, jedem Patienten mit MS so lange wie möglich ein „normales Leben" zu ermöglichen. Dazu ist es sinnvoll, die Aufgabe der Berufstätigkeit hinauszuzögern. Selbsthilfegruppen stellen einen wesentlichen Beitrag zur Bewältigung der Alltagsprobleme dar.
Die MS-Gesellschaft nimmt sich der Bedürfnisse dieser Patienten an. Hilfsmittel, die im Verlauf der Erkrankung notwendig werden, können beschafft, Rehabilitationsmöglichkeiten aufgezeigt und organisiert werden. Die Gesellschaft betreibt Öffentlichkeitsarbeit, hilft Angehörigen will die MS-Kranken ansprechen.

5.50 Lösung: motorische Aphasie

Die motorische Aphasie gehört zu den zentralen Sprachstörungen, z. B. nach einem Schlaganfall. Das Sprachverständnis dieser Patienten ist meist vollständig intakt. Die Artikulation der eigenen Sprache dagegen fällt dem Patienten schwer. Oft kann der Patient selbst nur wenige Worte sprechen und dies nur unter großer Anstrengung. Pflegende müssen hier viel Geduld aufbringen, da der Patient oft verzweifelt nach Worten ringt.

5.51 Lösung A

Wie im gesamten Bobath-Konzept dient auch die basalstimulierende Bobathwaschung dazu, die Wahrnehmung des Patienten zu fördern. Sie findet Anwendung bei Hemiplegikern und soll insbesondere die betroffene, unter Ausfällen leidende Körperhälfte fördern. Im Rahmen der Waschung wird von der nichtbetroffenen, gesunden zur betroffenen, kranken Körperseite gearbeitet, bei der die längsverlaufende Körpermittellinie besonders betont wird. Weitere Ziele sind die Hemmung der Spastizität und Regulierung des Muskeltonus. Der Patient muss lernen, seine kranke Körperhälfte zu akzeptieren, damit zu arbeiten und sie zu trainieren. Aus diesem Grunde ist die aktive Mithilfe des Patienten unbedingt zu fördern!

5.52 Lösung D

Der Begriff Kinästhetik stammt aus dem Bereich der Verhaltenskybernetik. Das Bewegungskonzept entwickelt die Handlungs- und Bewegungsfähigkeit der Pflegeperson, damit sie den Patienten zu gezielten Bewegungen und Organisationen seines Körpers führen kann. Sie enthält die Interaktion zwischen Patient und Pflegenden. Ziel ist es, die Aktivität und die Gesundheit des Patienten zu fördern, mit geringem Kraftaufwand schonend zu arbeiten und Bewegungen gemeinsam mit dem Patienten zu gestalten.

STOFFWECHSEL-ERKRANKUNGEN

6.1

Coma uraemicum → **trockene Zunge, fibrilläre Zuckungen** → Endstadium einer chronischen Niereninsuffizienz ist das Coma uraemicum. Gekennzeichnet ist die Urämie durch Abgeschlagenheit, Teilnahmslosigkeit bis Bewusstseinsstörungen, Kopfschmerz, Brechreiz und Übelkeit, Hyperreflexie, klonisch-tonische Krämpfe; die Haut ist gelblich-braun und trocken.
Die trockene Zunge ist ein Zeichen für die Dehydratation.
Die fibrillären Zuckungen (Zuckungen einzelner Muskelbündel) und die Hyperreflexie sind durch Störungen des Natrium- und Kalium-Haushalts zu erklären.
Coma diabeticum → **tiefe Atmung, Acetongeruch** → Die Atmung beim Coma diabeticum wird auch nach einem deutschen Internisten „Kussmaul-Atmung" genannt. Sie ist gekennzeichnet durch große, tiefe, regelmäßige Atemzüge (s. Kommentar zu Frage 2.2).
Beim Coma diabeticum gelangt trotz des hohen BZ-Spiegels keine Glucose in die Zelle (s. auch Kommentar zu Frage 6.6). Als Ersatz-Energielieferant sucht sich die Zelle nun das Fettgewebe, welches systematisch abgebaut wird. Überschüssige Stoffwechselprodukte werden bei diesem Vorgang umgebaut zu Ketonkörpern, denn diese können dann als „Abfallprodukte" über den Urin ausgeschieden werden.
Ketonkörper sind sauer, also wird auch das Blut durch den Stoffwechsel angesäuert – es entsteht eine metabolische Azidose.

 Bei Stoffwechselentgleisungen stehen immer zwei Worte zur Verfügung:
1. **metabolisch** (durch Stoffwechsel) oder **respiratorisch** (durch Atmung).
2. **Alkalose** (pH-Wert > 7,42) oder **Azidose** (pH-Wert < 7,36) (s. a. Kommentar zu 4.22).

Coma hepaticum → **verlangsamte oder fehlende Reflexe, Ikterus** → S. auch Kommentar zu 4.22. Bei einem Coma hepaticum kommt es zu einem Stau der Gallenflüssigkeit. Das Bilirubin kann über die Nieren (Urobilinogen) bzw. über den Darm (Sterkobilinogen) nicht ausgeschieden werden. Dadurch steigt der Bilirubingehalt im Blut. Da die Entgiftungsfunktion der Leber fehlt und giftige Stoffwechselprodukte (z. B. Ammoniak) nicht abgebaut werden können, kommt es zu einer hepatischen Enzephalopathie mit verlangsamten oder fehlenden Reflexen.

6.2 Lösung B

Das **kontinuierliche Fieber** → **Temperatur-Tagesdifferenz weniger als 1 °C** zeigt nur wenig Tagestemperaturschwankungen und ist gleichbleibend hoch; z. B. Fieber bei einer Pneumonie.

Das **intermittierende Fieber** → **Temperatur-Tagesdifferenz höher als 2 °C** (intermittere, lat., aussetzen, unterbrechen): Dieses Fieber ist typisch bei septischen Prozessen und häufig verbunden mit Schüttelfrost. Daher wird es auch als septisches Fieber bezeichnet.

Das **remittierende Fieber** → **erhöhte Temperaturen wechseln mit fieberhaften Intervallen innerhalb eines Tages** (remittere, lat., zurückgehen, nachlassen): Diese Form des Fiebers ist bei Erkrankungen wie z. B. Nierenentzündung und Tuberkulose zu beobachten.

6.3 Lösung D

Typisch für Patienten mit Diabetes mellitus sind Wundheilungsstörungen infolge schlechter peripherer Durchblutung u.U. mit Neuropathien. Mikro- und Makroangiopathien sind besonders bei langandauerndem Diabetes mit schlecht einstellbarer Insulintherapie zu beobachten.

Da besonders an den Arterien der unteren Extremitäten die Mikroangiopathien neben den Makroangiopathien auftreten, ist darauf zu achten, dass gerade an den Füßen jegliche **Hautverletzung**, z. B. bei der Nagelpflege, **vermieden wird**. Dazu gehört, dass ein Einwachsen der **Nägel** durch das **Geradefeilen** verhütet wird.

6.4 Lösung B

Mit einem Antikoagulans wird die Gerinnungsfähigkeit des Blutes herabgesetzt. Ein entsprechendes Präparat erhalten z. B. Patienten nach Herzinfarkt oder mit Beinvenenthrombose.

Da bei Verletzungen die natürliche Gerinnung bei Einnahme dieses Medikamentes herabgesetzt ist, müssen Patienten mit Antikoagulanstherapie auf **Blutungen**, z. B. auf Einblutungen ins Gewebe (Hämatome), beobachtet werden.

Der Patient ist vor Verletzungen jeglicher Art zu schützen.
Vor einer Antikoagulanzientherapie sollte, soweit es die Zeit zulässt, eine vorherige Gastroskopie mögliche blutende Ulzera des Magens ausschließen.

6.5 Lösung C

Eine akute Komplikation des Diabetes mellitus ist der hypoglykämische Schock, wobei der Blutzuckerspiegel unter 40 mg/dl sinken kann. Ursachen dafür können eine Insulinüberdosierung, Insulingabe ohne nachfolgende Mahlzeit, starke Muskelarbeit oder massiver Alkoholkonsum sein.
Symptome sind:
Heißhunger aufgrund des erniedrigten Blutzuckerspiegels.
Eintrübung des Bewusstseins: Das Gehirn benötigt die meiste Glukose für seinen Stoffwechsel. Kommt es zu einer Reduzierung des Glukoseangebotes, verändert sich die Bewusstseinslage.
Schweißausbruch und Zittern: Ursache ist eine Gegenregulation des Organismus über eine Sympathikusstimulation.

6.6 Lösung D

Beim Coma diabeticum ist der Blutzuckerspiegel zu hoch. Dies entsteht z. B. durch Auslassen der Insulintherapie, Diätfehler oder Begleiterkrankungen (Infektionen).

 Achtung! Da beim Diabetiker grundsätzlich zwei Formen von Koma auftreten können – Hyper- und Hypoglykämie – darf auch nur beim geringsten Zweifel an der Diagnose KEIN Insulin verabreicht werden. Den Patienten mit der Hypoglykämie bringt man damit um.

Symptome sind Benommenheit bis zur tiefen Bewusstlosigkeit, Kussmaul-Atmung, Erbrechen und Exsikkose (Austrocknung). Die Therapie besteht in Ausgleich des Flüssigkeitsverlusts und Insulingabe. Das Insulin wird beim Koma i. v. verabreicht; die Senkung des Blutzuckerspiegels sollte unbedingt langsam geschehen.
Ein Richtwert dazu wird **mit maximal 100 mg% pro Stunde** angegeben. Grund hierfür ist das sich durch die Senkung des Blutzuckerspiegels auch ändernde **osmotische Gleichgewicht** im Blut. Ein zu schnelles Absinken könnte dann beispielsweise ein Hirnödem zur Folge haben, da der osmotische Druck (Druck, mit dem Wasser angezogen wird) im Blut abfällt. Zudem gelangt mit der Glukose gleichzeitig Kalium in die Zelle. Dieses Phänomen nennt man „Symport" und heißt so viel wie: „der eine geht immer mit dem anderen". Eine zu schnelle Blutzuckersenkung hätte eine **Hypokaliämie** zur Folge – eine lebensbedrohliche Situation wegen möglicher Herzrhythmusstörungen.

6.7

Zytostatika sind Medikamente, die den Stoffwechsel der funktionell aktiven Zellen verzögern oder ihn verhindern. Sie werden in der Tumortherapie eingesetzt, um ein Tumorwachstum zu verhindern oder einzugrenzen.
Da Zytostatika auf alle sich in der Teilung befindlichen Zellen wirken, werden auch gesunde Zellen, besonders die mit hoher Teilungsrate, wie z. B. Haarbälge, Schleimhäute des Verdauungstraktes und das Knochenmark, angegriffen.
- Es kommt zu **Haarausfall, Erbrechen, Schleimhautaffektionen, Knochenmarkdepressionen.**
- Durch die Knochenmarkdepression mit Abfall der Leukozyten kommt es zu einer **Immunschwäche**, die u.a. auch häufig eine **Zystitis** oder Pneumonie zur Folge hat. Bei einem Abfall der Thrombozyten erhöht sich die **Blutungsneigung** der Patienten.

6.8 Lösung B und C

Bei Einzelzimmerpflege von Patienten mit AML ...
... **führen Personal und Besucher eine Händedesinfektion durch,** da der Schutz vor Infektionen im Vordergrund steht. Keime werden besonders über die Hände verbreitet. Deshalb ist eine sorgfältige Händehygiene für alle Personen, die mit dem Patienten in Kontakt treten, oberstes Gebot.
... **dürfen Pflegeutensilien im Zimmer aufbewahrt werden,** um eine Keimverschleppung zu verhindern.
Bei der AML tritt eine Vermehrung entarteter granulozytärer Vorstufen in Knochenmark und Blut auf. Die pathologischen und nicht abgebauten Myeloblasten verhindern die normale Markproduktion. Dadurch kommt es zu:
- Anämie
- Thrombozytopenie mit Blutungsneigung und
- Granulozytopenie mit Infektanfälligkeit.

6.9 Lösung D

Bei langanhaltendem Erbrechen kommt es zu einem unter Umständen hohen Wasserverlust im Körper (**Dehydratation**). Mit dem Wasserverlust geht ein Natrium- und Kaliumverlust einher. Je nach der Größe des **Natriumverlustes** im Verhältnis zum Wasserverlust unterscheidet man drei Formen der Dehydratation:
- hypotone Dehydratation = Verlust von Wasser und vor allem von Elektrolyten (Natrium)
- hypertone Dehydratation (Exsikkose) = Verlust von freiem Wasser
- isotone Dehydratation = Verlust von Wasser und Natrium in einem Verhältnis, das der osmolaren Zusammensetzung des Extrazellulärraumes entspricht.

Zudem kommt es durch langanhaltendes Erbrechen zum Verlust von sauren Valenzen (Magensäure), was wiederum zu einer metabolischen, nicht-respiratorischen Alkalose führt. Aus diesem Grund ist eine regelmäßige Elektrolytkontrolle indiziert (Arztaufgabe).

6.10 Lösung D

Die sog. Schleifendiuretika sind Medikamente, die zu einer vermehrten Harnausscheidung führen und im Bereich der Henle-Schleife wirken, indem sie vor allem die Natriumrückresorption reduzieren. Dies impliziert eine gleichzeitig verminderte Wasserrückresorption, da der Na^+- und Wasser-Haushalt gekoppelt sind. Damit erhöht sich die Urinmenge. Neben der erwünschten Wirkung der Entwässerung kommt es auch zu einem starken Kaliumverlust.
Bei der Gabe von Diuretika zur Entwässerung entsteht eine **Dehydratation** (Unterwässerung) mit einer Hyponatriämie.
Der **Hämatokritwert steigt**, weil die Wasserrückresorption vermindert ist und sich damit auch das Mengenverhältnis zwischen Plasma und festen Blutbestandteilen zu deren Gunsten verschiebt.
Aufgrund der verminderten Flüssigkeitsbelastung und der damit verbundenen Kreislaufentlastung kommt es zur Verbesserung der pulmonalen und der kardialen Leistung. Dies spiegelt sich besonders bei einem abklingenden Lungenödem in besseren Blutgaswerten wider.

6.11 Lösung C

Die Ausscheidungen von Patienten, die mit Zytostatika behandelt werden, können **Rückstände des Medikamentes** enthalten. Zu den Ausscheidungen gehören neben Urin, Stuhl, Erbrochenem auch **Schweiß**. Zum eigenen Schutz sollen Pflegekräfte im Umgang mit den Ausscheidungen Handschuhe tragen.

6.12 Lösung C

Patienten, die eine Zytostatikatherapie erhalten, **sollen zum Trinken angehalten werden**, da einige der Zytostatikapräparate nieren- bzw. harnblasenschädigende Nebenwirkungen haben und durch das Trinken ein Verdünnungseffekt erzielt wird. Ein weiterer Grund für das Pflegepersonal auf eine ausreichende Flüssigkeitszufuhr zu achten, sind das häufige Erbrechen oder die Durchfälle, unter denen die Patienten leiden. Einer Dehydratation der Patienten ist vorzubeugen.

6.13 Lösung C

Da es eine Vielzahl von Insulinpräparaten gibt, z. B. schnell bzw. verzögert wirkende Insuline, ist es notwendig, sich an die Anweisungen zu halten, die im **Beipackzettel** vermerkt sind.

6.14 Lösung E

Gefährdung durch unsachgemäße Nagelpflege → s. Kommentar zu Frage 6.3.
besondere Beobachtung der Hautfalten → Bei Diabetes-Patienten müssen besonders die Hautfalten, z. B. unter den Brüsten, in der Analfalte, am Damm und zwischen den Oberschenkeln beobachtet werden.
Durch Reibung und durch das feuchte Milieu kann es an diesen Stellen zum Wundwerden kommen mit z. T. offenen roten und juckenden Hautstellen.

 Bei Diabetes-Patienten muss ein Wundwerden vermieden werden, da die Wundheilung aufgrund der diabetischen Mikroangiopathie erschwert ist.

6.15 Lösung C

Beim unblutigen Aderlass werden die Beine des Patienten tief gelagert und drei Staubinden an den Extremitäten rumpfnah angelegt, bei einer Extremität wird der venöse Rückfluss nicht gestaut. In einem bestimmten zeitlichen Rhythmus werden die Staubinden gewechselt. Dadurch vermindert sich der venöse Rückstrom.
Nach der offiziellen Lösungsvorgabe ist nur die Antwort C richtig: Als **Polyglobulie** wird ein Zustand beschrieben, bei dem eine starke Vermehrung der Erythrozyten festzustellen ist. Die Vermehrung der Erythrozyten kann als Ausgleich eines äußeren oder inneren Sauerstoffmangels, z. B. bei einem Aufenthalt in großen Höhen oder bei einer Behinderung des Sauerstoffaustauschs in den Lungen (z. B. Lungenfibrose), auftreten. Als Therapie wird der unblutige Aderlass vor allem bei der Polycythaemia vera angewendet, bei der die krankhafte Vermehrung der Erythrozyten ähnlich wie bei Leukämien auf einem bösartigen Prozess beruht. Sekundär tritt die Polyglobulie auch bei Nierentumoren auf, wobei die Sauerstoffsättigung normal ist. Bei der Polycythaemia vera wird ein „unblutiger" Aderlass durchgeführt, der allerdings nur vorübergehend helfen kann.

6.16 Lösung A

Bei Patienten mit Niereninsuffizienz sind je nach Stadium sehr unterschiedliche Richtlinien zu befolgen.
- Bei irreversibel geschädigten, nur noch eingeschränkt funktionierenden Nieren können Elektrolytverschiebungen der verschiedensten Formen und Ausmaße auftreten, die ohne Dialyse (fast) nur über Regulation der Zufuhr kontrolliert werden können. Dies bedeutet, dass sowohl Einschränkungen als auch verstärkte Zufuhr von **Elektrolyten** (z. B. als NaCl) angeordnet sein können! Auch die **Flüssigkeitszufuhr** muss bei noch funktionierender Ausscheidung nicht nur oft nicht eingeschränkt werden, sondern sie wird bei vielen Patienten für längere Zeit erhöht, um eine zu starke Harnstoffausscheidung zu erreichen. Nur die **Eiweißzufuhr** wird in der Regel bei allen Patienten stark eingeschränkt, um die Harnstoffwerte im Blut niedrig zu halten. Harnstoff ist ein Abbauprodukt im Eiweißstoffwechsel, wird über die Nieren ausgeschieden und verschlechtert bei zu hohen Blutspiegeln die restliche Nierenfunktion.

- Von einer **dekompensierten Niereninsuffizienz** spricht man, wenn eine noch in eingeschränktem Ausmaß vorhandene Nierenfunktion unter ungünstigen Umständen akut nicht mehr ausreicht, um das Auftreten von Symptomen zu verhindern. Je nach Symptomschwere muss eventuell dialysiert werden; gleichzeitig wird oft mit den oben beschriebenen diätetischen Maßnahmen noch versucht, das Stadium der terminalen Niereninsuffizienz mit Dialysepflichtigkeit hinauszuschieben.
- Beim terminal niereninsuffizienten Patienten an der **Dialyse** erfolgt die Ausscheidung von Harnstoff, Kreatinin, überschüssigen Elektrolyten und überschüssigem Wasser über die Dialyse. Bei diesen Patienten ist generell darauf zu achten, dass die Zufuhr von **Kalium** und **Flüssigkeit** eingeschränkt wird, da beides täglich in größeren Mengen mit jeder Form von Nahrung aufgenommen wird. **Eiweiß** und **Kohlenhydrate** dagegen dürfen und sollen von chronischen Dialyse-Patienten reichlich aufgenommen werden, um einer Mangelernährung vorzubeugen.

Die angeordneten Diäten für nierenkranke Patienten sind nicht einfach zu verstehen und erst recht nicht leicht umzusetzen. Dennoch ist es von entscheidender Wichtigkeit, alle Anordnungen genau einzuhalten: Dem Nierenkranken mit Restfunktion kann dadurch vielleicht für lange Zeit die Dialyse erspart werden, beim Dialyse-Patienten beugt man u. a. tödlichen Herzrhythmusstörungen vor!

6.17 Lösung B

Es besteht nicht automatisch durch die Diagnose „HIV-Infektion" die Notwendigkeit einer **Krankenhausbehandlung** und erst recht nicht einer Isolierung. Von AIDS spricht man erst, wenn eine der so genannten AIDS-definierenden Erkrankungen bei einem HIV-positiven Patienten aufgetreten ist (dies kann auch nach 10 Jahren HIV-Positivität bei völligem Wohlbefinden eintreten!). Bei diesen AIDS-definierenden Erkrankungen handelt es sich in der Regel um Infektionen, oft eine Lungen- oder Gehirnentzündung, mit einem bestimmten und für den Gesunden meist völlig harmlosen Erreger. Das Auftreten dieser Erkrankungen ist ein Anzeichen dafür, dass das Immunsystem dieses Menschen so schwer zerstört ist, dass es sehr viele andere Erreger auch nicht mehr abwehren kann.

Diese Infektionsgefahr für diese Patienten kann dabei von vielen Punkten ausgehen, auf die der gesunde Mensch normalerweise nicht achten muss: Erreger aus Katzenkot und Taubendreck können genau wie Grippeviren und Staphylokokken über vielerlei Wege auf den Patienten übertragen werden und verheerende Folgen haben. Deshalb wird bei den AIDS-Patienten in fortgeschrittenem Stadium, die bereits mehrere verschiedene halb oder gar nicht ausgeheilte Infektionen mit sich herumschleppen, eine vorsorgliche **Isolierung** durchgeführt. Diese Umkehrisolierung soll den Erkrankten vor weiteren Keimen schützen, da jede Infektion tödlich verlaufen kann.

Da AIDS nur durch Geschlechtsverkehr und Blutübertragungen, in Einzelfällen auch durch die Aufnahme größerer Mengen anderer infizierter Körpersekrete übertragbar ist, kann der Patient im immunstarken Status auf einer normalen **medizinischen Station** untergebracht werden, eine Isolierung zum Schutz der Umwelt ist nicht erforderlich.

Pflegende haben die Aufgabe, den Betroffenen und Angehörige über die Maßnahmen der allgemeinen **Hygiene** aufzuklären. Es muss sichergestellt werden, dass alle Beteiligten über die möglichen Übertragungswege informiert sind. Dies dient dem Eigen- und Fremdschutz, insbesondere dem möglichen Schutz vor Sekundärinfektionen. Weiterhin sollen falsche Ängste abgebaut werden.

6.18 Lösung E

Gicht (Hyperurikämie) ist definiert als eine Krankheit mit ständigem Harnsäurespiegel über 6,4 mg/dl. Bei der primären Urikämie sind renale oder stoffwechselbedingte Störungen die Ursache, die sekundäre Form verursachen andere Krankheiten wie Leukämien, Tumoren o. Ä. Pathogenetisch fallen bei zu hohem Harnsäurespiegel Uratkristalle in der Gelenkflüssigkeit aus. Diese werden von Granulozyten aufgenommen, die ihrerseits dann die Entzündungsstoffe freisetzen. Gewichtsabnahme, ausreichende Flüssigkeitsaufnahme zum Ausscheiden der Gifte, Vermeiden von Noxen wie Alkohol und Reduzieren des Fleischgenusses (purinarme Diät) stehen im Vordergrund der Therapie. Medikamentös helfen Urikostatika, Urikosurika, Antirheumatika und Colchicin. Letzteres hemmt die Granulozyten bei der Aufnahme der Harnsäurekristalle.

6.19 Lösung C

Resorptionsfieber entsteht, wenn der Körper eigenes zerstörtes Gewebe verarbeitet. Im Rahmen der Tumor- und Metastasenchirurgie können Lebermetastasen durch Gefrieren (Kryochirurgie) aufgelöst und zerstört werden. Wie auch im Rahmen einer nichtoperativen (D) Radiochemotherapie fallen hier massiv Gewebsgifte (-toxine) und Gewebselemente an. Die Temperaturen können Werte über 39° Celsius annehmen. Die Behandlung ist symptomatisch.
Sicherlich muss eine Infektion, insbesondere postoperativ ausgeschlossen werden. Wie man im Volksmund sagt: „Der Patient kann Läuse und Flöhe haben!". Grundsätzlich allerdings ist bei solch auffälligen Temperaturen unbedingt der Arzt zu informieren – auch nachts!

6.20 Lösung E

S. Kommentar zu Frage 1.4

7

ORTHOPÄDISCHE ERKRANKUNGEN

7.1 Lösung C

Bei der Fettembolie handelt es sich meist um eine postoperative Komplikation. Fetttröpfchen kommen als freigesetzte Gewebsfette und/oder Plasmafette in die Blutbahnen, z. B. nach Frakturen mit Knochenmarkbeteiligung. Diese Fettpartikel führen dann in den verschiedenen Organteilen zum Verschluss eines Blutgefäßes, vorwiegend ist hier die Lunge beteiligt. Symptome sind: Dyspnoe, Zyanose, Hustenreiz, Tachykardie, Fieber, Unruhe, Hyperventilation, evtl. blutiger Auswurf, Somnolenz und ein Hb-Abfall.
In den Becken- und **langen Röhrenknochen** befindet sich viel Knochenmark. Aus diesem Grunde sind Patienten mit Verletzungen in diesen Bereichen besonders gefährdet.

7.2 Lösung B

S. Kommentar zu Frage 7.1

7.3 Lösung C

Bei Patienten, die eine Totalendoprothese erhalten haben, darf das **Kopfteil nicht über 45°** gestellt, die **Hüfte nicht adduziert** und **das Bein nicht außenrotiert** werden, um eine Hüftluxation zu verhindern.

7.4 Lösung A

Die Spülflüssigkeit muss exakt dosiert sein und soll kontinuierlich einlaufen, um ein Verstopfen des Systems zu verhindern.
Ein- und auslaufende Flüssigkeitsmenge sollten gleich sein. Bei einer Verstopfung des ableitenden Systems käme es zu einer Flüssigkeitsansammlung im Gewebe, was Komplikationen hervorrufen könnte.
Aseptisches Wechseln von Ableitungsbesteck und Sekretflasche dient der Verhinderung einer aufsteigenden Infektion.

7.5 Lösung A (Abb. 7.5)

Freie Beweglichkeit des Extensionsbügels und des Gewichtes, um eine Frakturverschiebung durch den dann einsetzenden Muskelzug zu verhindern.

Zug des Extensionsgewichtes erfolgt achsengerecht: Bei der Anlage der Extension ist es wichtig, auf eine leichte Außenrotation zu achten. Diese erkennt man, indem man eine Hilfslinie (gedacht) vom Darmbeinstachel ausgehend über die Patellamitte zum Zwischenraum der ersten und zweiten Zehe zieht. Sie dient der korrekten Stellung der Frakturfragmente.

Spitzfußprophylaxe ist notwendig aufgrund der langen Ruhigstellung des Fußes durch die Extension.

Tägliche Kontrollen der Ein- und Ausstichstelle kommen einer aseptischen Wundbehandlung gleich; diese ist auf Entzündungszeichen hin zu überprüfen.

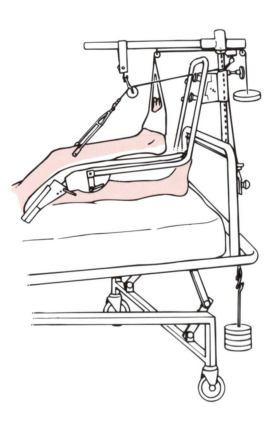

Abb. 7.5: Drahtextension

7.6 Lösung D

Die **Bettruhe** bei einer Beckenringfraktur **beträgt zwischen 6 bis 12 Wochen** unter ständiger Röntgenkontrolle. Grund ist zum einen die knöcherne Durchwachsung des Frakturspaltes, zum anderen könnte es bei einer zu frühen Mobilisation durch den Druck des Hüftgelenkes gegen den äußeren Frakturbereich zu einer Frakturverschiebung mit Verkürzung des Beines kommen.
Die erhöhte **Thrombosegefahr** resultiert aus der langen Bettruhe.
Da Beckenringfrakturen häufig mit Begleitverletzungen wie Harnröhrenabriss und/oder Harnblasenruptur verbunden sind, ist die Beobachtung von **Urinfarbe und -menge** äußerst wichtig, um Komplikationen früh zu erkennen.

7.7 Lösung: Paresen, Dekubitus, Spitzfußstellung, Achsenverschiebung, Ischämie / Durchblutungsstörungen

Die Extensionsbehandlung (Knochen unter Zug) wird bei Frakturen angewandt, die primär nicht operativ versorgt werden sollen oder können. In der Regel ist der Knochen derart instabil, dass eine Gipsbehandlung nicht möglich ist. Durch einen dauerhaften Zug werden die Fragmente gegen den Muskelzug auseinander gezogen und langsam reponiert (wieder in die physiologische Stellung gebracht). Die bekanntesten Extensionsbehandlungen sind wohl die Streckbehandlungen bei Erwachsenen und die Weber-Bockbehandlung bei Kindern. Die Patienten müssen über mehrere Wochen in dieser Extensionsvorrichtung liegen und stellen eine hohe Anforderung an eine Pflegeeinheit dar. Um Komplikationen zu vermeiden, muss die Lagerung des Patienten regelmäßig überprüft werden. Durch die permanente Rückenlage und die notwendige Schienung besteht deutlich erhöhtes Thrombose- und Dekubitusrisiko. Die Ferse sollte freigelagert sein, Gesäß und andere gewebsarme Hautareale müssen gut abgepolstert werden. Körperflächen mit oberflächlich liegenden Nervenbahnen (z. B. am Wadenbeinköpfchen/Peronaeusnerven) müssen gut gepolstert sein, da Nervenschäden und Paresen die Folge wären. Neben Nerven können auch Gefäße abgedrückt sein, Durchblutungsstörungen und Ischämien wie auch Thrombosen wären die Folge.
Zur Spitzfußprophylaxe wird ein Schlauchverband über den Fuß der betroffenen Extremität gestülpt und über Rollenzug mit einem Gewicht behängt. Man erreicht damit eine korrekte 90°-Stellung des Sprunggelenkes. Vom Kopfende des Patienten aus gesehen sollte das Bein eine leichte Außenrotation haben. Hierzu denkt man sich eine Hilfslinie vom vorderen oberen Darmbeinstachel des Patienten über die Patella zum Zwischenraum der ersten und zweiten Zehe. Verläuft die erdachte Linie anders, so ist die Lagerung falsch und muss korrigiert werden.

7.8

Bei Schulterluxationen (Auskugeln der Schulter) kommt es zu knöchernen und knorpeligen Verletzungen des Oberarmknochenkopfes (Humeruskopf) sowie zu Band- und Schultergelenkkapselverletzungen. Eine erste Luxation ohne Verletzungen kann konservativ behandelt werden. Rezidivierende Luxationen, gerade bei Vorliegen einer frischen knöchernen oder knorpeligen Verletzung, werden in der Regel operativ versorgt.

Anmerkung: Klassische Verletzungen bei typischer Luxation nach vorne-unten (ventral-kaudal) sind die Hill-Sachs-Delle und die Bankart-Läsion. Die Hill-Sachs-Delle stellt eine Impression (Eindrücken) der Humeruskopfes dar, die Bankart-Läsion ist eine Verletzung des unteren Gelenkpfannenrandes.

Primär steht in jedem Falle das schnellstmögliche Einrenken der Schulter im Vordergrund. Diese Maßnahme ist unmittelbar nach Feststellen der Luxation vorzunehmen. Klinisch äußert sich die Schulterluxation durch eine leere, tastbare Gelenkpfanne, eine schmerzhafte Bewegungseinschränkung und das passende Trauma zur Luxation. Besondere Eile ist geboten, wenn die Patienten über Missempfindungen in der betroffenen oberen Extremität klagen oder der Puls nicht tastbar ist. In solchen Fällen ist von einer Mitschädigung des Gefäß-Nerven-Apparates auszugehen. Verschiedene Methoden zum Einrenken werden heutzutage praktiziert. Nach lokaler Betäubung durch eine Plexus-Anästhesie oder durch Gabe stark schmerzlindernder Medikamente ist Reposition in der Regel problemlos möglich.

Nach Reposition ist das Schultergelenk in all seinen Bewegungsmöglichkeiten (drei Bewegungsrichtungen) ruhig zu stellen. Dies gelingt nur, wenn der betroffene Arm im Ganzen ruhig gestellt wird. Desault-Verband und Gilchrist-Verband gewährleisten diese Ruhigstellung. Sie unterscheiden sich lediglich in Form und Aussehen (Abb. 7.8.1 und 7.8.2).

Ruhig gestellt werden das Schultergelenk, das Ellenbogengelenk und das Handgelenk. Das Handgelenk allerdings wird besonders beim Desault-Verband nur bedingt ruhig gestellt.

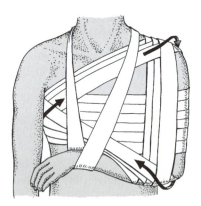

Abb. 7.8.1: Desault-Verband

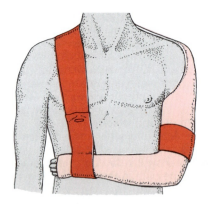

Abb. 7.8.2: Gilchrist-Verband

GYNÄKOLOGISCHE ERKRANKUNGEN UND WOCHENBETT

8.1 Lösung B

So früh wie möglich; an der noch weichen Brust (vor dem Milcheinschuss; Abb. 8.1) → Das Drüsengewebe der Brust ist in der Schwangerschaft unter dem Einfluss der Plazentahormone gewachsen und damit auf das Stillen vorbereitet worden. Die Milchproduktion wird in der Schwangerschaft durch die plazentären Steroidhormone gehemmt. Mit Ausstoßung der Plazenta kommt es zur Auslösung der Milchsekretion in den Drüsenzellen der Brust. Die Produktion der in der Schwangerschaft gebildeten Steroidhormone hört sofort auf und die Milchsekretion setzt ein. Der Saugreiz des Säuglings an der Mamille regt die Prolaktinausschüttung zur Steigerung der Milchproduktion an. Das Kind sollte aus diesem Grunde möglichst noch im Kreißsaal an der noch weichen Brust der Mutter angelegt werden.
– Brustwarze und Warzenvorhof müssen vollständig im Mund des Kindes sein.
– Die Zunge liegt unter der Brustwarze.

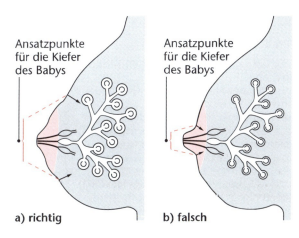

Abb. 8.1: Anlegen zum Stillen

- Die Mutter hält die Brust etwas zur Seite, damit das Kind gut durch die Nase atmen kann.
- Stilldauer beachten (maximal 20 Minuten, innerhalb der ersten fünf Minuten werden 80 bis 90 % der Gesamtmenge getrunken).

Eine Verhärtung der Brust findet um den 3. Wochenbetttag mit dem Milcheinschuss statt.
Vorher wird die so genannte Vormilch (Kolostrum) abgesondert.
Auch für die Rückbildungsvorgänge an der Gebärmutter hat das Stillen eine Bedeutung. Durch den Saugreiz an der Brustwarze wird die Bildung des Wehenhormons aus der Hirnanhangsdrüse ausgelöst, und damit werden die Nachwehen angeregt. Bei stillenden Frauen erfolgt somit eine schnellere Verkleinerung der Gebärmutter.

8.2 Lösung B

Die Frau weist bei der Messung einen niedrigen Blutdruck auf. Dieser ist mit den **Werten aus dem Kreißsaal zu vergleichen,** um Veränderungen feststellen zu können. Hatte die Frau im Kreißsaal vergleichbare Blutdruckwerte, so ist davon auszugehen, dass es sich hier um eine hypotone Patientin handelt. Lagen die ermittelten Werte im Kreißsaal höher, so lässt dieser Wert auf einen Volumenmangel schließen. Ursache kann eine vermehrte Nachblutung sein, deshalb **Kontrolle der Vulva-Vorlagen und Pulskontrolle.**
Der Puls wäre bei einer verstärkten Nachblutung tachykard.

 Ursachen für eine vermehrte Nachblutung können atonische Nachblutung bei fehlender Gebärmutterkontraktion, Plazentareste oder sonstige Geburtsverletzungen (hoher Scheidenriss, Zervixriss) sein.

Niedriger Blutdruck, Tachykardie und vermehrte Nachblutung weisen auf einen drohenden Schock hin. Der Arzt ist sofort zu benachrichtigen.

8.3 Lösung B

Weißlicher Fluor neben weißlichen Belägen → Soorinfektion, häufig begleitet von Jucken und Brennen.
Gelblicher bis grünlicher Fluor → unspezifische oder spezifische Infektion, z. B. bei Entzündungen der Scheide.
Schaumiger, dünnflüssiger, übelriechender Fluor → Trichomonadeninfektion, verläuft oft lange Zeit symptomlos und führt später zur Trichomonadenkolpitis.
Fluor bedeutet Ausfluss. Gemeint ist die Ausscheidung von Scheidensekret. Die Sekretion geschieht über die Drüsen im Bereich des Gebärmutterhalses und durch die Transsudation der Scheide selbst. Der pH-Wert liegt im sauren Bereich (< pH 4) bedingt durch die Milchsäurebakterien (Döderlein-Bakterien). Dadurch soll ein Wachstum von pathologischen Keimen im Scheidensekret verhindert werden.
Farbe, Konsistenz und Menge sind von den einzelnen Zyklusphasen abhängig. Er kann weiß bis klar, krümelig oder fadenziehend, gering bzw. vermehrt auftreten.
Die Farbe des Fluors lässt Rückschlüsse auf eventuell zugrunde liegende Erkrankungen zu.

8.4 Lösung B

Brust hochbinden und kühlen → Dies sind lokale Maßnahmen, um die Brust ruhig zu stellen. Durch die Kühlung verengen sich die Milchgänge, der Milchfluss reduziert sich. Mit diesen Maßnahmen soll eine Resorption des Entzündungsherdes erzielt werden.
Bei der Mastitis puerperalis handelt es sich um eine akute Infektion der laktierenden Brust, häufig bedingt durch kleine Verletzungen an der Mamille. Unbehandelt kann es zu eitrigen Einschmelzungen mit umschriebener Abszessbildung kommen.

8.5 Lösung C

Bei dieser Frage wurde vorausgesetzt, dass die Lymphknoten aus der rechten Achsel entfernt wurden. Durch die reduzierten Lymphabflusswege kann es somit zu einem Lymphödem kommen. Die abfließende Lymphe muss durch die übrig gebliebenen Wege abgeleitet werden.
Ziel der Vorbeugung eines Lymphödems ist es, die Lymphproduktion möglichst gering zu halten und den Abfluss nicht zusätzlich durch z. B. **einengende Kleidung zu stören.** Durch **krankengymnastische Übungen** soll der Lymphabfluss gefördert werden. Unterstützen kann dies noch eine Lymphdrainage, bei der man mit den Fingerkuppen auf der Haut in Richtung der Lymphbahnen streicht, um diese zu entstauen (Streichmassage).

8.6 Lösung B

Mit zu den wichtigsten pflegerischen Aufgaben in der Wochenpflege gehört die Überwachung der Blasenentleerung. Diese sollte **6 bis 8 Stunden post partum** erstmalig eingesetzt haben. Nach der Geburt setzt die so genannte „Harnflut" ein, bedingt durch die Hormonveränderungen.
Trat in dem Zeitraum keine Spontanentleerung der Blase ein, so ist an einen Harnverhalt mit Gefahr der Blasenüberfüllung zu denken.
Ursachen für einen post partum auftretenden Harnverhalt können intra partum entstandene Läsionen an der Harnröhre und Blase sein. Diese werden durch den hohen Druck, den der Kopf des Kindes mit Eintritt in das Becken auf die Organe ausübt, ausgelöst. Die Folge sind eine Schleimhautschwellung des Blasenhalses und Bluteinlagerungen in der Blasenwand. Ein weiterer Grund kann der reflektorische Sphinkterkrampf sein. Er wird ausgelöst, wenn Urin mit der Episiotomienaht in Berührung kommt. Die auftretenden Schmerzen können somit zur Verkrampfung und zu Entleerungsstörungen führen.

8.7 Lösung E

Prinzip der Reihenfolge: „Erst Brust, dann Bauch" → Lochialsekret ist potentiell von Bakterien besiedelt. Bei umgekehrter Reihenfolge käme es zu einer Keimverschleppung mit der Gefahr der Infektion der Brust.
Nach dem Stillen wird die Brust mit weichem, sauberem Tuch abgedeckt → Diese Maßnahme dient dem Schutz der Mamille vor Wundwerden und Infektion. Sterile Wäsche ist dabei sicher nicht notwendig.
Die Lochien sind auf Farbe, Menge und Geruch zu beobachten → Eine unphysiologisch geringe Lochialmenge kann Hinweis auf einen Lochialstau geben. Treten verstärkte Lochien auf, so ist an eine Nachblutung zu denken (s. Kommentar zu Frage 8.2). Farbe und Geruch des Lochialsekretes können auf eine beginnende Infektion hinweisen.
Vorlagen sind mit Handschuhen oder Pinzetten wegzunehmen → Dies geschieht, um eine Keimverschleppung/-übertragung zu verhindern. Der Keimgehalt der Vagina ist nach der Geburt verändert. Der Gehalt an Döderlein-Bakterien nimmt ab, und es kommt zur Zunahme anderer Mikroorganismen. Ab dem 3. Tag post partum ist das Cavum uteri mit Mikroorganismen der Vaginalflora besiedelt. Das Lochialsekret gilt deshalb als potentiell infektiös.

8.8 Lösung C

Die Menge des Lochialsekretes ist in den ersten Tagen nach der Geburt recht hoch (bis 250 ml) und nimmt dann zunehmend ab. **Insgesamt dauert der Wochenfluss ca. 4 bis 6 Wochen post partum.**
Die Farbe des Lochialsekretes ist als Spiegel der Gebärmutterwunde anzusehen. Vom 1. bis ca. 3. Tag ist das Lochialsekret **blutig** (Lochia rubra). Die Blutstillung in der Gebärmutter ist noch unvollständig. In der zweiten Hälfte der ersten Woche wird er dann braun/rot bzw. bräunlich (Lochia fusca). Dies ist ein Zeichen der beginnenden Wundheilung in der Gebärmutter. Die Lochialmenge wird geringer und heller durch Zumischung von Serum, Lymphe und Leukozyten. Ende der 2. Woche erscheint das Lochialsekret **gelblich** (Lochia flava) mit rahmiger Konsistenz.
Es kommt zur Abstoßung von meist verflüssigtem, nekrotischem Zellmaterial. Ab dem Ende der 3. Woche ist die Sekretfarbe **grau/weiß** (Lochia alba). Dies ist ein Zeichen für die zunehmende Wundheilung. Nach etwa 4 bis 6 Wochen versiegt der Wochenfluss, die Wundheilung ist abgeschlossen.

8.9

Der eklamptische Anfall ist eine gefürchtete Komplikation der schwangerschaftsinduzierten Hypertonie (früher: EPH-Gestose E = engl. edema = Ödem; P = Proteinurie; H = Hypertonus). Beim eklamptischen Anfall handelt es sich um tonisch-klonische Anfälle mit tiefer Bewusstlosigkeit.
- Er ist für die Mutter und das ungeborene Kind außerordentlich gefährlich und geht mit einer hohen Mortalität einher: **Arzt benachrichtigen.**
- Zunächst treten tonische Krämpfe auf mit Aufeinanderbeißen der Zähne, Atemstillstand, blauer Verfärbung des Gesichtes: **Atmung beobachten, Situation auf Verletzungsgefahr überprüfen.** Der tonische Krampf geht dann in klonische Zuckungen über, die den ganzen Körper erfassen können.
- **Sedativa bereithalten** zur Bekämpfung des Krampfanfalles.
- **Für Ruhe sorgen.** Dieser Punkt ist sehr wichtig, da der Krampf ansonsten noch eine Verstärkung erfahren könnte.

8.10   Lösung B

Die Patientin bekommt für eine Abrasio eine Narkose. Es gelten die allgemeinen präoperativen Maßnahmen wie
Rasur des Op-Gebietes, in diesem Falle die **Schamgegend,** da die Operation durch die Vagina durchgeführt wird.
Patientin nüchtern lassen wegen der Aspirationsgefahr.
Blasenentleerung: Die Blase befindet sich in unmittelbarer Nähe der Gebärmutter, eine volle Blase verändert ihre Lage. Bei der Abrasio findet neben der Kürettage durch die Vagina eine manuelle Tastung des Uterus durch die Bauchdecke statt. Dies ist wichtig für die korrekte Durchführung des Eingriffes. Eine volle Blase würde dies verhindern.

8.11   Lösung C

Sie dient der Festigkeit der Bauchmuskulatur → Durch die vorausgegangene Schwangerschaft ist die Bauchmuskulatur überdehnt, die Gymnastik führt zu ihrer Straffung und Festigung und vor allem zur Festigung des Beckenbodens. Übungen zur Anregung des Kreislaufs (z. B. Fußkreisen in Rückenlage) werden in den ersten Stunden bis Tagen nach der Geburt ebenfalls durchgeführt. Nach einer komplikationslosen Entbindung kann und sollte die Wöchnerin jedoch bald aufstehen (s. a. Kommentar zu Frage 8.24).

8.12   Lösung B

S. Kommentar zu Frage 8.1

8.13   Lösung C

Vor einer gynäkologischen Untersuchung durchzuführende Maßnahmen:
Die Patientin soll vorher die Toilette aufsuchen und anschließend eine Intimtoilette durchführen → Die Blasenentleerung ist notwendig, um den Uterus beurteilen zu können. Eine volle Blase würde den Uterus verlegen. Die Intimtoilette soll einer Keimverschleppung vorbeugen.

8.14 Lösung A

S. Kommentar zu Frage 8.5

8.15 Lösung B

Eine Wöchnerin ...
... **kann sofort nach der Entbindung aufstehen, um eine Thrombose zu vermeiden** → Durch die hormonelle Steuerung während der Schwangerschaft kommt es zur Gefäßerweiterung. Die Folge kann ein Blutstau mit der Konsequenz der Thrombusbildung im venösen System sein. Die frühzeitige Bewegung soll dem Stau im Gefäßsystem entgegenwirken und den venösen Rückfluss fördern.
... **sollte in den ersten Stunden nach der Entbindung intensiv überwacht werden** → Nach der Geburt des Kindes ereignen sich die meisten geburtshilflichen Komplikationen, z. B. Nachblutungen. Zunächst sollten alle 10 bis 15 Minuten Hautfarbe, Atmung, Temperatur, Puls, Blutdruck, Ausmaß der Blutung, Fundusstand und die Kontraktion der Gebärmutter kontrolliert werden.

8.16 Lösung D

Bei einer Patientin nach Mamma-Amputation ...
... **soll die aktive assistierte Bewegungstherapie so früh wie möglich durchgeführt werden** → Die Bewegungstherapie des Schultergürtels und des Armes soll zur Erhaltung der Beweglichkeit des Armes und zur Prophylaxe des Lymphödems eingesetzt werden (s. auch Kommentar zu Frage 8.5).
... **muss auf besonders gute Hautpflege geachtet werden, wenn eine Bestrahlungstherapie angeschlossen werden soll** → Eine Bestrahlung darf nur bei intakten Hautverhältnissen vorgenommen werden, da sie eine besondere Belastung für die Haut darstellt. Die Haut kann zunächst mit sonnenbrandähnlichen Symptomen reagieren. Bei vorgeschädigter Haut könnte somit die Bestrahlung schwerwiegende Komplikationen hervorrufen.

8.17

Beseitigung der Lordose, Bauchdeckenentspannung, die inneren Organe nähern sich dem Introitus vaginae → Die Steinschnittlage findet im Allgemeinen auf einem speziellen Untersuchungsstuhl statt. Die Patientinnen befinden sich in der Rückenlage mit dem Becken am Vorderrand des Stuhles. Knie und Hüften sind stark gebeugt, wobei zur Bauchdeckenentspannung die Unterschenkel auf Fußstützen gelagert sind, die Beine sind dabei leicht gespreizt.
Diese Lagerung ist notwendig, um die inneren Organe wie Uterus, Zervix, Vagina und Adnexe untersuchen und beurteilen zu können.

8.18 Lösung A

Die erste Darmentleerung des Neugeborenen erfolgt in der Regel 12 bis 24 Stunden nach der Geburt. Dieser **unmittelbar nach der Geburt abgesetzte Stuhl wird Mekonium** oder Kindspech **genannt**. Der Name weist auf eine schwarz/braun/grüne Farbe und eine zähklebrige Konsistenz hin. Das Mekonium besteht aus verschlucktem Fruchtwasser, Schleim, Darmepithelien, Fettsubstanzen, Gallepigment und Lanugohaaren. Ab dem 4. Tag nach der Geburt erfolgen die so genannten „Übergangsstühle", die gelblich-grün und ziemlich dünnflüssig sind. Bei einem **gestillten Kind können zwischen 4 und 6 Darmentleerungen täglich stattfinden. Sie sind hellgelb (goldgelb) gefärbt, weich (pastenartig)** und weisen einen säuerlichen Geruch auf.

8.19

- **Blutungen** → Diese erfolgen am häufigsten in unmittelbarem Anschluss an die Geburt. Ursachen für eine postpartale Blutung können Plazentareste in der Gebärmutter, Tumoren (in erster Linie Myome), Verletzungen der Vagina und der Zervix oder die Subinvolution des Uterus sein.
- **Infektionen** → Aus der Vagina stammende Mikroorganismen stehen als Auslöser der postpartalen genitalen Infektion im Vordergrund. Die wichtigsten Infektionen sind Infektionen des Genitaltraktes wie Endometritis, Endomyometritis, Infektionen im Bereich des Dammes und der Vagina oder Harnwegsinfektionen.
- **Lochialstauung** → s. Kommentar zu Frage 8.20
- **Mastitis puerperalis** → Keime gelangen durch die Milchkanälchen oder durch kleine Einrisse/Rhagaden an der Mamille in das Drüsenparenchym der Brust und führen zur Infektion. Sie tritt in der 1. Woche post partum sehr selten auf, häufiger erst in der 2. bis 3. Woche nach Beginn des Stillens.
- **Thrombose/Embolie** → Ein erhöhtes Thromboserisiko im Wochenbett resultiert durch die schwangerschaftsbedingte Erhöhung des Venendruckes und die geburtsbedingte Einschwemmung von thromboplastinhaltigem Material in die mütterliche Blutbahn. Eine eingeschränkte Mobilität der Wöchnerin erhöht dieses Risiko noch zusätzlich. Es können im Wochenbett zwei Formen von thromboembolischen Prozessen beobachtet werden:
  - die oberflächliche Venenthrombose
  - die tiefe Beinnerven- und Beckenvenenthrombose mit Gefahr der Embolie
- **Laktationsstörungen** → Sie können z. B. auf verstärktem, verzögertem oder unzureichendem Milcheinschuss beruhen. Auch psychische Faktoren wie unrealistische Erwartungen bezüglich der zu erwartenden Milchmenge, Stress und innere Ambivalenz der Mutter spielen eine gewichtige Rolle. Es ist Aufgabe von Hebammen und Pflegenden, durch Aufklärung, Geduld und Zuwendung eine Basis für die spätere Stillbeziehung zu schaffen. Dies ist oft ebenso entscheidend wie die kritische Beobachtung des Neugeborenen; hierzu kann z. B. die Gewichtszunahme als objektiver Parameter herangezogen werden (s. Kommentar zu Frage 8.33).

8.20 Lösung C

Gänzliches bzw. teilweises Versiegen der Lochien → Aufgrund eines Hindernisses staut sich das Sekret in die Gebärmutter zurück. Solche Hindernisse können auftreten z. B. nach einer primären Sectio, bei der noch keine Muttermunderöffnung stattgefunden hat, bei Verklebungen des Muttermundes, bedingt durch eine Infektion, bei Muskelschwäche der Gebärmutter, d. h. die Gebärmutter kontrahiert sich nicht vollständig, bei Eihautresten vor dem Muttermund oder bei Retroflexio eines erschlafften Uterus.
Erhöhte Körpertemperatur → Der Lochialstau kann zur Entzündung des Uterus (infektiöser Wochenfluss) führen. Anzeichen für eine Entzündung ist die erhöhte Körpertemperatur als Abwehrmechanismus des Organismus.

8.21 Lösung B

Die Gewichtszunahme errechnet sich aus der täglichen Trinkmenge des Säuglings. Sie soll 900 bis 1000 ml pro Tag nicht überschreiten und den somit notwendigen Kalorienbedarf von 110 bis 120 kcal abdecken. Bei dieser Flüssigkeits- und Kalorienzufuhr beträgt die durchschnittliche **tägliche Gewichtszunahme im ersten Vierteljahr 25 bis 30 g**. Das Kind nimmt im 2. **Vierteljahr** ca. 20 g, im 3. Vierteljahr ca. 15 g und im 4. Vierteljahr ca. 10 g täglich zu. Dabei hat sich das **Geburtsgewicht mit ca. 4 bis 5 Monaten verdoppelt und mit 12 Monaten verdreifacht.**

8.22 Lösung B

Entfernung der Schambehaarung → Schamhaare sind Keimträger und daher eine Infektionsquelle für Mutter und Kind. Sie wurden früher rasiert, heute zumeist gekürzt. Anschließend erfolgt noch eine Desinfektion der äußeren Genitalien.
Blasen- und Darmentleerung → Die Blasen- und Darmentleerung fördert die Wehentätigkeit. Zum anderen soll einer unwillkürlichen Darmentleerung während der Geburt vorgebeugt werden, da diese wiederum eine potentielle Infektionsquelle darstellen würde. Außerdem würde der Kopfeintritt des Kindes bei voller Blase und vollem Mastdarm erschwert.
warmes Vollbad → Durch das warme Vollbad (es darf kein Blasensprung vorliegen) erfährt die Gebärende eine Entspannung und somit eine bessere Verträglichkeit der Wehen. Des Weiteren fördert das Vollbad die Muttermundseröffnung.

8.23 Lösung A

Weiße Beläge und weißlicher krümeliger Fluor ...
... lassen eine Infektion durch Soorpilze vermuten → Dies hängt mit dem Erscheinungsbild des Soors zusammen. Soor ist eine Entzündung durch Befall mit Hefepilzen der Gattung Candida. Am häufigsten sind die Schleimhäute befallen (feuchtwarmes Milieu). Man sieht weiße Beläge, die zum größten Teil aus Pseudomyzel und abgestorbenen Epithelzellen bestehen. Die Patientinnen werden vielfach stärker durch den starken Juckreiz im Bereich des Introitus und der Vulva belästigt als durch den weißlich-krümeligen Fluor.
... erfordern bei der Pflegeplanung die Berücksichtigung von Maßnahmen, die eine Ausbreitung der Krankheit verhindern sollen → Prädisponiert für einen Soorbefall sind Patientinnen mit einer herabgesetzten Immunabwehr, z. B. Diabetikerinnen oder Immunsupprimierte nach einer Antibiotikabehandlung. Hinzu kommt, dass die Sporen sehr widerstandsfähig sind. Durch unsachgemäße Körperpflege oder mangelnde Intimhygiene können die Hefen an andere Körperstellen gelangen und hier einen weiteren Pilzbefall auslösen.

 Pflegende sollten bei Patienten mit Soorpilzen immer mit Handschuhen arbeiten, um eine Infektionsausbreitung auf den eigenen Körper und auf andere Patienten zu verhindern.

8.24 Lösung E

Die Wochenbettgymnastik besitzt eine große Bedeutung. Sie dient der **Straffung der Bauch- und Beckenbodenmuskulatur** (während der Schwangerschaft wurden die Bauchmuskeln, während der Geburt die Beckenbodenmuskulatur überdehnt) und **der Anregung des Kreislaufs und des Stoffwechsels**. Sie wirkt sich **positiv auf die Rückbildung des Uterus** aus und beugt somit Gebärmuttervorfall- und Senkungsbeschwerden vor. Es handelt sich um eine behutsame Form der Gymnastik, diese darf auch **nach geburtshilflichen Eingriffen wie Dammschnitt oder Kaiserschnitt durchgeführt werden**. Begonnen wird mit kreislaufanregenden Übungen. Allmählich erfolgt dann die Steigerung der körperlichen Belastung der Wöchnerin.
Unterschieden werden:
Übungen zur Anregung der Blutzirkulation in den Gliedmaßen, die **den venösen Rückfluss aus den Beinen fördern**, Atemübungen und Übungen für die Beckenboden-, Bauch- und Rückenmuskulatur.
Die Rückbildungsgymnastik sollte über den Klinikaufenthalt hinaus noch für 3 bis 4 Monate fortgeführt werden, um erfolgreich zu sein.

8.25 Lösung C

In den ersten Stunden nach der Entbindung ...
... wird die Wöchnerin mit gekreuzten Beinen gelagert, um eine Nachblutung besser erkennen zu können → Blutmenge kann besser beurteilt werden, da sie sich zwischen den Schenkeln und dem Schamberg ansammelt. In den ersten Stunden nach der Geburt ist die Gefahr einer Nachblutung besonders hoch. Die Lagerung wird auch Fritsch-Lagerung genannt.
... sind die Vitalzeichen zu kontrollieren → Dient der frühzeitigen Erkennung von geburtshilflichen Komplikationen, z. B. der Nachblutung.
... soll die Wöchnerin eine Ganzkörperwaschung erhalten → Die Ganzwaschung dient somit der Erfrischung und Wiederherstellung des Wohlbefindens der Wöchnerin. Die Geburt ist sehr anstrengend für die Frau, dies äußert sich in einem vermehrten Schwitzen. Ferner erfolgt häufig ein Dammschnitt. Die Ganzwaschung ist auch notwendig, da das Kind der Mutter direkt nach der Geburt auf den Bauch oder die Brust gelegt wird. Das Kind ist noch umgeben von Käseschmiere und Blut.

8.26 Lösung A

Eine Blasensenkung ist häufig die Folge einer Gebärmuttersenkung und Senkung der Scheidenwände. Durch die Erschlaffung der Beckenbodenmuskulatur und des Bindegewebes senkt sich die Gebärmutter. Die Genitalsenkung wird häufig bei Mehrgebärenden mit schneller Geburtsfolge und schwer arbeitenden Frauen, die bereits vor Abschluss der Rückbildungsvorgänge wieder körperlichen Belastungen ausgesetzt waren, beobachtet.
Es muss in bestimmten Situationen mit unkontrolliertem Harndrang gerechnet werden (Lachen, Husten etc.) → Bei diesem unkontrollierten Harndrang handelt es sich um eine Stress- oder Belastungsinkontinenz Grad 1 (Einteilung findet statt von Grad 1 bis Grad 3). Beim Husten, Niesen, Lachen etc. kommt es zu einer Steigerung des intraabdominellen Druckes und somit auch zum Druckanstieg in der Harnblase. Gleichzeitig müsste dieser passive Druck von einer Steigerung des urethralen Verschlussdruckes begleitet sein. Liegt ein insuffizienter Verschlussapparat (Störung des Schließmuskelmechanismus) vor, reicht diese Reaktion nicht mehr aus, den unwillkürlichen Abfluss kleiner Harnmengen zu verhindern.
Unkontrollierter Harndrang kann u. a. durch gezieltes Training der Beckenbodenmuskulatur gebessert werden → Der Einsatz der Beckenbodengymnastik hat nur bei einer rein muskulösen Überdehnung Aussicht auf Erfolg. Wird sie kontinuierlich über einen längeren Zeitraum ausgeführt, kann die Muskulatur im Scheiden-Damm-Bereich erstaunlich gekräftigt werden. Die Beschwerden des unkontrollierten Harndranges bessern sich.
Das Einhalten von festen Miktionszeiten hilft, unkontrollierten Harndrang zu reduzieren → Ziel ist es, den individuellen Miktionsrhythmus zu finden, da eine Inkontinenz häufig Auswirkungen auf die Psyche und das soziale Umfeld (Vereinsamung) mit sich bringt. Die Intervalle der einzelnen Toilettengänge richten sich nach dem Schweregrad der Inkontinenz, der Trinkmenge und nach den Gewohnheiten der Patientin. Begonnen wird in der Regel mit zweistündlichen Intervallen. Ist die Betroffene bei diesem Rhythmus eine Woche kontinent, so können die

Intervalle langsam gesteigert werden. Wichtig ist, dass die Patientin in der Trainingsphase zu den angegebenen Zeiten die Toilette aufsucht, egal ob ein Harndrang besteht oder nicht. Dies ist notwendig, um die Harnblase an die festen Zeiten zu gewöhnen.

8.27 Lösung A

Die Zystitisprophylaxe muss besonders beachtet werden → Harnwegsinfektionen sind oft Komplikation bei gynäkologischen Patientinnen. Nach einer vaginalen Hysterektomie mit Einlage eines Katheters ist eine Zystitisprophylaxe von hoher Bedeutung. In diesem Falle bildet der Katheter eine doppelbahnige Keimstraße. Die Keime können zwischen Katheterwand und Urethra nach oben wandern, aber auch durch das Katheterlumen. Aus diesem Grunde ist eine gründliche Intimhygiene und gegebenenfalls eine medikamentöse Zystitisprophylaxe durchzuführen.
Mit Miktionsstörungen ist auch nach Dauerkatheterentfernung zu rechnen → Die Miktionsstörungen resultieren durch die enge Nachbarschaft von Niere, Blase und Harnleiter zum weiblichen Genitale. Ausgelöst werden können sie durch entzündliche Reizungen bedingt durch die gynäkologische Operation.

8.28 Lösung B

Eine gewisse Anzahl von Keimen gelangt immer in die Wunde. Ob es zum Ausbruch einer Infektion kommt, ist von lokalen Faktoren und dem allgemeinen Gesundheitszustand der Patientin, der Virulenz und der Menge der Keime abhängig. Die pflegerischen Tätigkeiten haben nach den allgemein gültigen Prinzipien der Hygiene zu erfolgen, die der Infektionsprophylaxe dienen, d. h. **peinliche Sauberkeit von Bettwäsche, Pflegemitteln und Hilfsmitteln. Häufiges Wechseln der Vorlagen ist notwendig.** Gynäkologische Operationen gehen vielfach mit Nachblutungen einher, z. B. bei Wundheilung der Gebärmutter nach einer Abrasio. Das aufgefangene Blut und Sekret in der Vorlage stellen einen idealen Nährboden für das Wachstum von Keimen dar. Deshalb ist **eine exakte Intimpflege** nötig, um aufsteigende Infektionen in den Genitaltrakt zu vermeiden. Erzielt wird dies in der gynäkologischen Pflege häufig durch das Abspülen des äußeren Genitale nach z. B. Toilettengängen.

8.29 Lösung B

Hinter dem Begriff EPH-Gestose (heute wird der Terminus Schwangerschaftsinduzierte Hypertonie verwendet) verbirgt sich ein komplexes schwangerschaftsbedingtes Krankheitsbild.
Eine gefürchtete Komplikation der hypertensiven Erkrankung sind Präeklampsie und Eklampsie mit der Gefahr des Auftretens von Krampfanfällen, welche eine große Gefahr für Mutter und Kind bedeuten.
Von den Hauptsymptomen Ödeme, Proteinurie, Hypertonie (s. a. Kommentar zu Frage 8.9) lassen sich die pflegerischen Maßnahmen ableiten:
Regelmäßige Blutdruckkontrollen dienen der Überwachung der Hypertonie. Diastolische Werte über 85 mmHg sind als pathologisch anzusehen.
Flüssigkeitsbilanzierung dient der Überwachung der Ödeme.

Kontrolle der Diät: Die Ernährung soll eiweiß- (zum Ausgleich der Proteinurie) und vitaminreich, sowie kohlenhydratarm sein. Ferner ist eine Kochsalzreduzierung indiziert, um einer vermehrten Wassereinlagerung vorzubeugen.
Information über die Notwendigkeit der Bettruhe: Jede Belastung kann einen Blutdruckanstieg bedeuten. Der Anstieg des Blutdruckes birgt die Gefahr der Unterversorgung des Feten, die sich ungünstig auf die Entwicklung des Kindes auswirken kann.

8.30 Lösung E

Bei der Pflege nach vaginaler Hysterektomie ...
... **muss auf die Durchgängigkeit der Drainage geachtet werden** → Bei einer vaginalen Hysterektomie wird der Urin über einen Katheter abgeleitet, bis die postoperative Schwellung abgeklungen ist. Zur Verringerung der aufsteigenden Infektionen legt man aus diesem Grunde heute vielfach einen suprapubischen Katheter. Die Beobachtung der Durchgängigkeit ist notwendig, da es durch die enge Nachbarschaft von Niere, Blase und Harnleiter zu den weiblichen Organen zu Blutkoageln im Drainagesystem kommen kann (Folge der Hysterektomie). Diese können das System verstopfen, der Urin kann nicht mehr abfließen bzw. geht seinen natürlichen Weg, wodurch es zu Wundkomplikationen kommen kann.
... **wird eine Restharnbestimmung vor Entfernung der Drainage durchgeführt** → Die Restharnbestimmung dient der Kontrolle der vollständigen Blasenentleerung. Verbleibt Urin nach einer Miktion in der Harnblase, so ist diese Restmenge eine potentielle Infektionsquelle.
... **muss der Verbandwechsel steril erfolgen** → Der sterile Verbandwechsel erfolgt zur Infektionsprophylaxe. Keime können entlang dem Katheter in die Blase wandern und eine Infektion auslösen.

8.31 Lösung A

Die Urinausscheidung ist postoperativ ...
... **nur über einen Blasenkatheter gewährleistet:** Da es im Operationsgebiet zu einer Schwellung kommen kann und somit der Urin nicht mehr störungsfrei abfließen könnte (der Grund ist die enge Nachbarschaft der inneren Genitalorgane zu den harnbildenden und -ableitenden Organen).
Des Weiteren können Operationen im kleinen Becken eine Lage- und Funktionsveränderung des unteren Harntraktes zur Folge haben. Es kann z. B. zum Abkippen der Blase und des Blasenhalses in die leere Kreuzbeinhöhle kommen, bei zusätzlicher operationsbedingter Funktionsstörung durch partielle Nervenläsionen. Typische Beschwerden wie Miktionsstörungen und Restharnbildung sind die Folge.
... **zu Beginn stündlich zu kontrollieren,** um eventuelle Blasenverletzungen und ein postoperatives Nierenversagen frühzeitig zu erkennen.
... **manchmal gestört:** s. Kommentar zu „nur über einen Blasenkatheter gewährleistet".
... **nur bei Mengen von 20 ml/h unbedenklich:** Weniger würde auf ein postoperatives Nierenversagen hindeuten bzw. auf Komplikationen wie bei dem Punkt „nur über einen Blasenkatheter gewährleistet" beschrieben.

8.32 Lösung B

Wiegen des Kindes vor und nach jeder Mahlzeit → Dies dient der Ermittlung der getrunkenen Menge. Die so ermittelten Werte werden notiert und für jeweils einen Tag zusammengerechnet. Notwendig ist das Vorgehen, da die getrunkenen Milchmengen von Mahlzeit zu Mahlzeit unterschiedlich sind. Somit wird überprüft, ob die getrunkene Tagesmenge dem Soll entspricht. Heute wird teilweise darauf verzichtet und vorwiegend auf die Sättigungszeichen des Säuglings geachtet, da das Wiegen und der Wunsch, „Trinksoll-Werte" zu erreichen, eine Belastung für die Mutter darstellt.
Sättigungszeichen des Säuglings → In der Regel schläft ein Säugling nach der Nahrungsaufnahme ein. Der Bauch ist rundlich und überragt etwas das Niveau des Brustkorbes. Als weitere Kriterien für ein Sättigungszeichen sind anzusehen: normaler Hautturgor, eine gut durchblutete Haut, der altersentsprechende Muskeltonus, ein ungestörter Schlaf-Wach-Rhythmus und die Vitalität des Säuglings.

8.33 Lösung B

S. Kommentar zu Frage 8.7 und 8.15

8.34 Lösung A

S. Kommentar zu Frage 8.9

8.35 Lösung A

S. Kommentar zu Frage 8.1

8.36 Lösung C

Unter Fluor genitalis versteht man den Ausfluss aus dem weiblichen Genitale als Folge gesteigerter Sekretion → Eine gesteigerte Sekretion kann die Folge einer mechanischen oder chemischen Reizung (Scheidenspülung) sein. Ferner kann Fluor bei Infektionen wie Soor, Trichomonaden, Bakterien auftreten.
Fluor genitalis kann von höher oder tiefer gelegenen Genitalabschnitten stammen → Orte für eine gesteigerte Sekretion können sein: Vestibulum, Vulva, Vagina, Zervix, Korpus und Tuben.
Fluor genitalis kann eine Infektionsquelle darstellen → Da der Fluor durch verschiedene Infektionen (siehe oben) ausgelöst werden kann, besteht hier bei mangelnder Hygiene und Behandlung eine Keimverschleppung (s. auch Kommentar zu Frage 8.3).

8.37 Lösung E

Strenge Bettruhe → Eine drohende Frühgeburt manifestiert sich in der Regel mit Blutungen und evtl. einsetzenden leichten Wehen, die von einer Muttermundseröffnung begleitet sein können. Die Bettruhe dient der Entlastung und Ruhigstellung der Gebärmutter und somit dem Erhalt der Schwangerschaft.
Für weichen Stuhl sorgen → Harter Stuhl, z. B. bei Obstipation, löst einen verstärkten intraabdominellen Druck aus. Dieser stellt wiederum eine zusätzliche Belastung für die Gebärmutter mit dem Fetus dar und kann eine Blutung fördern.
Für ruhige Atmosphäre sorgen → Die Frau soll sich entspannen können, weitere Aufregungen sind von ihr fernzuhalten.

8.38

Wärmezufuhr, Rotlichtbestrahlung, Brustmassage und Ausdrücken der Milch, Verstreichen der Milch um die Brustwarzen, richtiges Ergreifen von Brustwarze und Vorhof beim Stillen, Brusthütchen und Pflegemittel:
Die Brüste der Wöchnerin müssen vor dem Eintritt von Krankheitskeimen und einem Milchstau geschützt werden. Alle oben genannten Maßnahmen dienen dem Schutz der Brustwarze, um Einrisse und Verletzungen zu verhindern, die zu einer Mastitis führen könnten.

8.39 Lösung B

Der Nabelschnurrest ist täglich steril zu verbinden → Die Nabelpflege eines Neugeborenen wird unter der Berücksichtigung von zwei Aspekten ausgeführt:
– Es soll eine Eintrocknung des Nabelschnurrestes erreicht werden.
– Eine Infektion der kleinen Wunde ist unbedingt zu verhindern. Keime könnten über die Nabelwunde eintreten und über sie direkt in die Blutbahn des Neugeborenen gelangen.
Der Nabel wird aus diesem Grunde täglich mit einem trockenen, sterilen und luftdurchlässigen Verband versehen.

8.40 Lösung B

Zur Unterstützung des venösen Rückflusses sollten Antithrombosestrümpfe getragen werden. → Die Patientinnen sind aufgrund des postoperativen Bewegungsmangels thrombosegefährdet. Ein weiterer Grund ist die operationsbedingte Verlangsamung des Blutstromes.
Schmerzfreie Intervalle – z. B. nach Gabe eines Analgetikums – sollten für Atemübungen und Abhusten von Sekret benutzt werden. → Bedingt durch die Schmerzen nach einer abdominellen Operation neigen die Patientinnen zu einer Schonatmung. Diese begünstigt neben unzureichendem Abhusten die Sekretansammlung in den Bronchien mit der Gefahr einer Pneumonie.
Nachdem die Patientin abgeführt hat, kann sie wieder feste Nahrung zu sich nehmen. → Durch die Narkose kommt es zu einer Darmlähmung. Diese besteht für ca. 2 bis 3 Tage nach der Operation. Zur Anregung des Darmes wird in der Regel am 2. postoperativen Tag ein leichtes Abführmittel verabreicht. Hat die Patientin abgeführt, wird stufenweise mit einem Ernährungsaufbau begonnen.

8.41 Lösung D

Vollständige Entleerung der Brust: Diese erfolgt, um einen Milchstau zu verhindern, da dieser bei den ersten Anzeichen einer Mastitis die Brustentzündung verschlimmern würde.
Kühlende Umschläge zwischen den Stillzeiten sind ein lokale Maßnahme. Die Milchgänge verengen sich, der Milchfluss wird reduziert. Die Brust soll durch diese Maßnahmen eine Ruhigstellung erfahren.
Körperliche Schonung: Hierdurch soll eine schnellere Abheilung der Mastitis erreicht werden (s. Kommentar zu Frage 8.4).

8.42 Lösung A

Abduktion – Innenrotationsstellung → Wichtig nach einer Mammaamputation mit Ausräumung der axillären Lymphknoten ist die Lymphödemprophylaxe. Diese Lagerung des betroffenen Armes soll einer Abknickung und somit Begünstigung der Lymphansammlung mit der Folge des Ödems entgegenwirken.

8.43 Lösung A

Pulsrhythmusstörungen, Schlaflosigkeit, Händezittern → Wehenhemmende Medikamente gehören in die Wirkungsgruppe der ß$_2$-Sympathomimetika. Sie werden eingesetzt, um die Tätigkeit der Gebärmuttermuskulatur zu hemmen. Gleichzeitig besitzen diese Medikamente wie z. B. Partusisten® kardiale Nebenwirkungen, da sie die entsprechenden Nerven am Herzen aktivieren. Sie machen sich bei einer Überdosierung durch Pulsrhythmusstörungen mit Tachykardien, Händezittern und Schlaflosigkeit bemerkbar.

8.44 Lösung D

S. Kommentar zu Frage 8.17

8.45 Lösung E

Strikte Trennung der Versorgung von Brust und Genitalbereich; Spülungen des äußeren Genitale sind nach jeder Blasen- und Darmentleerung in den ersten 7 Tagen durchzuführen: Die Maßnahmen dienen der Infektionsprophylaxe. Der Wochenfluss ist potentiell infektiös, er fließt über Vulva und Damm und kann hier zu schmerzhaften Verkrustungen führen. **Vollbäder sind erst nach ca. 6 Wochen ratsam,** da nach dieser Zeit der Wochenfluss, sprich die Wundheilung der Gebärmutter, abgeschlossen ist. Aufgrund der Infektiosität des Wochenflusses ist ein Kontakt mit der Brust zu vermeiden, dieser würde allerdings im Badewasser zustande kommen.
Sitzbäder sind bei der Entbindung mit Episiotomienaht nach Anordnung des Arztes durchzuführen: Sie können eine Linderung der Spannungsschmerzen an der Episiotomienaht bewirken. Ferner besitzen Zusätze wie z. B. Kamille eine heilende Wirkung.
Duschen ist schon nach 1 bis 2 Tagen erlaubt: Das Lochialsekret wird heruntergespült. Die Gefahr einer Keimverschleppung ist somit nicht gegeben.

8.46 Lösung B

Nach der Entbindung setzt die Harnflut durch Ausscheidung eines in der Schwangerschaft vermehrt eingelagerten Gewebewassers ein → Im Wochenbett, speziell im Frühwochenbett, setzt die so genannte „Harnflut" ein. Man könnte auch von einer Entödematisierung der Wöchnerin sprechen. Das Wasser, das in der Schwangerschaft eingelagert wurde, wird jetzt durch die Nieren wieder ausgeschieden. Die Menge kann bis zu 2 bis 4 Liter pro Tag betragen.
Eine gefüllte Blase hindert den Uterus an seiner Kontraktion. → Der Grund liegt in der engen Nachbarschaft von Blase und Uterus.
Der Blasentonus ist noch durch die Schwangerschaft vermindert. → Ursache für den verminderten Blasentonus ist eine Überdehnung des Beckenbodens. Diese schwindet im Laufe der nächsten Wochen und Monate post partum.

8.47 Lösung A

Der Abortus imminens ist definiert als drohender Abort mit leichten Blutungen und wehenartigen Schmerzen. Der Muttermund ist geschlossen. Strengste Bettruhe soll weitere Wehentätigkeiten vermeiden. Erst nach dem Aussetzen der Wehen oder Blutungen kann mit einer leichten Mobilisation begonnen werden. Natürlich ist dies eine besondere psychische Belastung für die werdenden Mütter, so dass entsprechende Sedierung durchaus erforderlich und nützlich sein kann. Neben regelmäßigen Sonographiekontrollen liegt der therapeutische Schwerpunkt in der medikamentösen Wehenhemmung. Die Pflegenden können durch Reden mit der Patientin und aufmerksame Beobachtung beruhigend auf die Patientin einwirken und abschätzen, ob sie fachpsychologische Betreuung benötigt. Ärzte verbringen oft weniger Zeit mit den Patientinnen als Pflegende. Jeder Arzt, der ihre Beobachtungen oder Überlegungen anhört, findet darin eine wesentliche Hilfe!

8.48 Lösung C

Zur EPH-Gestose, die heute als SIH (Schwangerschaftsinduzierte Hypertonie) bezeichnet wird, s. a. Kommentar zu den Fragen 8.9 und 8.29.
Wichtige Maßnahmen und ihre Begründung:
- Gewichtskontrollen und Ein- und Ausfuhrkontrolle: Überwachung der Ödembildung
- Blutdruckkontrolle: Ein erhöhter Blutdruck ist das Kardinalsymptom der Erkrankung, stellt per se eine Gefährdung für Mutter und Kind dar und kann jederzeit noch weiter entgleisen
- Eiweißreiche Kost: Ausgleich der vermehrten Eiweißausscheidung im Urin
- Salzarme Kost: Eine weitere Maßnahme gegen die hohen Blutdruckwerte und das weitere Einlagern von Flüssigkeit

8.49 Lösung C

Bei der Placenta praevia handelt es sich um eine atypische Plazentalokalisation im unteren Teil der Gebärmutter. Die Plazenta bedeckt hierbei teilweise oder komplett den Muttermund; spätestens zu Beginn der Geburtsvorgänge an der Gebärmuttermuskulatur (Wehen, Öffnung des Muttermundes!) kommt es zum Abscheren der Plazenta von der Wand. Logische Folge ist das Leitsymptom der Placenta praevia, die schmerzlose Blutung. Diese stammt sowohl aus dem mütterlichen als auch fetalen Kreislauf und stellt eine akute Bedrohung für beide dar. Ab der 36. SSW ist die Sectio caesarea indiziert.
Die Placenta praevia findet man häufig bei Vielgebärenden oder Frauen, bei denen eine frühere Schädigung der Gebärmutterschleimhaut vorliegt (z. B. durch Entzündungen). Die drei Formen werden ausführlich in Band 3 beschrieben.

8.50 Lösung

Muttermilch ist ein wichtiger und wertvoller Beitrag zur Säuglingsernährung. Immunschutz durch übertragene Antikörper, optimaler Nährstoffgehalt, Schutz vor Allergien u. v. m. qualifizieren das Stillen als bestmögliche Ernährungsform in den ersten 6 Lebensmonaten.
Die Mutter sollte aber auch darüber informiert werden, dass **viele Bestandteile ihrer Nahrung in** die **Muttermilch** abgegeben werden und somit über das Stillen auch dem Säugling zugeführt werden. Eine **vitamin- und eiweißreiche Ernährung** kommt auch dem Säugling zugute, blähende Kost (Hülsenfrüchte, Zwiebeln u. Ä.) dagegen sollte gemieden werden. Exzessive Aufnahme von Fruchtsäuren kann zu Durchfall und wundem Po führen. **Alkohol und Nikotin** sollten selbstverständlich weder über die Muttermilch noch sonstwie zum Kind gelangen. Auch **Medikamente** gehen in die Muttermilch über, deswegen sollte eine stillende Mutter vor der Einnahme jedes Präparats vorher den Arzt befragen. Die Stillende sollte bedenken, dass sie 2–3 Liter **Flüssigkeit** zu sich nehmen muss, um ausreichend Muttermilch bilden zu können.
Zusammenfassend besteht ein **Kalorien-Mehrbedarf** von ca. 600–800 kcal und einem Liter Flüssigkeit pro Tag. Grundsatz ist: Das Kind nimmt sich, was es braucht. Diese Ernährungsvorschläge dienen also nicht allein dem Säugling, sondern auch der Mutter!

8.51 Lösung C

Das Vena-cava-Kompressionssyndrom ist einfach zu beschreiben. Sollte eine hochschwangere Frau z. B. beim Zahnarzt auf dem Rücken liegen, so lastet das gesamte Uterus- und Fetusgewicht rückwärts. Hier liegen die großen Gefäße, die Aorta links, die Vena cava rechts der Wirbelsäule. Der Blutdruck in der Aorta hält das Gefäßlumen trotz der komprimierenden Gewichtsbelastung offen, die Vena cava dagegen kollabiert. Folglich staut das Blut distal der Kompression, am Herzen ist der venöse Rückfluss drastisch reduziert. Tachykardie, Schwindel, Übelkeit und Benommenheit bis zur Synkope sind die Folge. Die Therapie ist denkbar einfach und sollte rasch erfolgen: Die Schwangere ist in Linksseitenlage zu bringen, schon lässt die Kompression auf die Vena cava inferior nach und die Symptome verschwinden!

8.52 Lösung A

Die glatte Muskulatur des Uterus wird durch Parasympathikus und Sympathikus in seiner Funktion gesteuert. Beim Parasympathikus wird die Erregung durch Acetylcholin übertragen, an den sympathischen Nervenenden durch Adrenalin und Noradrenalin. Die Überträgerstoffe (Transmitter) greifen an sog. Alpha- und Beta-Rezeptoren der Muskelzelle an.

Die Stimulation der Alpha-Rezeptoren z. B. durch Noradrenalin wie auch durch Östrogene bewirkt eine Kontraktion der Muskelfasern und somit der Uterusmuskulatur. Die Stimulation der Beta-Rezeptoren z. B. durch Adrenalin oder Progesteron führt eher zur Ruhigstellung der Muskelfasern und somit zur Entspannung des Uterus (Tokolyse). Insbesondere die Beta-2-Rezeptoren bewirken eine Wehenhemmung. Sympathische Transmitter wie Adrenalin, die also wehenhemmend wirken, führen im Herz-Kreislauf-System dagegen eher zu einer Steigerung der Aktivität. Erhöhung des Herzschlages und Blutdrucks sowie Verengung der Gefäße sind nur einige der Wirkungen auf das Kreislaufsystem. Eine Überdosierung wehenhemmender Medikamente (Tokolytika) kann somit zu Herzrhythmusstörungen, Unruhe mit Schlaflosigkeit und Händezittern führen. Näheres entnehmen Sie bitte Ihrem Gynäkologiebuch und Band 3 zum Thema Tokolyse.

9 FALLBEISPIELE UND PFLEGEPLANUNG

Hinweise zu den Fallbeispielen

Zum schriftlichen Krankenpflegeexamen gehört neben den Multiple-choice-Fragen auch die Bearbeitung eines Fallbeispiels. Das vorgegebene Lösungsschema ist ein möglicher Lösungsvorschlag. Auf eine weitere Kommentierung wurde verzichtet, da sich dies durch die Bearbeitung der Multiple-choice-Fragen erübrigt. Bei den Fallbeispielen **Pflege einer Patientin nach Sectio caesarea, Pflege eines Patienten mit Herzinfarkt, Pflege bei Verbrennungen** werden Einzelfragen gestellt, die sich auf den Pflegeprozess beziehen. Bei dem Lösungsschema zum Fallbeispiel **Pflege eines Patienten mit Parkinson-Syndrom** wird darauf hingewiesen, dass das Pflegeproblem und die Begründung teilweise austauschbar sind. Als Beispiel möchten wir an dieser Stelle auf die ATL „sich bewegen" hinweisen. Hier ist die **eingeschränkte Beweglichkeit** einerseits ein Pflegeproblem, andererseits die Begründung zu dem Pflegeproblem **Thrombosegefahr**.

9.1 Fallbeispiel: Pflege einer Patientin nach Sectio caesarea

9.1.1

Grund für das Bedrücktsein der Patientin ist in erster Linie:
- **Furcht vor erneuten Komplikationen**, z. B. vor einem geschädigten/nicht gesunden Kind, vor intrauterinem Fruchttod

Begründungen für die Ursachen in Bezug auf den Zustand der Patientin könnten sein:
- **Alter der Mutter**
- **Fruchttod bei der 2. Schwangerschaft**
- **Nikotinabusus**
- **EPH-Gestose**
- **Plazentainsuffizienz**

9.1.2

Infektionsbereich **Blasenkatheter**
Prophylaktische Maßnahmen:
- Refluxvermeidung
- tägliche Katheterpflege
- regelmäßiges Abspülen des äußeren Genitale und/oder Waschen
- häufiges Wechseln der Vorlagen
- Fixierung des Katheters
- Dekonnektierung des Katheters vermeiden

Infektionsbereich **zentraler Venenkatheter**
Prophylaktische Maßnahmen:
- steriler Verbandwechsel bzw. steriler Umgang mit dem Venenkatheter
- kein unnötiges Manipulieren z. B. am Anschlusskonus
- Kontrolle der Einstichstelle
- steriler Wechsel der Infusionslösung
- täglicher Wechsel des Infusionssystems

Infektionsbereich **Operationswunde**
Prophylaktische Maßnahmen:
- steriler Verbandwechsel
- Wundbeobachtung auf optische Entzündungszeichen bzw. Rötung, Schwellung
- Schmerzäußerung der Patientin beobachten
- steriles Wechseln der Redon-Flasche
- Verbandkontrolle (Sekretion)
- Körpertemperaturkontrolle

9.1.3

Pflegeprobleme, die in den nächsten 14 Tagen auftreten könnten (mit Begründung):
- **Sorge um die Gesundheit des Kindes** → Atemnotsyndrom des Kindes
- **Trauer der Mutter** → Trennung vom Kind
- **Nachblutung** (Wundbereich, Vagina), **Lochialstauung** → große Operationswunde, mangelnde Rückbildung, mangelnde Mobilisation
- **Thrombose** → Bauchdeckenentlastung durch Operation, Mobilisationseinschränkung
- **Pneumonie** → Schonatmung (Schmerzen), Raucherin
- **Kollaps** → Verlust von Flüssigkeit, veränderte vegetative Situation durch hormonelle Veränderung
- **Obstipation** → veränderte Druckverhältnisse, Immobilität, Atonie durch Narkose
- **Milchstauung** (Mastitis) → Kind ist in der Kinderklinik, Milch muss gegebenenfalls abgepumpt werden
- **Schmerz** → Wundschmerzen bedingt durch die Operationswunde.

9.1.4

Ressourcen, die den Genesungsverlauf von Frau Sch. begünstigen:
- Das Kind **lebt**.
- Das Kind **weist keine** äußerlich sichtbaren **Missbildungen auf**.
- Der **Mann** und der **ältere Sohn sind versorgt**.
- Die **Sectio** ist bisher **normal verlaufen**.

9.2 Fallbeispiel: Pflege eines Patienten mit Herzinfarkt

9.2.1

Risikofaktoren, die zu dem jetzigen Zustand des Patienten geführt haben:
- **Beruflicher Stress, familiäre Belastungen**
- **Übergewicht**
- **Hypertonie**
- **Nikotinabusus**

9.2.2

Folgende Bereiche sind, bezogen auf die „Aktivitäten des täglichen Lebens", bei Herrn K. eingeschränkt:
- **Schlafen und Ruhen**
- **Sich bewegen**
- **Essen und Trinken**
- **Waschen und Kleiden**
- **Ausscheiden**
- **Für Sicherheit sorgen**
- **Atmen**

9.2.3

Aktuelle Pflegeprobleme, die sich bei Herrn K. ergeben haben:
- **Existenzangst bzw. finanzielle Sorgen**
- **Probleme innerhalb der Familie**
- **Abhängigkeit vom Pflegepersonal**
- **Schmerzen**
- **Atemnot**
- **Übergewicht**
- **Einhalten des Rauchverbotes**

9.2.4

Aktuelle Pflegeprobleme, dazugehörige Maßnahmen und deren Begründung:

Problem	Maßnahmen	Zweck
Existenzangst bzw. finanzielle Sorgen	• aktives Zuhören • Gesprächspartner vermitteln • Abschirmung gegen negative Einflüsse	• Beruhigung • von den Sorgen ablenken • fühlt sich ernst genommen und verstanden
Probleme innerhalb der Familie	• Einbeziehung der Angehörigen • Info über Schweregrad der Erkrankung • Info, dass nur „gefilterte" Nachrichten an den Patienten herangetragen werden sollen/dürfen	• Beruhigung • Stressabbau
Abhängigkeit vom Pflegepersonal	• Begründung der Notwendigkeit, sich vorübergehend pflegen zu lassen • Hinweis, dass die Selbstständigkeit schrittweise erreicht werden kann • behutsame Information über mögliche Komplikationen mit in die Therapie	• Beruhigung • Stressabbau • Akzeptanz erreichen • fühlt sich gut informiert und in die Pflege einbezogen
Schmerzen	• Verabreichung von Analgetika auf Anordnung	• Schmerzfreiheit • Entspannung wird möglich
Atemnot	• Oberkörperhochlagerung • Sauerstoffgabe auf Anordnung • Frischluftzufuhr • Abführen	• Verbesserung des Sauerstoffgehaltes im Blut • Beruhigung
Übergewicht	• Einsicht der Notwendigkeit einer Gewichtsreduzierung durch Gespräche erzeugen • Info über Möglichkeiten einer sinnvollen Gewichtsabnahme	• Gewichtsreduktion • Risikofaktoren für einen weiteren Infarkt vermeiden

9.2.5

Potientielle Pflegeprobleme, die sich bei Herrn K. aus der jetzigen Situation in der ersten Woche ergeben:
- **Pneumoniegefahr**
- **Thrombosegefahr**
- **Obstipationsgefahr**
- **Dekubitusgefahr**
- **Nikotinabhängigkeit**
- **Gefahr von Rhythmusstörungen**
- **Gefahr von Atemstörungen**
- **Gefahr eines Lungenödems**
- **Gefahr eines Re-Infarkts**

9.3 Fallbeispiel Verbrennungen

9.3.1

In der Frage ist lediglich nach den Aktivitäten gefragt und nicht nach einer Begründung. Die einzelnen Aktivitäten werden jedoch begründet, um zu verdeutlichen, dass ein Problem verschiedenen Aktivitäten zugeordnet werden kann. Es kommt dann auf die Begründung des Problems an.
Aktivitäten des täglichen Lebens, die bei Frau B. eingeschränkt sind:
- **Essen und Trinken** → Gründe für diese Einschränkung sind die Verbrennung im Gesicht, besonders im Lippenbereich, da es hier bei der Nahrungsaufnahme zu Schmerzen kommen kann. Durch die Verbände an den Händen ist Frau B. in ihrer Bewegung eingeschränkt und muss evtl. Hilfe und Unterstützung bei der Nahrungsaufnahme durch das Pflegepersonal erfahren.
- **Für Sicherheit sorgen** → Die Patientin hat klopfende Schmerzen im linken Oberschenkel. Der Verband ist feucht und weist eine grün-braune Färbung auf. Weiterhin hat die Patientin eine erhöhte Körpertemperatur (38,3 °C). Betrachtet man diese Symptome, so ist davon auszugehen, dass sich die Oberschenkelwunde infiziert hat. Auch der Blasenkatheter stellt eine potentielle Infektionsgefahr dar.
- **Kommunikation** → Die Patientin ist in ihrer Kommunikation eingeschränkt. Begründet ist dies durch die Verbrennung im Gesicht. Jede Kommunikation geht mit mimischen Bewegungen einher, die bei Frau B. zu Schmerzen führen können. Ein weiterer Grund ist, dass noch keinerlei Kontakt mit ihrer Familie stattgefunden hat. Es scheint für Frau B. sehr belastend, da sie insgesamt innerlich unruhig und traurig verstimmt wirkt.
- **Waschen und Kleiden** → Frau B. kann ihre Körperpflege nicht selbstständig übernehmen. Sie hat Verbände an den Händen und Unterarmen. Die Mundpflege ist bei ihr auch erschwert. Sie wird zum einen schmerzhaft (Verbrennung an den Lippen) und zum anderen nicht alleine durchzuführen sein (Verbände an den Händen).
Beim An- und Auskleiden braucht Frau B. die Unterstützung einer Pflegekraft (Schmerzen bei Bewegung der Arme und Hände und die Verbände an den Armen schränken die Beweglichkeit ein).

- **Sich bewegen** → Die Patientin ist in der Bewegung von Unterarmen und Händen eingeschränkt (Schmerzen bei der Bewegung und Einschränkung durch die Verbände). Aufgrund des Bewegungsmangels und der Narbenschrumpfung ist Frau B. weiterhin kontrakturgefährdet.
  Da Frau B. fiebrig und tachykard ist und Schmerzen im linken Oberschenkel angibt, wird sie nicht mehr aus dem Bett aufstehen können.
- **Atmen** → Bei Frau B. besteht eine Pneumoniegefährdung. Es ist mit einem Inhalationstrauma durch die Verbrennung an den Lippen und im Gesichtsbereich zu rechnen, außerdem ist sie Raucherin (20 bis 30 Zigaretten am Tag). Weitere Gründe können eine Schonatmung und ein mangelndes Abhusten sein (Schmerzen durch Einsatz der Gesichtsmuskulatur beim Husten).
- **Temperatur regulieren** → Die Patientin hat eine erhöhte Körpertemperatur von 38,3 °C axillar gemessen. Diese Tatsache hat einen Einfluss auf den Allgemeinzustand und das Wohlbefinden der Patientin.
- **Sich als Frau fühlen** → Frau B. benötigt bei fast allen Verrichtungen des täglichen Lebens Unterstützung durch die Pflegekräfte. Sie muss gewaschen werden, ihr muss bei der Nahrungsaufnahme, beim An- und Auskleiden etc. geholfen werden. Insbesondere ist eine gründliche Intimhygiene indiziert, da die Patientin einen Blasenkatheter hat. Beim Ausführen der pflegerischen Tätigkeiten findet immer wieder eine Verletzung der Intimsphäre der Patientin statt. Dies muss dem Pflegepersonal bewusst sein und verlangt ein behutsames Vorgehen.
- **Ausscheiden** → Der Blasenkatheter könnte auch an dieser Stelle unter ATL „Ausscheidung" genannt werden. Nach dem Stuhlgang benötigt die Patientin Hilfe, um die Intimhygiene durchführen zu können. Außerdem ist bei dieser Frau mit einer vermehrten Schweißabsonderung zu rechnen, bedingt durch die erhöhte Körpertemperatur.

9.3.2

Probleme, die sich für den heutigen Tag aus der vorliegenden Informationssammlung ableiten lassen:
- **Frau B. kann sich nicht selbstständig waschen und kleiden** → Schmerzen bei der Bewegung von Armen und Händen und die eingeschränkte Bewegung dieser Extremitäten durch die Verbände.
- **Die Patientin hat einen erhöhten Flüssigkeitsbedarf** → Durch die Verbrennung kommt es zu einer starken Exsudation aus den Wunden und durch die erhöhte Körpertemperatur zu einer vermehrten Schweißabsonderung.
- **Kontrakturgefährdung an den Unterarmen und Händen** → Bewegungsmangel und Narbenschrumpfung.
- **Infektion am linken Oberschenkel** → erhöhte Körpertemperatur, klopfende Schmerzen im linken Oberschenkel und der feuchte grün-braun verfärbte Verband weisen darauf hin.
- **Frau B. erscheint traurig verstimmt** → Es hat noch keinerlei Kontakt zu ihrer Familie stattgefunden.
- **Die Patientin kann nicht selbstständig essen und trinken** → Verbände an den Unterarmen und Händen.
- **Schmerzen bei der Nahrungsaufnahme** → Verbrennung I° im Gesicht, besonders an den Lippen.

- **Gefahr der aufsteigenden Infektion** → Patientin hat einen Blasenkatheter, durch eine Keimverschleppung vom linken Oberschenkel können Keime aufsteigen.
- **Die Patientin ist pneumoniegefährdet** → Inhalationstrauma, 20–30 Zigaretten am Tag, eventuell mangelndes Abhusten von Sekret durch die Schmerzen beim Abhusten.

9.3.3

Zu planende Maßnahmen im Zusammenhang mit der Wunde am Oberschenkel
a) im Hinblick auf die chir./pfleg. Versorgung:
Bei Frau B. ist davon auszugehen, dass sich die Wunde am Oberschenkel infiziert hat. Als Erstes sollte der Arzt informiert werden, um die Wunde zu beurteilen und den Therapieplan festzulegen. Der Verbandwechsel am Oberschenkel erfolgt nach den Prinzipien, die für einen septischen Verbandwechsel gelten, da die Wunde mit Keimen besiedelt ist. Der septische Verbandwechsel hat zum Ziel, vorhandene Keime zu bekämpfen und eine Verschleppung zu verhindern. Er erfordert somit ein aseptisches Handeln.
Die Wundbehandlung erfolgt nach einem festgelegten Verfahren, welches vom Arzt angeordnet wird. Vorgegangen wird beim Verbandwechsel nach folgenden Prinzipien:
1. **Reinigung** der Wunde **von außen nach innen**, damit einer Keimverschleppung auf das gesunde Hautareal vorgebeugt wird.
2. **Bekämpfung der Wundinfektion.** Um ein wirkungsvolles Medikament verabreichen zu können, ist es notwendig, vor der Behandlung einen Wundabstrich zu entnehmen.
3. **Granulation und Epithelisierung fördern.** Hiermit kann erst begonnen werden, wenn die Wundreinigung abgeschlossen ist.

Zu beachten ist:
- Die Häufigkeit des Verbandwechsels richtet sich nach dem Zustand der Wunde (z. B. feucht; sehr nässend) und nach dem Dosierungsschema des angeordneten Medikaments. Er kann mehrmals täglich notwendig sein.
- Der Bedarf an Verbandmaterial ist entsprechend den Wundverhältnissen auszuwählen.
- Nach Anlage des Verbandes sind die benutzten Materialien ordnungsgemäß zu entsorgen.

zu b) im Hinblick auf die Hygiene:
Ganz wichtig ist, darauf zu achten, dass eine Keimverschleppung vom linken Oberschenkel vermieden wird. Das heißt, von den pflegerischen Tätigkeiten, die an der Patientin auszuführen sind, hat der Verbandwechsel am linken Oberschenkel als Letztes zu erfolgen.

Eine septische Wundbehandlung **muss immer** zum Schluss erfolgen. Ebenso ist bei der Lagerung des Ableitungssystems des Katheters darauf zu achten, dass hier keine Keimbesiedlung mit der Gefahr der aufsteigenden Infektion stattfindet.

9.4

Pflegeplanung: Pflege eines Patienten mit Parkinson-Syndrom.

LA/ATL	Pflegeprobleme/*Begründungen	Pflegeziele	Maßnahmen	Begründung der Maßnahmen
1 Wachsein und Schlafen	• wacht in der Nacht häufiger auf * starkes Schwitzen * macht sich Sorgen um die Zukunft	– schläft in der Nacht durch	– tagsüber den Pat. mehr am tägl. Geschehen beteiligen – 3- bis 4-mal täglich mit ihm über den Flur laufen, seine Angehörigen bitten, dies auch zu tun – vor dem Schlafen dem Pat. beruhigende Waschung zukommen lassen – ist der Pat. in der Nacht wach, ein kurzes, beruhigendes Gespräch führen	– Steigerung der Anteilnahme am Tagesablauf – Schlafbedarf für die Nacht fördern – Steigerung des Wohlbefindens – ablenken und beruhigen
2 Sich bewegen	• eingeschränkte Bewegungsfähigkeit • Koordinationsstörung * motorische Antriebshemmung * Tremor	– Patient kann sich weitgehend uneingeschränkt bewegen und mit dem Tremor umgehen	– Anleitung und Unterstützung zur gezielten aktiven Bewegung – aktive und passive Bewegungsübungen während der Pflegemaßnahmen – in der Absprache mit der Physiotherapeutin unterstützen bei speziellen Übungen, z. B. Steckspielen – Hilfsmittel anbieten und einsetzen, für eine ruhige Umgebung sorgen – kleine Erfolge bestätigen/loben – Überwachung und Verabreichung der verordneten Medikamente	– Förderung des Antriebs/ Unterstützung der Motorik – trainiert die Grob- und Feinmotorik – gezieltes Muskeltraining – Förderung der Konzentrationsfähigkeit – Steigerung der Motivation
	• Thrombosegefahr * verminderter venöser Rückfluss durch Bettruhe und eingeschränkte Bewegungsfähigkeit	– physiologischer venöser Rückfluss ist gewährleistet – wird gefördert	– Ausstreichen der Beine – Ausüben des Fußsohlendrucks – zum Fahrradfahren im Bett anleiten – beim Anziehen der Antithrombosestrümpfe helfen – regelmäßige s.c. Antikoagulanziengabe nach Arztanordnung	– Fördern des venösen Rückflusses – gezieltes Training der Muskelpumpe – Erhöhung der Viskosität des Blutes
	• Dekubitusgefahr * mangelnde selbstständige Druckentlastung * eingeschränkte Bewegungsfähigkeit * starkes Schwitzen	– Pat. hat intakte Haut	– 2-stdl. Umlagern – Beobachten der Haut – Einsetzen von Lagerungshilfsmitteln – zu den Mahlzeiten an den Tisch setzen	– Druckentlastung – frühzeitiges Erkennen von Hautveränderungen – Gesunderhaltung der Haut – Wohlbefinden fördern

LA/ATL	Pflegeprobleme/*Begründungen	Pflegeziele	Maßnahmen	Begründung der Maßnahmen
3 Waschen und Kleiden	• mangelnde selbstständige Körperpflege • Pat. kann sich nicht selbstständig an- und auskleiden * Koordinationsstörung * z. Z. bestehende Bewegungsunfähigkeit	– Pat. kann seine Körperpflege selbstständig durchführen – Pat. kann sich ohne Hilfe an- und auskleiden	– der Situation des Pat. entsprechend Hilfe anbieten – dem Pat. Zeit lassen – Selbstständigkeit fördern (Maßnahmen als Hilfe zur Selbsthilfe konkret nennen, z. B. den ausgewrungenen Waschlappen über die Hand ziehen) – Gleiches gilt für den Bereich An- und Auszieh en – über Anziehhilfen informieren	– Förderung des Selbstwertgefühls und der Selbstständigkeit – fördert das Wohlbefinden – Motivation zur Steigerung der Eigenleistung
	• starkes Schwitzen • eingeschränktes Wohlbefinden * Unwohlsein aus vegetativer Ursache	– Pat. fühlt sich wohl	– in Absprache mit dem Pat. für entsprechende Kleidung sorgen – bei Bedarf (feuchte Kleidung) Wechseln der Kleidung – zwei- bis dreimal täglich das Gesicht, Arme und Brust des Pat. waschen	– Vermeiden von Erkältungen und Wundwerden
4 Essen und Trinken	• keine selbstständige Nahrungs- oder Flüssigkeitsaufnahme * antriebsarm * Tremor an den Händen	– Pat. kann selbstständig essen und trinken	– motivieren, die Mahlzeiten möglichst selbst einzunehmen – Hilfestellung beim Essen und Trinken, Hilfsmittel anbieten (z. B. Schnabelbecher)	– Förderung des Selbstwertgefühls und der Selbstständigkeit – gewährleistet die Nahrungs- und Flüssigkeitsaufnahme
	• Pat. nimmt nicht genügend Nahrung und Flüssigkeit zu sich * bewegungseingeschränkt	– ausreichende Nahrungs- und Flüssigkeitszufuhr gewährleisten	– kleine Portionen appetitlich anrichten/Wunschkost – Hilfsmittel benutzen, z. B. spezielles Geschirr u./o. entsprechende Hilfsmittel – Benutzen eines Speiseschutztuches – Überwachung der tägl. Nahrungs- und Flüssigkeitszufuhr	– Appetitanregung – Erleichterung der Nahrungsaufnahme – um eine ausreichende Flüssigkeitszufuhr zu gewährleisten
	• Aspirationsgefahr * Schluckstörung * starker Speichelfluss	– Komplikationen vermeiden	– Schlucktraining – Anleiten, langsam zu essen und genügend zu kauen – Informieren, dass nur kleine Essensportionen in den Mund geführt werden sollen	– lernt, mit seinen Schluckstörungen umzugehen – fühlt sich im Beisein seiner Pflegeperson sicher

LA/ATL	Pflegeprobleme/*Begründungen	Pflegeziele	Maßnahmen	Begründung der Maßnahmen
5 Ausscheiden	• kann nicht selbstständig zur Toilette gehen • kann die Ausscheidungsgefäße nicht selbstständig benutzen * *Bewegungseinschränkung* * *Koordinationsstörung*	– kann die Toilette nutzen – benutzt Ausscheidungsgefäße ohne fremde Hilfe	– Begleitung zur Toilette – im Toilettenstuhl zur Toilette fahren – zur Selbstständigkeit anleiten – Ausscheidungsgefäße anreichen, in Reichweite stellen – Hilfestellung bei der Intimtoilette – Intimsphäre wahren	– vermittelt Sicherheit – stärkt Selbstwertgefühl – wahrt Intimsphäre
	• ist häufig nassgeschwitzt * *vermehrter Flüssigkeitsverlust*	– ausgeglichener Flüssigkeitshaushalt	– regelmäßig zum Trinken auffordern und dabei unterstützen – Getränke in Reichweite stellen – siehe auch „3 Waschen und Kleiden"	– Gewährleistung der erforderlichen Flüssigkeitszufuhr
	• hat starken Speichelfluss * *Aspirationsgefahr* * *vermindertes Wohlbefinden*	– Patient toleriert die Symptomatik	– Möglichkeiten zur Reinigung und Pflege der Haut anbieten – Schlucktraining	– Gesunderhaltung der Haut – fördert das Wohlbefinden
6 Körpertemperatur regulieren	• Pat. deckt sich häufig ab * *Erkältungsgefahr* * *das Wärmeempfinden ist durch das starke Schwitzen eingeschränkt*	– kann sein eingeschränktes Empfinden einschätzen und damit umgehen	– in einem Gespräch den Sachverhalt erklären darauf achten, dass der Pat. immer einen Schlafanzug trägt – ihm eine dünne Decke für den Tag und eine dickere für die Nacht anbieten	– Wissen über das Krankheitsbild steigern – Gefahr einer Erkältung u. evtl. damit verbundenen Lungenentzündung entgegenwirken
7 Atmen	• oberflächliche Atmung * *Gefahr der Pneumonie*	– ausreichende Belüftung der Lunge – keine zusätzlichen Komplikationen, z. B. Pneumonie	– zum tiefen Ein- und Ausatmen anhalten – Vibrationsmassage 3 x tgl. – rhythmische Einreibung morgens und abends – Abklopfen bei jedem Betten – zu den Mahlzeiten an den Tisch setzen – Oberkörperhochlagerung	– bessere Belüftung der Lungen – Atemberuhigung – fördert subjektives Wohlbefinden – vermeidet Sekretanstauung
8 Sich sicher fühlen und verhalten	• ist beim Laufen und Essen unsicher * *Tremor* * *starke Speichelproduktion*	– ist angstfrei – traut sich etwas zu	– dem Pat. Hilfestellung beim Laufen und bei der Nahrungsmittelaufnahme geben – Hilfsmittel anbieten und den Umgang damit erklären (z. B. Laufwagen)	– Pat. verliert die Angst und bewegt sich freier – die Nahrungs- und Flüssigkeitsaufnahme ist leichter zu steigern und zu gewährleisten

LA/ATL	Pflegeprobleme/*Begründungen	Pflegeziele	Maßnahmen	Begründung der Maßnahmen
9 Raum und Zeit gestalten – arbeiten und spielen	• kann seiner beruflichen Tätigkeit nicht nachgehen • reduziert Kontakte zu seinen Kollegen * Antriebsarmut * verlangsamtes Denken	– akzeptiert berufliche Einschränkung – reaktiviert die Sozialkontakte	– Information zur Krankheit, Prognose – Rehabilitation in Absprache mit dem Arzt – Hilfe zur Problembewältigung anbieten, z. B. Kontakte vermitteln zum Sozialarbeiter u. Therapeuten – Kontakte zu Freunden u. Kollegen ermöglichen – Bekannte durch die Ehefrau anrufen lassen, damit sie zu Besuch kommen	– Patient lernt seine Krankheit kennen und weiß um Möglichkeiten der Rehabilitation Bescheid – Isolation wird verringert – Lebensfreude des Patienten fördern
10 Kommunikation	• kann sich schwer verständlich machen • kann seine Wünsche dem Pflegepersonal u. den Ärzten gegenüber nur schwer deutlich machen * verlangsamtes Denken * antriebsarm * spricht sehr leise u. monoton	– kann sich besser verständigen – kann seine Wünsche äußern	– Auffordern, trotz der Einschränkung seine Wünsche zu äußern – sich Zeit nehmen zum Zuhören und Zurückfragen – langsam und deutlich sprechen, evtl. wiederholen – visuelle Maßnahmen einsetzen, d. h. Dinge, die er gemeint haben könnte, z. B. Kleidungsstücke, Pflegeartikel etc. zeigen	– Patient lernt, trotz Behinderung, sich mitzuteilen – verhindert, dass die beginnende Isolation fortschreitet
	• eingeschränkte Sozialkontakte (Kinder/Enkel/Kollegen) * weint häufig * Sprachstörung * antriebsarm	– nimmt wieder Sozialkontakt auf	– Sozialkontakte fördern: Gespräche mit Angehörigen/Kontakte zu Mitpatienten ermöglichen – Hilfsmittel zur besseren Verständigung einsetzen, z. B. Buchstaben aus Holz, die zu Worten zusammengelegt werden können	
11 Kind, Frau, Mann sein	• Verlust d. Selbstwertgefühls * Abhängigkeit vom Pflegepersonal * ist auf Hilfe angewiesen	– hat positives Selbstwertgefühl	– in die täglichen Pflegehandlungen einbeziehen – ihm kleine Aufgaben geben, die er bewältigen kann	– fühlt sich als Individuum anerkannt
12 Sinn finden	• hat Sorgen um Zukunft * weint viel * stellt bisherige Rolle im Beruf und in der Familie in Frage * Verlust der Eigeninitiative	– setzt sich mit Krankheit auseinander – sieht positive Lösungswege – kann die neue Rollensituation akzeptieren	– Aktivitäten fördern, siehe auch „10 Kommunikation" – Pat. ablenken, auf andere Gedanken bringen z. B. Radio oder Fernsehen anbieten – Pat. durch Gespräche deutlich machen, dass er „noch etwas wert ist"	– Steigerung des Lebensmutes – Fördern der aktiven Teilnahme am Leben

Sachverzeichnis

A
Abfallbeseitigung, Zytostatika-
 Injektionen 7, 131
Abführmittel, Beinvenenthrombose,
 tiefe 17, 147
Abortus imminens 107, 228
Abrasio
– Operationsvorbereitung 96, 219
– Rasur, Schamgegend 96, 219
Absaugung, Patient, tracheotomierter
 12, 136
Acetongeruch, Coma diabeticum 81,
 203
Aderlass, unblutiger 85, 208
Aerosolbildung, Zytostatika-
 Injektionen 7, 131
AIDS 36, 209
Affektstörungen, Schizophrenie 189
Aktivitäten, psychisch Kranke,
 Förderung 6, 21, 149
Alkoholabhängigkeit, postoperative
 Phase 62, 189
Alkoholdunstverband, Beinvenen-
 thrombose, tiefe 17, 147
Alkoholintoxikation, Delirium tremens
 64, 190
Alkoholismus 69, 189, 190
– s. a. Suchtkranke
– Entzugsbehandlung 72, 196
– Leberzellschädigung 51, 179
Allergiedisposition, Stoma-Versorgung
 56, 182
Alterskrankheiten, psychische 68, 193
AML (akute myeloische Leukämie) 83,
 206
Analgetika, Hysterektomie, abdomi-
 nale 108, 228
Anfall
– s. a. Grand-mal-Anfall
– eklamptischer 96, 106, 219
Anfeuchten der Luft
– Asthma bronchiale 30, 159

– Patient, tracheotomierter 12, 136
Angst
– Alterskrankheiten, psychische 68,
 193
– Neurose, phobische 70, 195
Anistee, Blähungen 50, 178
Anorexia nervosa 63, 190
Antibiotikatherapie
– Parotitisprophylaxe 4
– Soorprophylaxe 4
Antikoagulantien-Therapie, Über-
 wachung 82, 204
Antithrombosestrümpfe, Hysterekto-
 mie, abdominale 108, 228
Antriebsstörungen
– Manie 70, 195
– Schizophrenie 189–190
Anurie 20, 148
Aphasie
– globale 75, 199
– totale 75, 199
Aphthen 7
Apoplexia cerebri, Lagerung 77, 200
Appendektomie
– Ernährung 42, 171
– Mobilisation 42, 171
Appendizitis, Appendektomie 42, 171
Appetitlosigkeit
– Fieber 8, 132
– Rechtsherzinsuffizienz, dekompen-
 sierte 34, 38, 163
Arbeitsweise, rückenschonende
 s. rückenschonende Arbeitsweise
Arrhythmien
– s. a. Herzrhythmusstörungen
– Digitalisüberdosierung 29, 158
arterielle Durchblutungsstörungen/
 arterieller Gefäßverschluss s. arte-
 rielle Verschlusskrankheit (AVK)
arterielle Verschlusskrankheit (AVK)
– Beintieflagerung 15, 44, 143–144,
 173

Sachverzeichnis

- Fontaine-Ratschow-Stadien 158
- Lagerung 3, 128
- Pulslosigkeit 29, 34, 158, 162
- Wattepackung 28, 158
- Zeichen 29, 158

Aspiration, Ösophaguskompressionssonde 53, 181

Asthma bronchiale 28, 157
- Atemgymnastik 30, 159
- Dyspnoe 32, 159, 161
- Exspiration 32, 159, 161
- Oberkörperhochlagerung 28, 157
- Schleim 32
- Sputum 32, 159, 161

Aszites, Leberzirrhose 56, 183

Atemerleichterung, Oberkörperhochlagerung 15, 143–144

Atemgeräusche, Lungenödem 38, 166

Atemgymnastik, Asthma bronchiale 30, 159

Atemnot
- s. a. Dyspnoe
- Emphysembronchitis 31, 160
- Lungenödem 38, 166
- Myokardinfarkt 27, 155
- Oberkörperhochlagerung 31, 160

Atemstörungen
- Myokardinfarkt 119, 236
- Schlafmittelvergiftung, akute 66, 191

Atemüberwachung, Delirium tremens 67, 192

Atemübungen, Hysterektomie, abdominale 108, 228

Atmung
- Anfall, eklamptischer 96, 219
- Cheyne-Stokes-Atmung 38, 166
- Coma diabeticum 81, 203
- Dyspnoe, postoperative 10, 134
- Fieber 8, 132
- Hebe- und Tragearbeiten, rückenschonende 3, 15, 19, 127
- Kussmaul-Atmung 27, 155–156

Ausgangsstellung, Hebe- und Tragearbeiten, rückenschonende 3, 15, 19, 127

Auswischen der Mundhöhle, bewusstloser Patient 4, 130

Auswurf s. Sputum
Autismus, Schizophrenie 189
AVK s. arterielle Verschlusskrankheit
Azidose
- Kussmaul-Atmung 27, 155–156
- metabolische 156, 203

B

Bauchmuskulatur, Wochenbettgymnastik 96, 219

Bauchschmerzen
- unklare, Ernährung 18, 147
- – Nahrungskarenz 18

Bauchumfang, Blutungen, innere 45, 173

BE (Broteinheit) 53, 180

Beckenringfraktur 91, 213

Beckenvenenthrombose 44, 173
- tiefe, Wochenbett 99, 221

Begleiterscheinungen, Fieber 8, 132

Beinhochlagerung
- Blutdruckabfall 27, 156
- Gipsverband 46, 174
- Phlebothrombose 35, 164
- venöser Rückfluss 15
- venöser Rückstau 143

Beintieflagerung
- arterielle Durchblutung 15, 143–144
- arterielle Verschlusskrankheit 44, 173
- Herzinsuffizienz mit Lungenödem, drohendem 28

Beinvenenthrombose
- s. a. Phlebothrombose
- tiefe 17, 147
- – Wochenbett 99, 221

Besuchsverbot, Anorexia nervosa 63, 190

Bettruhe
- Abortus imminens 107, 228
- Beckenringfraktur 91, 213
- Commotio cerebri 64, 190–191
- EPH-Gestose 104, 225–226
- Linksherzinsuffizienz 30, 160
- Myokardinfarkt 28, 157

Bewegungstherapie, Mamma-Amputation 98, 220

Bewusstseinseintrübung,

Sachverzeichnis

Blutzuckerentgleisung 82, 205
Bewusstseinskontrolle, Oligo-Anurie 20, 148
Bewusstseinskontrolle, Reanimation, erfolgreiche 37, 165
Bilirubin, ikterisches Stadium 55, 182
Billroth-II-Operation
– Magenatonie 50, 178
– Magenverweilsonde 52
Blähungen 50, 178
Blase s. Harnblase
Blutdruck
– Blutungen, postoperative 41, 169
– EPH-Gestose 104, 225
– Patientin, frisch entbundene 93, 105, 216
– Reanimation, erfolgreiche 37, 165
Blutdruckabfall
– Erstmaßnahmen 27, 156
– Myokardinfarkt 27, 155
Bluterbrechen
– Gastroskopie 51, 178
Blutgaswerte, Schleifendiuretika 84, 207
Blutgerinnungsstörungen s. Gerinnungsstörungen
Blutkonserve
– Anwärmen 10, 133
– Konservennummer/-begleitschein 10, 133
– Kühlung 9, 133
– Lagerung 9, 133
– Transport 9, 133
– Verabreichung 10, 133
Bluttransfusion 5
Blutungen
– Antikoagulantien-Therapie 82, 204
– innere 45, 173
– Postmenopause, Abrasio 96, 219
– postoperative 41, 169
– Tonsillektomie 21, 149
– Wochenbett 99
Blutungsneigung, Zytostatika-Therapie 83
Blutzuckerentgleisung, Diabetes mellitus 82, 205
Bobath-Konzept, Apoplexia cerebri 77, 200

Bradykardie, Digitalisüberdosierung 29, 158
Bronchiektasen, Sputum 32, 161
Bronchitis, chronische, Pneumonieprophylaxe 4, 129
Broteinheit (BE) 53, 180
Brust
– s. a. Mamma
– Mastitis puerperalis 94, 108, 217, 221
Brustpflege, Wochenbett 95, 218
Brustwarzen, Pflege 107, 228
Bülau-Drainage 17, 147
– Pleuraerguss 41, 169–170

C

Cheyne-Stokes-Atmung 38, 166
chirurgische Erkrankungen 53–62, 169–176
chirurgische Technik, Stoma-Versorgung 56
Clomethiazol, Delirium tremens 67, 192
Colostoma, Ernährung 175
Coma
– s. a. Koma
– diabeticum 81, 83, 203, 205
– – Insulininjektion 83, 205
– – Sofortmaßnahme 83, 205
– hepaticum, Ikterus 81, 183, 203
– – Leberzirrhose 56, 183
– – Reflexe 81, 203
– uraemicum 81, 203
Commotio cerebri 64, 190–191
Cystitis s. Zystitis

D

Darmentleerung, Klinikgeburt 100, 222
Darmrohr, Blähungen 50, 178
Darmsekrete, Absaugung, Ileostomie 54, 181
Darmspülung
– s. a. Einlauf
– orthograde (retrograde) 43, 49, 172
Dehydratation
– Erbrechen, langanhaltendes 83, 206

Sachverzeichnis

- hypertone 206
- hypotone 206
- isotone 206
- Schleifendiuretika 84, 207

Dekubitus
- Entstehung 15, 146
- Gradeinteilung 12, 137

Dekubitusprophylaxe 4, 8, 129, 132
- Myokardinfarkt 119, 237
- Oligo-Anurie 20, 148
- Seitenlagerung 15, 143, 145

Delirium tremens 59, 64, 67, 187, 190, 192
- Clomethiazol 67, 192

Demenz, senile 71, 196
Denkstörungen, Schizophrenie 189
Depressionen 68, 70, 76, 77, 193–195, 200
- Alterskrankheiten, psychische 68, 193
- Eigensituation, Erfassung 60, 187
- Stupor, katatoner 77, 200
- Suizidgefahr 7, 64, 68, 72, 193

Desault-Verband 214
Diabetes mellitus
- Blutzuckerentgleisung 82, 205
- Hautfalten 85, 208
- Insulintherapie 85, 207
- Nagelpflege 82, 85, 204, 208

Diät, EPH-Gestose 104, 225
Digitalisüberdosierung 29, 158
Douglaslagerung, Peritonitis, eitrige 15, 143, 145
Drahtextension, Oberschenkelfraktur 90, 212
Drain, Bülau-Drainage 17, 147
Druckgeschwüre, Gipsverband 46, 174
Duodenalsonde
- Ileostomie 54, 181
- Ileus, mechanischer 52, 179

Durchblutungsstörungen, arterielle s. arterielle Verschlusskrankheit (AVK)
Durchgangssyndrom 60, 188
Durst, Fieber 8, 132
Dyspnoe
- s. a. Atemnot
- Asthma bronchiale 32, 159
- postoperative 10, 134

E

Echolalie 199
Eigeninitiative, psychisch Kranke 6, 21, 149
Eigenkontrolle, Spastizität 200
Eigensituation, Erfassung, Depressionen 60, 187
Eingeweideschmerzen, retrosternale 33, 162
Einlauf
- s. a. Darmspülung
- hoher, Knie-Ellenbogen-Lage 13, 138

Einstichstelle, zentralvenöser Zugang 5, 130
Eklampsie 96, 106, 219
- s. a. EPH-Gestose

Embolie, Wochenbett 99, 221
Emphysembronchitis
- Atemnot 31, 160
- Ernährung 31, 160
- Oberkörperhochlagerung 31, 160

Entbindung
- s. a. Geburt
- Harnblasenentleerung 110, 230
- Lochialsekret 105
- Thromboseprophylaxe 105
- Vitalüberwachung 93, 98, 105, 216, 220

Entzugserscheinungen 62, 189
EPH-Gestose 104, 219, 225
- s. a. Eklampsie

Erbrechen
- Dehydratation 83, 206
- Digitalisüberdosierung 29, 158
- kaffeesatzartiges 52, 179
- langanhaltendes 83, 206
- Natriumverlust 83, 206
- postoperatives 10, 134
- – Reklination 10
- Rechtsherzinsuffizienz, dekompensierte 34, 38, 163
- Zytostatika-Therapie 83, 206

Erinnerungsstörungen, Alterskrankheiten, psychische 68, 193
Erkrankungen
- chirurgische 41–48, 169–176
- gastroenterologische 49–58, 177–184

Sachverzeichnis

- gynäkologische 93–112, 215–232
- neurologische 59–79, 187–202
- orthopädische 89–91, 211–214
- psychische 59–79, 187–202
- Stoffwechsel 81–86, 203–210
- Wochenbett 93–112, 215–232

Ernährung
- Anorexia nervosa 63, 190
- Appendektomie 42, 171
- Bauchschmerzen, unklare 18, 147
- Beckenvenenthrombose 44, 173
- Emphysembronchitis 31, 160
- Fieber 11, 134
- Hysterektomie, abdominale 108, 228
- Magenoperation 45, 173
- multiple Sklerose 74, 198
- Myokardinfarkt 31, 160
- Obstipation 50, 56, 178, 182
- parenterale, Oligo-Anurie 20, 148
- – Pankreatitis, akute 53, 180

Ernährung
- – Soor- und Parotitisprophylaxe 4, 129
- Tonsillektomie 21, 149

Ersatzkanülen, Patient, tracheotomierter 136
Erstmaßnahmen, Blutdruckabfall 27, 156
Erythrozytenkonzentrat
- Kühlung 9, 133
- Lagerung 9, 133
- Transport 9, 133

Esmarch-Handgriff, Dyspnoe, postoperative 10, 134
Exspiration, Asthma bronchiale 32, 159, 161
Extensionsgewicht
- Oberschenkelfraktur 90, 212

F
Fallbeispiele 113–124, 240–243
Farbsehen, Digitalisüberdosierung 29, 158
Femoralispuls, Reanimation, erfolgreiche 37, 165
Fencheltee, Blähungen 50, 178
Fettembolie 89, 211

Fieber
- s. a. Körpertemperatur, erhöhte
- Begleiterscheinungen 8, 132
- Ernährung 11, 134
- Flüssigkeitszufuhr 11, 134
- Harnkonzentration 14, 140
- intermittierendes 81, 204
- kontinuierliches 81, 204
- Lichtempfindlichkeit 8
- Lochialstauung 99, 222
- remittierendes 81, 204
- Resorptionsfieber 9, 133
- Schwitzen 11
- Somnolenz 140
- Temperatursenkung 16
- Wadenwickel 14, 140

Flüssigkeitsbilanz 16, 146
- ausgeglichene 146
- effektive 146
- EPH-Gestose 104, 225–226
- Gallenblasenentfernung 43, 172
- Ileostomie 54, 181
- Linksherzinsuffizienz 30, 160
- Ödeme 8, 18, 132

Flüssigkeitskarenz, Magenperforation 75, 183

Flüssigkeitszufuhr
- Fieber 11, 134
- Linksherzinsuffizienz 36, 164
- Obstipation 56, 182
- Ödeme 8, 18, 132

Fluor
- gelblicher 94, 216
- genitalis 106, 227
- grünlicher 94, 216
- schaumiger 94, 216
- Soorinfektion 101, 223
- übelriechender 94, 216
- weißlicher 94, 216
- Wochenbett 218

Fontaine-Ratschow-Stadien, arterielle Verschlusskrankheit 158

Fraktur
- Oberschenkelfraktur 89, 90, 211, 212
- Röhrenknochen, lange, Fettembolie 89, 90, 211
- Wirbelfraktur 44, 173

Sachverzeichnis

Fritsch-Lagerung 102, 224
Fuß, Schmerzen, nächtliche 34, 162

G

Gallenblasenentfernung 43, 172
– Flüssigkeitsbilanz 43, 172
– Mobilisation 43, 172
– Stuhlfarbe 43, 172
– T-Drainage 43, 172
Gallendrainage, T-Drainage 41, 43, 169, 172
Ganzkörperwaschung, Wochenbett 102, 224
Gasansammlung, Stomabeutel 47
gastroenterologische Erkrankungen 49–58, 177–184
Gastroskopie 178
– Nahrungskarenz 51
Geburt
– s. a. Entbindung
– Vorbereitung 100, 222
Gedächtnisstörungen, Psychosyndrom, hirnorganisches 70, 195
Gefäßkontraktion, Kälteanwendungen 16, 146
Gefäßprothese, Oberschenkel 46, 174
Gefäßverschluss, arterieller s. arterielle Verschlusskrankheit (AVK)
Gefühllosigkeit, Gipsverband 46, 174
Gefühlsausbrüche, Schizophrenie 63, 189
Gehörgangsreinigung, Liquorrhö, Schädelbasisbruch 74, 198
Gelbsucht s. Ikterus
Gerinnungsstörungen, Leberzirrhose 56, 183
Geruchshalluzinationen 72, 190, 197
Geschmackshalluzinationen 72, 190
Gewichtskontrolle, Säugling 105, 227
Gewichtskontrollen
– Anorexia nervosa 63, 190
– Neugeborene 100, 222
– Ödeme 8, 18, 132
– Suchtkranke 62, 189
Gicht 87, 210
Gilchrist-Verband 214
Gipsverband 46, 174
Gliederschmerzen, Fieber 8, 132
Gradeinteilung, Dekubitus 12, 137

Grand-mal-Anfall 61, 66, 188
– s. a. Anfall
Größenideen, Manie 70, 195
Gummikeil, Zähne
– Grand-mal-Anfall 61, 66, 188
– Krampfanfall 61, 188
gymnastische Übungen
– s. a. Krankengymnastik
– Obstipation 50, 178
– Wochenbett 96, 101, 219, 223
gynäkologische Erkrankungen 93–112, 215–232
gynäkologische Operationen, Infektionsprophylaxe 103, 225
gynäkologische Untersuchung
– Intimtoilette 97, 219
– Steinschnittlage 109

H

Haarausfall, Zytostatika-Therapie 83, 206
Hämatokrit, Schleifendiuretika 84, 207
Händedesinfektion
– Leukämie, myeloische, akute 83, 206
– Verbandwechsel 42, 171
Halluzinationen 72, 197
– akustische 72, 197
– – Schizophrenie 70, 189
– Alkoholentzugsbehandlung 72, 190
– haptische 72, 197
– kinästhetische 72, 197
– optische 72, 197
– Schizophrenie 189
– taktile 72, 197
Haltungsmuster, Apoplexia cerebri 77, 200
Haltungsschmerz, Apoplexia cerebri 77, 200
Handschuhe
– Verbandwechsel 5, 130
– Zytostatika-Injektionen 7, 131
Harnausscheidung
– Beckenfraktur 91, 213
– Hysterektomie, vaginale 105
– Rechtsherzinsuffizienz, dekompensierte 34, 38, 163
– Schlafmittelvergiftung, akute 66, 191

Sachverzeichnis

Harnblasendrainage, suprapubische 104, 226
Harnblasenentleerung
– Abrasio 96, 219
– gynäkologische Untersuchung 97, 219
– Klinikgeburt 100, 222
– Wochenbett 110, 230
Harnblasenentleerungsstörungen 74, 198
– Hysterektomie, vaginale 103
– Wochenbett 95, 217
Harnblasenentzündung s. Zystitis
Harnblasenkatheter, Hysterektomie, vaginale 105, 226
Harnblasensenkung, Inkontinenz 102, 224
Harnblasenverweilkatheter, Verbrennungen 149, 178
Harndrang, unkontrollierter 102, 224
Harnflut, Wochenbett 110, 230
Harninkontinenz 74, 102, 198, 224
– Harnblasensenkung 102, 224
Harnkonzentration
– Fieber 14, 140
– Nierenversagen, postoperatives 14
Harnproduktion, Patient, operierter 6, 130
Harnträufeln 74, 198
Harnverhalt, LWK-Fraktur 175
Haut
– bestrahlte 9, 18, 133
– gerötete, Fieber 8, 132
– peristomale, Reinigung 18, 148
Hautfalten, Diabetes mellitus 85, 208
Hautfarbe
– Blutungen, innere 45, 173
– – postoperative 41, 169
– postikterisches Stadium 55, 182
– Reanimation, erfolgreiche 37, 165
– zyanotische, arterielle Verschlusskrankheit 29, 159
Hautpflege
– Mamma-Amputation 98, 220
– Ödeme 8, 18, 132
Hauttyp, Stoma-Versorgung 56, 182

Hebearbeiten, rückenschonende 3, 15, 19, 127
Heißhunger, Blutzuckerentgleisung 82, 205
Hemiplegie
– Kontrakturen 200
– Lagerung 77, 200–201
– Mobilisation 200
– Schulterschmerzen 200
Hemiplegiker, Lagerung 67, 193
Heparin, Sternalpunktion 4, 129
Herzbettlage 128
Herzinfarkt s. Myokardinfarkt
Herzinsuffizienz
– s. a. Linksherzinsuffizienz
– s. a. Rechtsherzinsuffizienz
– Herzbettlage 128
– Lungenödem 28, 157
– Nykturie 31, 160
Herz-Kreislauf-Erkrankungen 27–39, 155–168
Herzminutenvolumen, Fieber 8, 132
Herzrhythmusstörungen
– s. a. Arrhythmien
– Arrhythmien 158
– Myokardinfarkt 27, 155
Hilfsmittel, Hebe- und Tragearbeiten, rückenschonende 3, 15, 19, 127
Hirnatrophie, Demenz, senile 71, 195
hirnorganisches Psychosyndrom 70, 195
– Alterskrankheiten, psychische 68, 193
Hochlagerung, Beinvenenthrombose, tiefe 17, 147
Hochstetter-Injektionstechnik, intramuskuläre 11, 135
Hospitalismus, Psychiatrie 73, 197
Hüftgelenkersatz, Totalendoprothese 90, 211
Hygiene, Wochenbett 109, 229
Hypertonie, Alkoholabhängigkeit, postoperative Phase 62, 189
Hysterektomie
– abdominale 108, 228
– vaginale 103, 104, 105, 225, 226
– Zystitisprophylaxe 103, 225

I

Ikterus 55, 182
- Coma hepaticum 81, 203
Ileostoma, Ernährung 175
Ileostomie, Versorgung, postoperative 54, 181
Ileus, mechanischer 52, 179
Immobilität, Pneumonie 38
Immunschwäche, Zytostatika-Therapie 83, 206
Immunsuppressiva, Pneumonie 38, 166
Infektionen, Wochenbett 99, 221
Infektionsprophylaxe
- gynäkologische Operationen 103, 225
- Sectio caesarea 114, 234
Infusionsbesteck, Bluttransfusion 5, 130
Inhalation, Patient, tracheotomierter 12, 136
Injektionen
- intramuskuläre nach Hochstetter 11, 135
- ventroglutäale 11, 135
- Zytostatika 7, 131
Inkontinenz 74, 102, 198, 224
- Harnblasensenkung 102, 224
- LWK-Fraktur 175
Insulintherapie
- Coma diabeticum 83, 205
- Diabetes mellitus 85, 207
Intimtoilette
- Operationen, gynäkologische 103, 225
- Untersuchung, gynäkologische 97, 219

K

Kachexie, Dekubitusprophylaxe 4, 129
Kälteanwendungen 16, 146
- feuchte 146
- Gefäßkontraktion 16, 146
- trockene 146
Kaiserschnitt s. Sectio caesarea
Kaliumverlust, Schleifendiuretika 84, 207
Kammerflimmern 158

Karotispuls, Reanimation, erfolgreiche 37, 165
katatone Störungen, Schizophrenie 189
Klinikgeburt 100, 222
- Rasur, Schamgegend 100, 222
Knie-Ellenbogen-Lage, Einlauf, hoher 13, 138
Knochenmarkdepression, Zytostatika-Therapie 83, 206
Knochenmarkpunktion 89, 129
- s. a. Sternalpunktion
Körperorientierung, Apoplexia cerebri 77, 200
Körperpflege, Oligo-Anurie 20, 148
Körpertemperatur
- erhöhte s. a. Fieber
- - Myokardinfarkt 27, 155
- präkterisches Stadium 55, 182
- sinkende, Schwitzen 11
Kohlenhydrate, Fieber 11, 134
Koma
- s. a. Coma
- Delirium tremens 64, 190
- diabetisches 81, 83, 203, 205
- hepatisches 81, 83, 203
- Leberzirrhose 56, 183
- Pneumonie 38, 166
- Schlafmittelvergiftung, akute 66, 191
- urämisches 81, 203
Kompressionsverband, Varizen-Stripping 29
Konservennummer/-begleitschein, Blutkonserve 10, 133
Kontrakturen, Hemiplegie 200
Kontrakturenprophylaxe 8, 132
Kopfschmerzen, Fieber 8, 132
Kopftieflage, Erbrechen, postoperatives 10, 134
Kopfverletzungen, Pneumonieprophylaxe, Kontraindikation 12, 137
Kost s. Ernährung
Krampfanfall 61, 188
- Überwachung 69, 195
Krankengymnastik
- s. a. gymnastische Übungen
- Mamma-Amputation 94, 97, 217

Sachverzeichnis

Kreislaufbelastung, Darmspülung, orthograde 43, 49, 172
Kreislauf-Erkrankungen s. Herz-Kreislauf-Erkrankungen
Kreislaufüberwachung
- Gastroskopie 51, 178
- Magenperforation 57, 183
- Schlafmittelvergiftung, akute 191
Kühlelemente, Kälteanwendungen 146
Kühlung, Blutkonserve 9, 133
Kümmeltee, Blähungen 50, 178
Kussmaul-Atmung
- Azidose 27, 155–156
- Coma diabeticum 203

L

Lackmuspapierkontrolle, Magensonde 51, 179
Lähmung
- Lagerung 77
- spastische 77
Lagerung 8, 132
- arterielle Verschlusskrankheit 3, 44, 128, 173
- Beckenvenenthrombose 44, 173
- Beinhochlagerung 15, 27, 35, 46, 143, 156, 164, 174
- Beintieflagerung 15, 28, 44, 143–144, 157, 173
- Beinvenenthrombose, tiefe 17, 147
- bewusstloser Patient 130
- Blutdruckabfall 27, 156
- Blutkonserve 9, 133
- Douglaslagerung 15, 143, 145
- Fritsch-Lagerung 102, 224
- Gefäßprothese, Oberschenkel 46, 174
- Gipsverband 46, 174
- gynäkologische 13, 109, 138
- halbsitzende 28, 157
- Hemiplegie 77, 200
- Hemiplegiker 67, 193
- Herzbettlage 128
- Knie-Ellenbogen-Lage 13, 138
- Lobektomie 37, 165
- Lungenembolie 33, 161
- Lungenödem, akutes 30, 159
- Mamma-Amputation 108, 229

- Oberkörperhochlagerung 15, 19, 28, 30, 31, 37, 44, 143–144, 148, 157, 159, 160, 173
- Oberkörpertieflagerung 27, 156
- Oberschenkelamputation 44, 59, 172
- Phlebothrombose 35, 164
- Quincke-Lagerung 13, 138–139
- Seitenlagerung 4, 15, 130, 143, 145
- – bewusstloser Patient 4
- Steinschnittlage 109, 138
- Steinschnittlagerung 98, 220
- Strumektomie 44, 173
- Tieflagerung 3, 128
- Tonsillektomie 19, 148
- Trendelenburg-Lagerung 13, 15, 138, 143
- Varizen-Operation 44, 73
- Wirbelfraktur 44, 73
- ZVD-Messung 16
Laktationsstörungen 99, 221
Laparotomie, Thromboseprophylaxe 4, 129
Lappenresektion s. Lobektomie
Lasix® s. Schleifendiuretika
Lebererkrankungen 55, 182
- ikterisches Stadium 55, 182
- postikterisches Stadium 55, 182
- präikterisches Stadium 55, 182
Leberzellschädigung, Alkoholismus 51, 179
Leberzirrhose
- Aszites 56, 183
- Coma hepaticum 56, 183
- Gerinnungsstörungen 56, 183
- Ösophagusvarizenblutung 56, 183
- Splenomegalie 56, 183
Leukämie, myeloische, akute (AML) 83, 206
Lichtempfindlichkeit, Fieber 8
Linksherzinsuffizienz
- s. a. Herzinsuffizienz
- Bettruhe 30, 160
- Flüssigkeitsbilanz 30, 160
- Flüssigkeitszufuhr 36, 164
- Oberkörperhochlagerung 36, 164
- Pneumonie 36, 164
- – Prophylaxe 36, 162
- Sauerstofftherapie 36, 164

Liquorrhö, Schädelbasisbruch 74, 198
Lobektomie
– s. a. Lungenteilresektion
– Lagerung 37, 165
Lochialstauung 99, 222
– Sectio caesarea 235
Lochien 95, 99, 105, 218, 221
Lungenembolie
– Oberkörperhochlagerung 33, 161
– Pneumonieprophylaxe, Kontraindikation 12, 137
– Sauerstofftherapie 33, 161
– Sofortmaßnahmen 33, 161
Lungenentzündung s. Pneumonie
Lungenerkrankungen 27–39, 155–168
Lungenödem
– Aderlass, unblutiger 85, 208
– akutes, Oberkörperhochlagerung 30, 159
– Atemgeräusche 38, 166
– Atemnot 38, 166
– Herzbettlage 128
– Herzinsuffizienz 28, 157
– Myokardinfarkt 119
– Sputum 32, 38, 161, 166
– Zyanose 38, 166
Lungenteilresektion
– s. a. Lobektomie
– Lagerung 37, 165
LWK-Fraktur
– Darmtätigkeit 47, 175
– Extremität, untere, Motorik/Sensibilität 47, 175
Lymphödem, Mamma-Amputation 97, 217

M
Magenatonie, Magenresektion nach Billroth II 50, 178
Magengeschwür, blutendes, Erbrechen, kaffeesatzartiges 52, 179
Magenoperation
– Ernährung, postoperative 45, 173
– Mobilisation 54, 181
– Überwachung, postoperative 54, 181
Magenperforation 57, 183
Magenresektion nach Billroth II,
Magenatonie 50, 178
Magensaftaspiration, Magensonde 51, 179
Magensonde 51, 179
– Ileus, mechanischer 51, 179
– Magenoperation 54, 181
Magenspülung, Schlafmittelvergiftung, akute 191
Magenverweilsonde
– Billroth-II-Operation 52
– Lage, korrekte 57, 184
– Nasendekubitusprophylaxe 49, 177
– Zahnprothese 57, 184
Mamma-Ablatio s. Mamma-Amputation
Mamma-Amputation 94, 108, 217, 229
– Bewegungstherapie 98, 220
– Hautpflege 98, 220
– Lagerung 108, 229
– Lymphödem 97, 217
Mamma... s. a. Brust
Manie 65, 70, 191, 195
– s. a. Wahnkranke
Mastitis puerperalis 94, 99, 108, 217, 221, 229
Mekonium 99, 221
Meningitiszeichen, Liquorrhö, Schädelbasisbruch 74, 198
Miktionsstörungen s. Harnblasenentleerungsstörungen
Milcheinschuss, Stillen 93, 97, 106, 215–216
Milchstauung 234
Minusbilanz, Flüssigkeitszufuhr 146
Mobilisation 8, 132
– Appendektomie 42, 171
– Gallenblasenentfernung 43, 172
– Hemiplegie 200
– Magenoperation 54, 181
– Myokardinfarkt 27, 28, 35, 155, 157, 163
– Parkinson-Syndrom 68, 194
– stufenweise, Myokardinfarkt 28, 157
Morbus Parkinson 68, 123–124, 194, 240–243
– Mobilisation 68
– Symptome 73, 197

Sachverzeichnis

Motorik, Extremität, untere,
  LWK-Fraktur 47, 175
motorische Unruhe
– Alkoholabhängigkeit, postoperative Phase 62, 189
– Delirium tremens 59, 187
multiple Sklerose (MS) 74, 198
Mundausräumung, Erbrechen, postoperatives 10, 134
Mundgeruch, Stomatitis 7
Mundpflege, bewusstloser Patient 4, 130
Muskelrelaxantien, Wirkung, postoperative 10, 134
Myokardinfarkt 116–119, 235–237
– Atemnot 27, 155
– Bettruhe 28, 157
– Blutdruckabfall 27, 155
– Ernährung 31, 160
– Herzrhythmusstörungen 27, 155
– Körpertemperaturerhöhung 27, 155
– Mobilisation 27, 28, 35, 155, 157
– – stufenweise 157
– Pneumonieprophylaxe, Kontraindikation 12, 137
– Risikofaktoren 117
– Schmerzen, retrosternale 33, 162
– Überwachung 36, 164
– Umgebung, ruhige 36, 164
– Vernichtungsschmerz 33, 162

N
Nabelpflege 107, 228
Nabelschnurrest, Neugeborenes 107, 228
Nachblutungen s. Blutungen
Nagelpflege, Diabetes mellitus 82, 85, 204, 208
Nahrung s. Ernährung
Nahrungsaufnahme, Demenz, senile 71, 196
Nahrungskarenz
– Bauchschmerzen, unklare 18
– Commotio cerebri 64, 190–191
– Gastroskopie 51, 178
– Ileus, mechanischer 52, 179
– Magenperforation 57, 183

Nahrungsverweigerung, Schizophrenie 63, 189
Nasendekubitusprophylaxe
– Magenverweilsonde 49, 177
– Ösophaguskompressionssonde 53, 181
– Sengstaken-Blakemore-Sonde 52, 180
Nasenpflege, Magenverweilsonde 49, 177
Natriumcitrat-Lösung, Sternalpunktion 4, 89, 129
Natriumverlust, Erbrechen, langanhaltendes 83, 206
Neugeborenes
– s. a. Säugling
– Gewichtszunahme 100, 222
– Nabelpflege 107, 228
– Nabelschnurrest 107, 228
– Sättigungszeichen 105, 227
– Stillen 93, 97, 106, 215–216
– Stuhlgang 99, 221
neurologische Erkrankungen 59–79, 187–202
Neurose, phobische 70, 195
Niereninsuffizienz 86, 208
Nierenschädigung, Flüssigkeitsdefizit 40
Nierenversagen, postoperatives, Harnkonzentration 14
Nullpunktbestimmung
– ZVD-Messung 141
– ZVK 142
Nykturie
– Herzinsuffizienz 31, 160
– – dekompensierte 34

O
O_2-Therapie s. Sauerstofftherapie
Oberkörperhochlagerung
– Asthma bronchiale 28, 157
– Atemerleichterung 15, 143–144
– Emphysembronchitis 31, 160
– Lagerung 36, 37, 165
– Linksherzinsuffizienz 36, 164
– Lungenembolie 33, 161
– Lungenödem, akutes 30, 159
– Strumektomie 44, 173
– Tonsillektomie 19, 148

Oberkörpertieflagerung, Blutdruckabfall 27, 156
Oberschenkel, Gefäßprothese 46, 174
Oberschenkelamputation
- Lagerung 44, 172
- Phantomschmerzen 44, 172
- Wicklung 44, 45, 172
Oberschenkelfraktur 89, 211
- Drahtextension 90, 212
- Extensionsgewicht 90, 212
- Fettembolie 89, 211
- Spitzfußprophylaxe 90, 212
Obstipation
- Beckenvenenthrombose 44, 173
- Ernährung 50, 56, 178, 182
- Flüssigkeitszufuhr 56, 182
- gymnastische Übungen 50, 178
- Myokardinfarkt 119, 237
- Prophylaxe 50, 178
- Sectio caesarea 115, 234
Ödeme 8, 132
- Flüssigkeitsbilanz 8, 18, 132
- Flüssigkeitszufuhr 8, 18, 132
- Gewichtskontrollen 8, 18, 132
- Hautpflege 8, 18, 132
- Rechtsherzinsuffizienz, dekompensierte 34, 38, 163
Ösophagusballon, Sengstaken-Blakemore-Sonde 52, 180
Ösophaguskompressionssonde 53, 181
Ösophagusvarizenblutung
- Erbrechen, kaffeesatzartiges 52, 180
- Leberzirrhose 56, 183
Ohrensausen, Digitalisüberdosierung 29, 158
Oligurie 20, 148
- Fieber 8, 132
Operationsvorbereitung, Ileus, mechanischer 52, 179
operierter Patient
- Harnproduktion 6, 131
- Komplikationen 10, 134
Orientierungsstörungen
- Demenz, senile 71, 195
- Psychosyndrom, hirnorganisches 70, 195

orthopädische Erkrankungen 89–91, 211–213
osmotisches Gleichgewicht, Coma diabeticum 205
Osteomyelitis, Spül-Saug-Drainage 90, 211
Osteoporose, Pneumonieprophylaxe, Kontraindikation 12, 137

P
Pankreatitis
- akute 49, 55, 177
-- Ernährung, parenterale 53, 180
- Magensaftabsaugung 49, 55, 177
- Magenverweilsonde 49, 55, 177
- Nasendekubitusprophylaxe 69, 177
Parkinson-Syndrom 68, 123–124, 194, 240–243
- Mobilisation 68, 194
- Pflegeplanung
- Symptome 73, 198
Parotitisprophylaxe 4, 129
Patient
- frisch operierter 6, 130, 131
- komatöser 140
- manischer 65, 70, 191, 195
- Mobilisierung 8, 132
- operierter, Komplikationen 10, 134
- psychisch kranker 6, 149
- somnolenter 13, 140
- suchtkranker 62, 189
- suizidgefährdeter 7, 64, 68, 75, 191, 193, 199
- tracheotomierter 12, 136
- Umlagerung 8, 132
- verwirrter 76, 199
Patienteneinverständnis, Bluttransfusion 5, 130
Penrose-Drainage, Wunddrainage 41, 169
Perforation, Schmerzen, punktförmige 33, 162
peristomale Haut, Reinigung 18, 148
Peritonitis, eitrige, Douglaslagerung 15, 143, 145
Pflege 3–25, 127–154
- Haut, bestrahlte 9, 18, 133
Phantomschmerzen, Oberschenkelamputation 44, 45, 172

Sachverzeichnis

Phlebothrombose
– s. a. Beinvenenthrombose
– Beinhochlagerung 35, 164
Phobie 70, 195
Pleuraerguss, Bülau-Drainage 41, 169–170
Plusbilanz, Flüssigkeitszufuhr 146
Pneumonie
– Faktoren, begünstigende 38, 166
– Immobilität 38
– Immunsuppressiva 38, 166
– Koma 38, 166
– Linksherzinsuffizienz 36, 164
– Ösophaguskompressionssonde 53, 181
– postoperative 38, 166
Pneumonieprophylaxe 4, 8, 129, 132
– Kontraindikationen 12, 137
– Linksherzinsuffizienz 35, 162
– Myokardinfarkt 119, 237
– Quincke-Lagerung 13, 138
– Sectio caesarea 115, 234
Polyglobulie, Aderlass, unblutiger 85, 208
Postikterus 55, 182
Postmenopause, Blutungen, Abrasio 96, 219
Präikterus 55, 182
Probeexzision
– Gastroskopie 51, 178
Psychiatrie, Hospitalismus 73, 197
psychisch Kranke s. psychische Erkrankungen
psychische Erkrankungen 59–79, 187–202
– Aktivitäten, Förderung 6, 21, 149
– Alter 68, 193
– Eigeninitiative 6, 21, 149
– Übergangswohnheim 67, 192
– Umgang 65, 191
Psychosen, metalkoholische 190
Psychosyndrom, hirnorganisches 68, 70, 193, 195
Puder, Haut, bestrahlte 9, 18, 133
Puls
– arterielle Verschlusskrankheit 29, 34, 159, 162
– Beckenvenenthrombose 44, 173

– Blutungen, innere 45, 173
– – postoperative 41, 169
– Delirium tremens 67, 192
– Digitalisüberdosierung 29
– nach Entbindung 93, 105, 216
– Fieber 8, 132
– Pulsdefizit 37, 165
– Wehenhemmer, Überdosierung 109, 229
– Zwillingspuls 29, 158
Pulsdefizit 37, 165
Punktionskanüle
– mit Arretierungsplatte, Sternalpunktion 4, 129
– Sternalpunktion 4, 129
Pupillenreaktion, Reanimation, erfolgreiche 37, 165

Q
Quincke-Lagerung, Pneumonieprophylaxe 13
Quincke-Lagerung 139

R
Rasur
– Schamgegend, Abrasio 96, 219
– – Klinikgeburt 100, 222
Reanimation, erfolgreiche 37, 165
Rechtsherzinsuffizienz
– s. a. Herzinsuffizienz
– dekompensierte 34, 38, 163
– Harnausscheidung 34, 38
– Nykturie 34
– Ödeme 34, 38, 163
– Symptome 34, 38, 163
Redon-Drainage, Wunden 41, 169, 171
Reinigung, Haut, peristomale 18, 148
Reklination, Erbrechen, postoperatives 10
Resorptionsfieber 9, 133
Restharnbestimmung, Hysterektomie, vaginale 104, 226
Rhagaden 7
Röhrenknochenfraktur, Fettembolie 89, 211
rückenschonende Arbeitsweise 3, 15, 19, 127
Ruheschmerzen, arterielle Verschlusskrankheit 28, 158

S

Sättigungszeichen, Säugling 105, 227
Säugling
- s. Neugeborenes
- Gewichtskontrolle 105, 227
Sauerstofftherapie
- Linksherzinsuffizienz 36, 164
- Lungenembolie 33, 161
Schädel-Hirn-Trauma, Pneumonieprophylaxe, Kontraindikation 12, 137
Schaumstoffschiene, Gefäßprothese, Oberschenkel 46, 174
Scheidenentzündungen, Fluor 94, 216
Scheidenplastik 104, 226
Schizophrenie 63, 189
- paranoid-halluzinatorische 70, 195
- Stupor, katatoner 77, 200
- Wahnkranke 69, 189, 195
Schlafmittelvergiftung, akute 66, 191
Schlafstörungen, Depressionen 70, 195
Schleifendiuretika 84, 207
Schleimhautaffektionen, Zytostatika-Therapie 83, 206
Schmerzen 20, 149
- Gipsverband 46, 174
- Haltungsschmerz, Apoplexia cerebri 77
- nächtliche, Fuß 34, 162
- Phantomschmerzen 44, 172
- punktförmige 33, 162
- retrosternale 33, 162
- Vernichtungsschmerz 33, 162
- viszerale 33, 162
Schock, Trendelenburg-Lagerung 13, 15, 138, 143
Schuhwerk, Hebe- und Tragearbeiten, rückenschonende 3, 15, 19, 127
Schulterschmerzen
- Apoplexia cerebri 77, 200
- Hemiplegie 200
Schutzmaßnahmen, Zytostatika-Injektionen 7, 131
Schweißsekretion
- s. a. Schwitzen
- Blutzuckerentgleisung 82, 205
- Zytostatika-Therapie 84, 207

Schwerpunktverlagerung, Hebe- und Tragearbeiten, rückenschonende 3, 15, 19, 127
Schwitzen
- s. a. Schweißsekretion
- Fieber 8, 11, 132
- Parkinson-Syndrom 73, 197
Sectio caesarea 113–116, 233–235
- Infektionsprophylaxe 114, 234
- Lochialstauung 234
Sedativa, Anfall, eklamptischer 96, 219
Sehstörungen, TIA 71, 195
Seitenlagerung
- Dekubitusprophylaxe 15, 143, 145
- Mundplege, bewusstloser Patient 4, 130
Sengstaken-Blakemore-Sonde 52, 180
Sensibilität, Extremität, untere, LWK-Fraktur 47, 175
SHT s. Schädel-Hirn-Trauma
Sofortmaßnahmen, Lungenembolie 33, 161
Somnolenz 13, 140
- Schlafmittelvergiftung, akute 66, 191
Soorinfektion
- Fluor 94, 101, 216, 223
- Prophylaxe 4, 129
Soorprophylaxe, Antibiotikatherapie 4
Spastizität
- Apoplexia cerebri 77, 200
- Eigenkontrolle 200
Speichelfluss, Parkinson-Syndrom 73, 197
Spitzfußprophylaxe, Oberschenkelfraktur 90, 212
Splenomegalie, Leberzirrhose 56, 183
Spontanatmung, Reanimation, erfolgreiche 37, 165
Sprachstörungen
- TIA 71, 195
- zentrale 75, 199
Spül-Saug-Drainage, Osteomyelitis 90, 211
Sputum
- Asthma bronchiale 32, 159, 161
- Bronchiektasen 32, 161
- Gewinnung 19, 148
- Lungenödem 32, 38, 161, 166

Sachverzeichnis

Steinschnittlage, gynäkologische Untersuchung 109
Steinschnittlagerung 13, 98, 138, 220
Sterilgut, verpacktes, Verbandwechsel 5, 130
Sternalpunktion 4, 129
– s. a. Knochenmarkpunktion
Stilldauer 215–216
Stillen 93, 95, 97, 106, 215–216, 218
Stoffwechselentgleisungen 203
Stoffwechselerkrankungen 81–86, 203–210
Stomabeutel, Gasansammlung 47, 175
Stomatitis 7
– Mundgeruch 7
Stoma-Versorgung 56, 182
Strahlentherapie
– Haut 9, 18, 133
– Ulzera 9, 133
Strahlungsschäden, Haut, Prophylaxe 13
Strumektomie, Oberkörperhochlagerung 44, 173
Stuhlfarbe, Gallenblasenentfernung 43, 172
Stuhlgang
– Abortus imminens 107, 228
– Beinvenenthrombose, tiefe 17, 35, 147, 164
– Neugeborenes 99, 221
Stupor, katatoner 59, 77, 187
Suchtkranke 62, 189
– s. a. Alkoholismus
Suizidgefahr 7, 64, 68, 72, 75, 193, 199
– Depressionen 64, 68, 72, 193
Suizidversuch, Pflege, anschließende 73, 198

T
Tachykardie
– Alkoholabhängigkeit, postoperative Phase 62, 189
– Wehenhemmer, Überdosierung 109, 229
Talgsekretion, Parkinson-Syndrom 73, 197
T-Drainage
– Gallenblasenentfernung 43, 172

– Gallendrainage 41, 43, 169–170, 172
Temperaturkontrolle, Beckenvenenthrombose 44, 173
Thorax, instabiler, Pneumonieprophylaxe, Kontraindikation 12, 137
Thrombose, Wochenbett 99, 221
Thromboseprophylaxe 4, 8, 129, 132
– Beckenringfraktur 91, 213
– Entbindung 105
– Hysterektomie, abdominale 108, 228
– Myokardinfarkt 119, 235–237
– Sectio caesarea 115, 234
– Wochenbett 98, 220
TIA (transitorische ischämische Attacke) 71, 195
Tieflagerung, arterielle Durchblutungsstörungen 3, 128
Tonsillektomie
– Ernährung 21, 149
– Lagerung 19, 148
Totalendoprothese, Hüftgelenkersatz 90, 211
Tracheotomie
– Absaugung 12, 136
– Ersatzkanülen 12, 136
– Inhalation 12, 136
– Zimmerluft, Anfeuchtung 12, 136
Tragearbeiten, rückenschonende 3, 15, 19, 127
transitorische ischämische Attacke (TIA) 71, 195
Transport, Blutkonserve 9, 133
Trendelenburg-Lagerung 139
– Schock 13, 15, 143
Trichomonadeninfektion, Fluor 94, 216
Trinken, häufiges, Zytostatika-Therapie 84, 207

U
Übelkeit
– Digitalisüberdosierung 29, 158
– Rechtsherzinsuffizienz, dekompensierte 34, 38, 163
Überdosierung, Digitalis 29, 158
Übergangswohnheim, psychisch Kranke 67, 192

Sachverzeichnis

Überwachung
- Bluttransfusion 5, 130
- Myokardinfarkt 36
Umgang, psychisch Kranke 65, 191
Umlagerung 8, 132
- s. a. Lagerung
Unsicherheit, Alterskrankheiten, psychische 68, 193
Urin s. Harn
Uterusexstirpation, totale s. Hysterektomie

V

Vaginalfluor s. Fluor
Varizen-Operation, Lagerung 44, 173
Varizen-Stripping 29, 158
- Kompressionsverband 29
Venendruck, zentraler s. ZVD
venöser Rückfluss, Beinhochlagerung 15, 143
Verbandwechsel 5, 42, 130, 171
- aseptischer, zentral-venöser Zugang 5, 130
- Händedesinfektion 42, 171
- Hysterektomie, vaginale 104, 226
Verbrennungen 20, 120–129, 149, 237–239
- Harnblasenverweilkatheter 20, 149
- Wäsche, sterile 20, 149
Vernichtungsschmerz, Myokardinfarkt 33, 162
Verschlusskrankheit, arterielle s. arterielle Verschlusskrankheit
Verwirrtheit 76, 199
- Alter 68, 193
Vitalzeichenüberwachung
- nach Entbindung 98, 102, 216, 220, 224
- Schlafmittelvergiftung, akute 66, 191
- Sengstaken-Blakemore-Sonde 52, 180
Vollbad, Klinikgeburt 100, 222
Vorlagen, Wochenbett 95, 218

W

Wadenwickel 146
- Fieber 14, 140
Wärme, feuchte, Blähungen 50, 178

Wäsche, sterile, Verbrennungen 20, 149
Wahnkranke 66, 69, 192
- Schizophrenie 69, 189, 195
Wahrnehmungsstörungen
- Delirium tremens 64, 190
- Demenz, senile 71, 195
Wasserschloss, Bülau-Drainage 17, 147
Wattepackung, arterielle Verschlusskrankheit 28, 158
Wehenhemmer, Überdosierung 109, 229
Wicklung, Oberschenkelamputation 44, 45, 172
Wirbelfraktur, Lagerung 44, 173
Wirbelsäulenverletzungen, Pneumonieprophylaxe, Kontraindikation 12, 137
Wochenbett
- Brustpflege 95, 218
- Erkrankungen 93–112, 215–232
- Fritsch-Lagerung 102, 224
- Ganzkörperwaschung 102, 224
- Gymnastik 96, 101, 219, 223
- Harnblasenentleerung 95, 110, 217, 230
- Harnflut 110, 230
- Hygiene 109, 229
- Komplikationen 99, 221
- Lochialstauungen 99, 221, 222
- Lochien 95, 218
- Stillen 95, 218
- Thromboseprophylaxe 98, 220
- Vorlagen 95, 218
Wochenfluss s. Lochien
Wunddrainage
- Ableitungssysteme 41, 169, 171
- Penrose-Drainage 41, 169, 171
- Redon-Drainage 41, 169, 171
Verbandwechsel 5, 130
Wundreinigung 239
Wurmfortsatz, Entfernung s. Appendektomie

Z

Zahngummikeil
- Grand-mal-Anfall 61, 66, 188
- Krampfanfall 61, 188

Sachverzeichnis

Zahnprothesen
– Keimbesiedlung 21
– Magenverweilsonde 57, 184
– Reinigung 21, 150
– Schutzmaßnahmen 21, 150
zentraler Venendruck s. ZVD
zentralvenöser Zugang 5, 130
Zuckungen, fibrilläre, Coma uraemicum 81, 203
Zugang
– zentralvenöser 5, 130
– ZVD-Messung 16, 141
Zunge, trockene, Coma uraemicum 81, 203
ZVD-Messung 14, 16, 141
– Lagerung 16
– Nullpunktbestimmung 16, 141
– Oligo-Anurie 19, 148

– Schwankungen, atemabhängige 141
– Technik 141
– Zugang 141
Zwangsneurosen 70, 195
Zwillingspuls, Digitalisüberdosierung 29, 158
Zyanose, Lungenödem 38, 166
Zystitis
– Prophylaxe, Hysterektomie, vaginale 103, 225
– Zytostatika-Therapie 83, 206
Zytostatika-Aufbereitungsbox 131
Zytostatika-Therapie 84, 207
– Blutungsneigung 83
– Nebenwirkungen 83, 206
– Rückstände im Schweiß 84, 207
– Schutzmaßnahmen 7, 131
– Trinken, häufiges 84, 207

Notizen